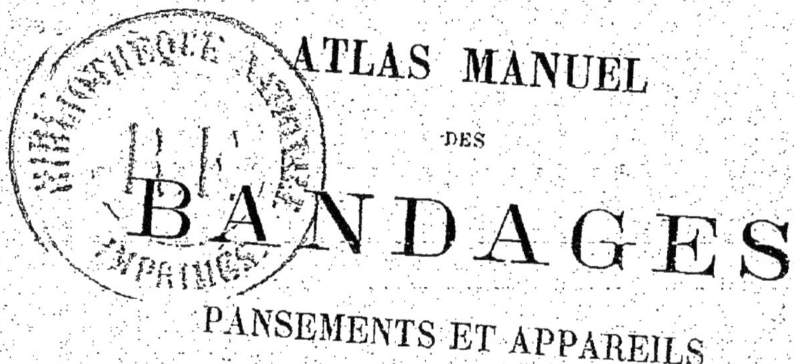

ATLAS MANUEL

DES

BANDAGES

PANSEMENTS ET APPAREILS

Atlas Manuels de Médecine coloriés

COLLECTION NOUVELLE DE VOLUMES IN-16

Illustrés de très nombreuses planches coloriées

Reliés en maroquin souple, tête dorée.

Cette collection constitue une innovation des plus heureuses comme méthode d'enseignement par les yeux. En publiant ces atlas en dix langues, on a pu établir des aquarelles irréprochables au point de vue scientifique et artistique, et les reproduire par les procédés les plus perfectionnés. La dépense étant répartie sur 10 éditions, on a pu, tout en employant les procédés les plus coûteux, établir chaque Atlas à un prix dix fois inférieur à ce qu'aurait coûté toute publication du même genre isolée.

Atlas Manuel des Bandages, par Alb. HOFFA, professeur à l'Université de Würzbourg. Edition française par P. HALLOPEAU. 1 vol. in-16 de 200 p. avec 118 planches tirées en couleur.

Atlas Manuel de Chirurgie opératoire, par O. ZUCKERKANDL. Edition française par A. MOUCHET. Préface par le Dr QUENU, professeur agrégé à la Faculté de médecine de Paris. 2e édition. 1 v. in-16 de 268 p. avec 24 planches coloriées et 271 fig.

Atlas Manuel de Diagnostic clinique, par C. JAKOB. Édition française par les Dr A. LETIENNE et Ed. CART. 1899, 2e édition. 1 vol. in-16 de 356 p., avec 68 planches coloriées et 75 fig.

Atlas Manuel des Fractures et Luxations, par le professeur HELFERICH. Edition française par le Dr P. DELBET. 1 vol. in-16 de 324 pages, avec 64 planches coloriées.

Atlas Manuel des Maladies du Larynx, par L. GRUNWALD. Edition française par le Dr CASTEX, chargé du cours de laryngologie à la Faculté de médecine de Paris, et P. COLLINET. 1 vol. in-16 de 255 pages, avec 44 planches coloriées.

Atlas Manuel des Maladies externes de l'Œil, par O. HAAB. Edition française par A. TERSON. 1 vol. in-16, 300 pages avec 40 planches chromolithographiées contenant 76 figures coloriées et 6 figures dans le texte.

Atlas Manuel des Maladies Vénériennes, par le professeur MRACEK. Edition française par le Dr EMERY. 1 vol. in-16 avec 71 planches coloriées.

Atlas Manuel de Médecine légale par le professeur HOFMANN (de Vienne). Edition française par le Dr VIBERT, médecin expert près le tribunal de la Seine. Préface par le professeur P. BROUARDEL, doyen de la Faculté de médecine de Paris. 1 vol. in-16 de 170 p., avec 56 planches coloriées et 193 figures.

Atlas Manuel d'Ophtalmoscopie, par le professeur O. HAAB, professeur de la clinique ophtalmologique à l'Université de Zurich. Edition française par le Dr A. TERSON. 1 vol. in-16 de 279 pages, avec 64 planches coloriées.

Atlas Manuel du Système nerveux à l'état normal et pathologique, par C. JAKOB. Edition française par le Dr RÉMOND, professeur de clinique des maladies mentales à la Faculté de Toulouse. 1 vol. in-16 de LXXVIII-220 p. avec 78 planches coloriées.

5264-99. — CORBEIL. Imprimerie ED. CRÉTÉ.

ATLAS MANUEL

DES

BANDAGES

PANSEMENTS ET APPAREILS

PAR

A. HOFFA

PRIVATDOCENT DE CHIRURGIE A L'UNIVERSITÉ DE WÜRZBOURG

ÉDITION FRANÇAISE

PAR

PAUL HALLOPEAU

Interne des hôpitaux de Paris.

PRÉFACE

DE

M. le Professeur Paul BERGER

Professeur de Clinique chirurgicale à la Faculté de médecine de Paris,
Chirurgien de l'hôpital de la Pitié.

128 planches tirées en couleur

ET 14 FIGURES DANS LE TEXTE

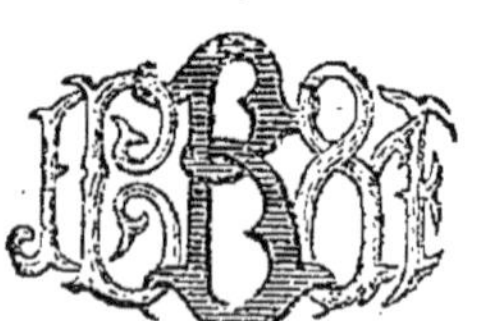

PARIS

LIBRAIRIE J.-B. BAILLIÈRE ET FILS

19, Rue Hautefeuille, près du Boulevard Saint-Germain

1900

PRÉFACE

Un manuel de petite chirurgie contenant la description sommaire des pièces servant aux bandages, aux pansements, aux appareils élémentaires quotidiennement employés dans les services de chirurgie — et la manière de s'en servir, c'est-à-dire d'appliquer ces bandages et ces pansements en une région quelconque et de procéder à la pose de ces appareils, suivant des règles déterminées par une indication précise, — tel est le premier livre, tel doit être le *vade mecum* et le guide du commençant, qui, élève bénévole ou stagiaire, ou même externe des hôpitaux, va pour la première fois franchir le seuil d'une salle d'hôpital.

Nous entendons chaque jour les gens du monde qui nous voient donner nos soins à un blessé ou à un opéré nous dire : « Ce qu'il y a de plus important en chirurgie, ce doit être certainement l'art des pansements. » Pourquoi faut-il que tous les élèves de nos services ne pensent pas de même? Sans parler du traitement des fractures, de la connaissance approfondie des appareils et de la dextérité manuelle que leur application réclame, conditions dont dépendent exclusivement les bons résultats qu'on est en droit d'en attendre, est-il besoin de rappeler que tous les progrès de la chirurgie moderne reposent sur les garanties dont le pansement entoure la plaie accidentelle ou chirurgicale ?

Aussi ne saurait-on trop engager ceux qui débutent dans les études médicales à prendre dès l'abord le contact du malade et à s'exercer auprès de son lit, en s'essayant aux pansements, à acquérir la légèreté, la sûreté, l'habileté de main que seuls possèdent ceux qui ont passé des mois, des années dans le maniement permanent de ces objets vulgaires avec lesquels un chirurgien doit tout savoir faire.

Pour aborder ces exercices, il faut un éducateur et un guide : l'*Atlas Manuel des Bandages*, de M. Hoffa, est précisément fait pour initier les commençants à ce genre d'étude, en leur décrivant et en leur faisant voir, grâce aux figures nombreuses et claires qui en émaillent le texte, les objets qu'ils auront à leur disposition pour répondre aux indications les plus variées de cette pratique élémentaire, et en leur en montrant le mode d'utilisation.

Il faut savoir gré à M. Hallopeau d'avoir mis à la portée des étudiants et des médecins français ce petit ouvrage d'un maître célèbre, dont les connaissances mécaniques, la grande habileté manuelle, l'ingéniosité, se sont formées à l'étude des difficiles problèmes de la chirurgie orthopédique. Il faut le féliciter d'avoir complété cette œuvre utile, en ajoutant aux appareils décrits par le professeur de Würzbourg un certain nombre de ceux qui sont plus particulièrement en usage chez nous et qui, comme l'appareil de M. le Dr Hennequin pour le traitement des fractures du fémur, ont réalisé un des progrès les plus remarquables que puisse compter la thérapeutique des fractures.

Aussi sommes-nous certain que ce Manuel sera accueilli avec faveur par le public médical, auquel il rendra de très réels services.

PAUL BERGER

Paris, le 1er septembre 1899.

ATLAS MANUEL
DES
BANDAGES
PANSEMENTS ET APPAREILS

PREMIÈRE PARTIE
BANDAGES SIMPLES

On divise les bandages simples en deux catégories, suivant qu'ils sont faits avec des *bandes* ou avec des *pièces de linge*; dans ce cas, on les appelle *bandages pleins.*

I. — BANDAGES FAITS AVEC DES BANDES.

Bandes en toile et bandes en coton. — Autrefois les bandes avec lesquelles on faisait les bandages étaient en *toile*, elles sont aujourd'hui presque toujours en *coton* celui-ci peut être, pour cet usage, d'un tissu lâche comme de simples bandes de *gaze* ou de *mousseline*, ou d'un tissu solide comme des bandes de *calicot.*

S'il y a de l'empois d'amidon sur ces simples bandes de gaze ou de mousseline, ou si elles en sont imprégnées, on les appelle bandes de gaze *préparées*, bandes *empesées*, bandes *bleues*, ou encore bandes de *tarlatane.*

On mouille toujours ces bandes empesées avant de les appliquer. On les trempe dans l'eau, on les exprime convenablement, et on les serre fortement en les enroulant, *car elles se relâchent en séchant.*

Inversement, pour serrer les bandes de toile, on les applique sèches et on les mouille ensuite.

L'emploi de la laine pure pour les bandes est relativement rare. On ne s'en sert, sous forme de *bandes de flanelle*, que pour certains usages (1).

Les bandes sont employées comme bandes *à un globe* ou *à deux globes*.

Bandes à un globe. — Pour la bande à un globe (Pl. I), on coupe le tissu en bandes de largeur variable, qu'on roule ensuite séparément. Cet enroulement peut se faire soit avec une *machine*, soit avec les *mains*.

Enroulement à la machine. — Divers modèles de machines à enrouler les bandes ont été proposés. Ils ont tous ceci de commun qu'on fixe l'extrémité de la bande à une manivelle, et qu'en faisant tourner celle-ci, on enroule la bande autour de son axe. Pour que la bande ainsi enroulée soit régulièrement serrée, il faut, pendant que d'une main on fait tourner la manivelle, de l'autre tendre solidement l'extrémité de la bande (Pl. II).

Enroulement à la main. — Dans l'application usuelle des bandages, on ne peut pas toujours employer une machine à rouler les bandes, aussi doit-on s'exercer à les enrouler avec les mains seules, de la façon suivante (Pl. III).

On prend une extrémité de la bande qu'on replie plusieurs fois sur elle-même, et, en roulant ensuite cette portion aplatie, on obtient un petit peloton constitué par le commencement de la bande. Pour augmenter d'abord le volume de ce peloton, on le saisit à ses deux extrémités entre le pouce et l'index de chaque main, et entre ces doigts on le fait rouler autour de son axe, de façon que la bande continue toujours à être attirée dans le cylindre.

(1) Il faut encore signaler ici les bandes de crêpon, dites bandes de Velpeau, qui tendent aujourd'hui à remplacer les bandes de tarlatane dans la plupart de leurs applications. Ces bandes sont en crêpe blanc finement plissé; leur longueur est de 10 à 12 mètres, leur largeur va de 4 centimètres jusqu'à 8 ou 10. Elles se recommandent surtout par leur souplesse et leur extensibilité, qui leur permettent d'épouser parfaitement la forme des surfaces sur lesquelles on les applique, et aussi par l'aspect propre et élégant qu'elles donnent au pansement.

Leur seul inconvénient est leur prix relativement élevé.

D'autres bandes, connues surtout en Angleterre, et dont l'emploi fréquent est limité par le même obstacle, sont les bandes dites Stocking; elles sont formées d'un étui de tricot de coton, constituant une bande d'épaisseur double, d'une grande élasticité, et pouvant ainsi se mouler sur les surfaces les plus irrégulières.

PLANCHE I.

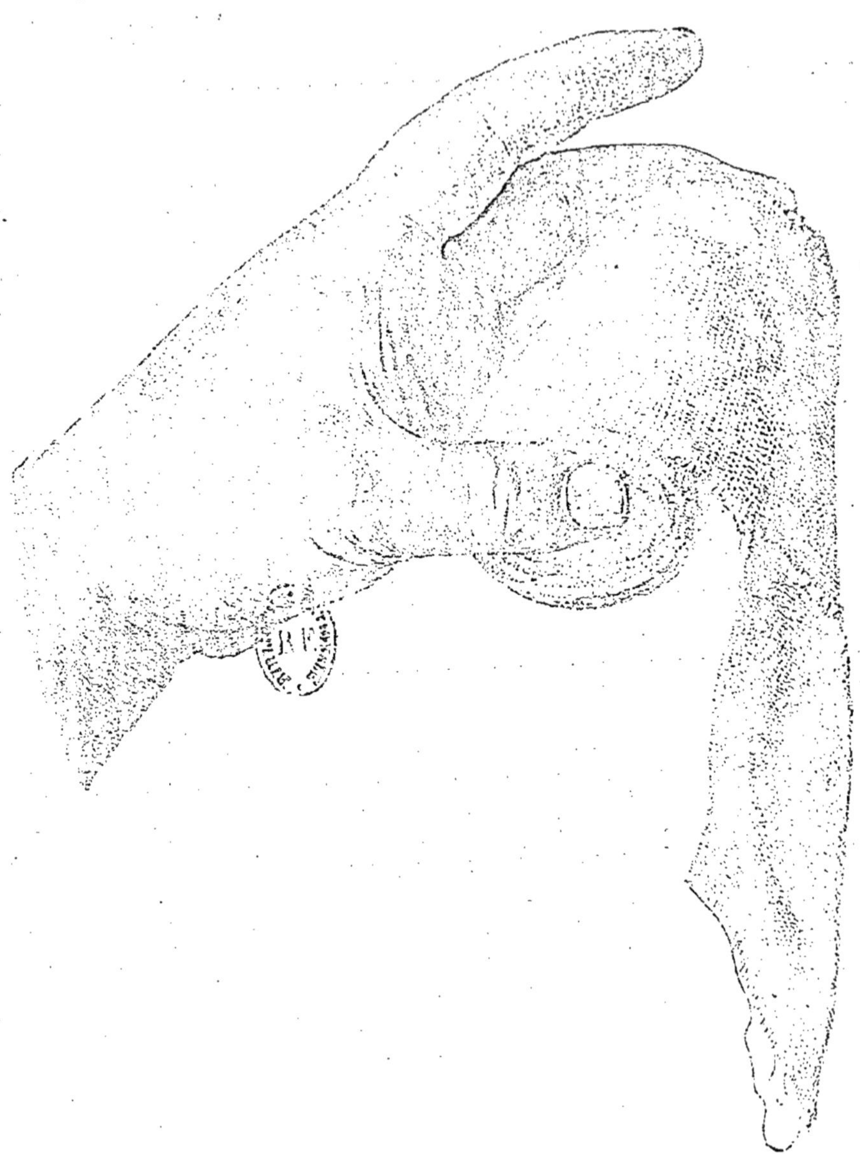

Bande à un chef : la main gauche saisit la bande comme elle doit être tenue pendant l'enroulement.

PLANCHE II.

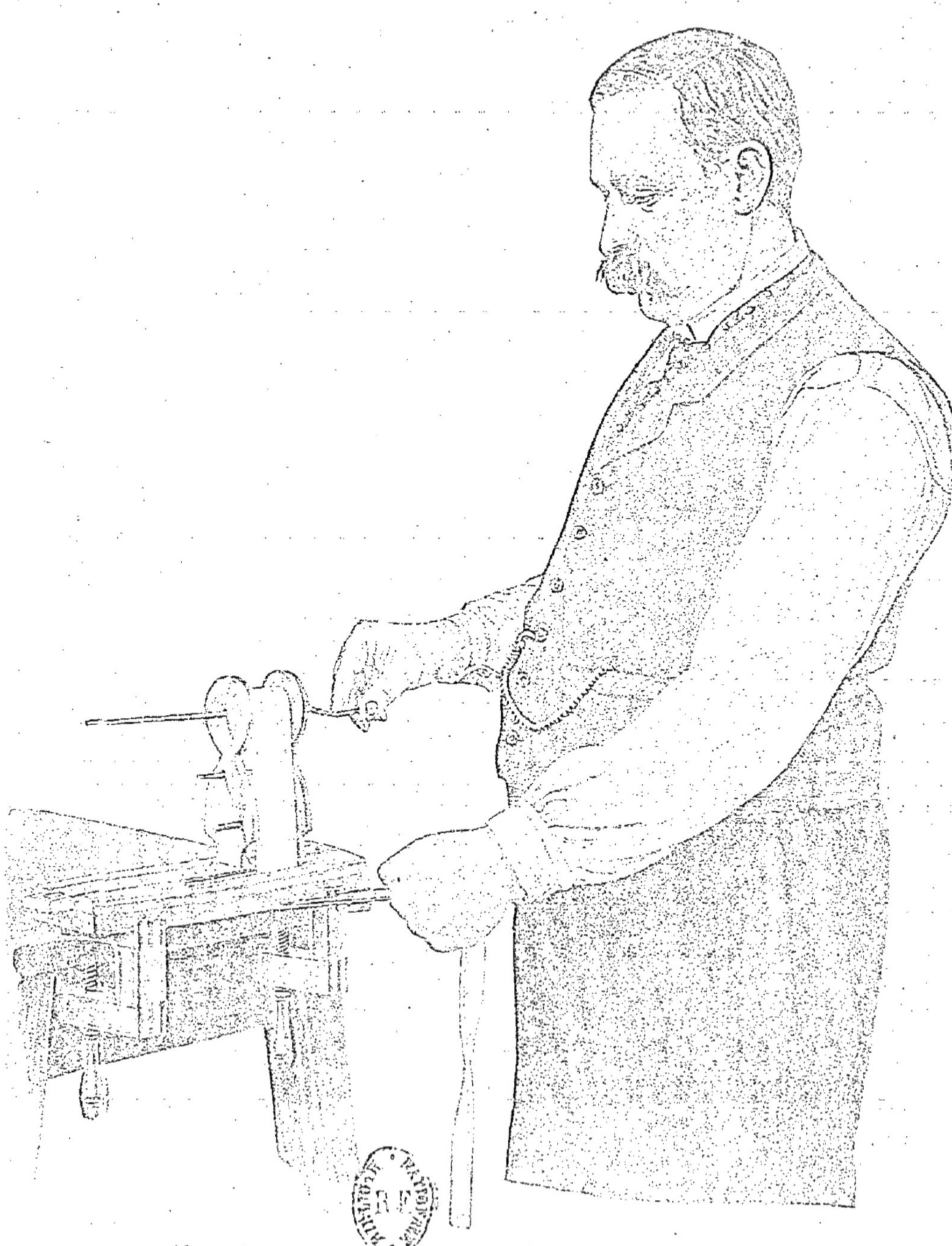

Enroulement de la bande au moyen d'une machine.

PLANCHE III.

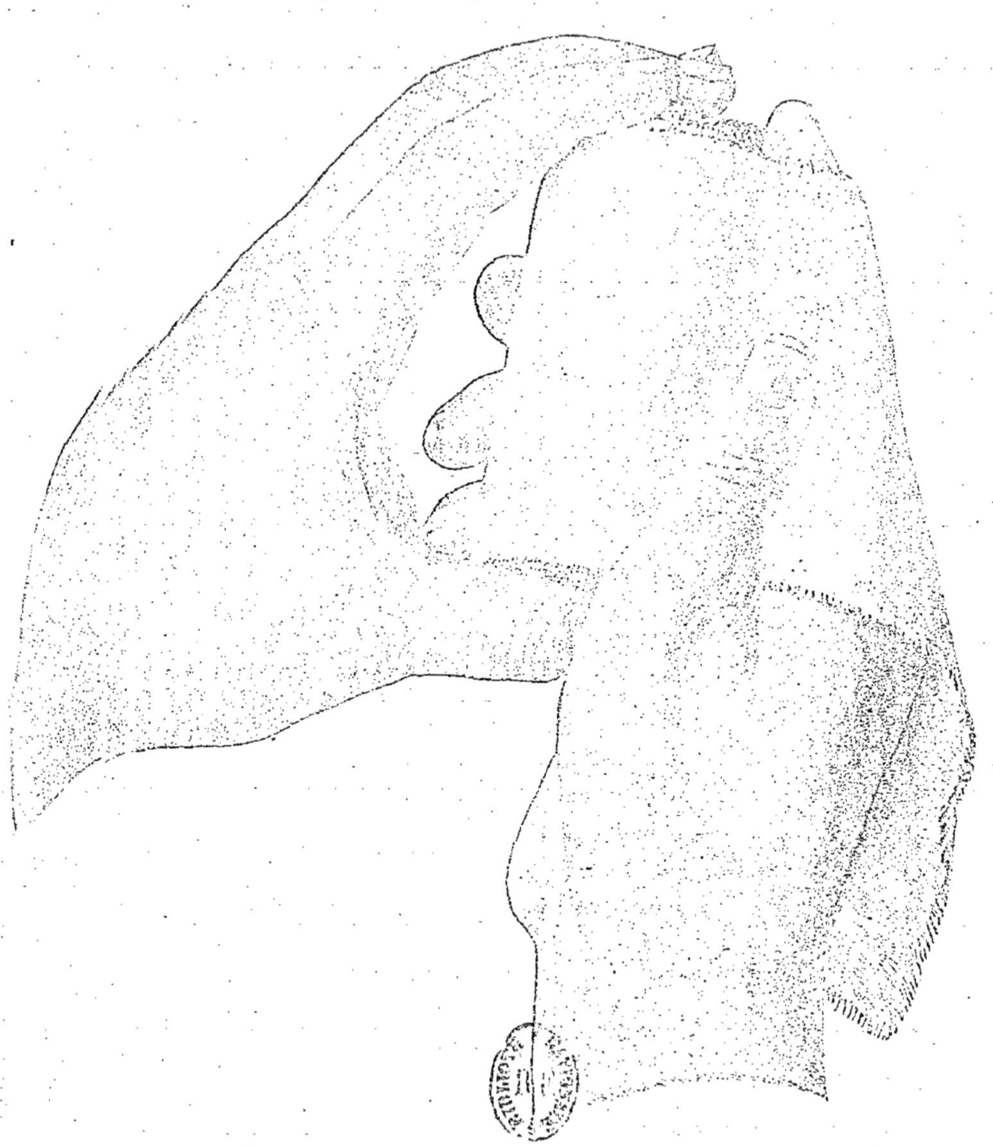

Enroulement de la bande avec les mains.

Planche IV.

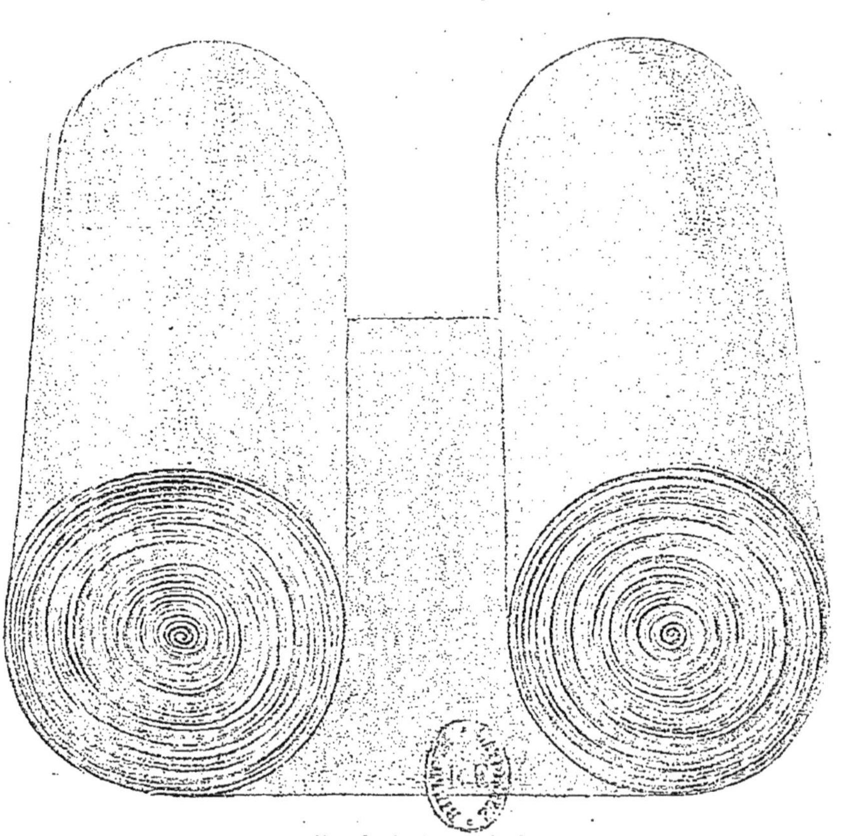

Bande à deux chefs

Lorsque celui-ci atteint environ l'épaisseur du pouce, on le saisit entre le pouce et l'index de la main gauche placés chacun d'un côté. L'index gauche vient se poser au-dessus du cylindre. Sous la partie encore non roulée de la bande, on place la main droite, parallèlement au cylindre, de façon que le bord radial de l'index soit situé au-dessus de ce cylindre, tandis que le médius l'embrasse par-dessous. Alors, pendant que la main droite saisit la bande entre le pouce et l'index, et la tend solidement, on fait tourner la portion roulée dans le sens inverse des aiguilles d'une montre, au moyen du pouce et de l'index, jusqu'à ce que la bande soit complètement enroulée. Pour que le cylindre soit fortement et régulièrement serré, il est, encore une fois, nécessaire de tendre bien solidement la partie non roulée entre le pouce et l'index. La main gauche soutient la bande pendant l'enroulement.

Si dans ce qui précède nous ne donnons qu'une façon de faire, c'est que nous avons trouvé que l'enroulement avec la main droite est généralement plus facile que lorsque la tâche principale incombe à la main gauche.

Une fois la bande enroulée, elle comprend un *chef initial* et un *chef terminal*. Lorsqu'elle n'est formée que d'un cylindre, on l'appelle bande à *un globe*.

Bandes à deux globes. — On obtient une bande à *deux globes* (Pl. IV), quand on enroule la bande, de la façon décrite ci-dessus, par ses deux extrémités, jusqu'à ce qu'on soit arrivé au milieu de la bande.

Pour rouler la bande à deux globes, il faut veiller à ce que les deux extrémités soient placées du même côté.

On employait encore autrefois des bandes à plusieurs globes; elles sont aujourd'hui tombées en désuétude.

Bande en T. — Par contre, on emploie encore de temps à autre la bande dite en T (Pl. V *f*), que l'on obtient en cousant, perpendiculairement au milieu d'une bande à deux globes, une bande à un seul globe.

Fronde. — Si l'on fend une bande des deux côtés de façon qu'il n'en reste qu'une petite portion intacte au centre, la bande est appelée *fronde* (Pl. V *e*).

Compresses. — Si l'on coupe quelque tissu à bandage, en règle générale de la gaze, en morceaux de tailles diverses, on appelle ces pièces de bandage *compresses*.

Suivant le nombre des épaisseurs, et la forme du contour, on les divise en compresses *simples* (Pl. V *b*) et compresses *graduées* (Pl. V *c*), *quadrangulaires* ou *roulées* (Pl. V *g*).

Les compresses allongées, quadrangulaires, peuvent aussi s'appeler *longuettes* (Pl. V *d*).

Gaze et ouate. — En dehors des bandes, on emploie aussi communément pour les bandages la *gaze*, les tissus de coton sous forme de mousseline, et l'*ouate*, dont on se sert, soit à l'état hydrophile pour le pansement des plaies, soit non dégraissée, à l'état brut, pour matelasser les bandages.

Application du bandage. — Appliquer un bandage sur une partie du corps consiste à disposer une bande autour de cette région selon certains principes.

Comme exemple de la manière dont on doit appliquer la bande, nous choisirons d'abord le *bandage de l'avant-bras*, car c'est là que nous trouverons le plus aisément l'occasion de parler des règles à suivre dans l'enroulement d'une bande pour obtenir un bandage bien fixé.

Circulaire. — Pour appliquer un bandage correct à l'avant-bras, on commence par un *circulaire* au-dessus du poignet.

Ce circulaire, *fascia circularis* (Pl. VI et VII), représente le commencement de la plupart des bandages. On ne peut songer à l'appliquer en enroulant simplement la bande autour de l'extrémité inférieure de l'avant-bras; car ensuite, en tirant sur le cylindre, l'extrémité déjà déroulée ne pourrait que glisser sur le membre. Il faut donc d'abord donner à la bande un point d'appui sur cette région, ce qui se fait de la façon suivante. Le praticien se place de façon à avoir *à sa droite* l'avant-bras à panser. Il prend alors l'extrémité de la bande, en déroule à peu près large comme la main, l'applique à l'extrémité inférieure de l'avant-bras un peu au-dessus du poignet et avec une *légère obliquité*, et le fixe dans cette position avec sa main gauche. Par suite, le chef *initial de la bande est tourné en haut* (Pl. VI). C'est une faute d'appliquer la bande de façon que ce chef regarde en bas.

Quant à la question du côté par où l'on doit commencer, c'est-à-dire du côté où doit être dirigée l'extrémité de la bande, on doit, d'après la règle, enrouler *de gauche à droite relativement à soi*, autrement dit de sa gauche vers sa droite. Si on commence du côté droit, et si on roule vers la gauche, on contrarie le mouvement de sa main droite et on se prive ainsi de l'avantage qu'apporte ici la plus grande adresse de cette main relativement à la main gauche. Donc, en admettant qu'on ait le malade debout devant soi, et en supposant que l'on veuille envelopper l'avant-bras droit, on applique la bande obliquement, de telle sorte que son extrémité vienne se placer sur le bord cubital de la face postérieure de l'avant-bras, à environ une largeur de main au-dessus de l'apophyse styloïde du cubitus, pendant que le bord inférieur de la bande va se trouver au niveau de l'apophyse styloïde du radius. Puis on fait décrire à la bande un cercle autour de l'extrémité inférieure de l'avant-bras. Par là, on obtient avec le chef de la bande un coin que l'on replie en bas sur le circulaire, et que l'on fixe avec un second tour de bande (Pl. VII). On peut alors tirer tant que l'on veut sur le commencement de la bande, elle ne glissera plus. Le circulaire est ainsi achevé.

Doloire. — Si on continue le bandage de l'avant-bras, de façon que chaque tour de bande recouvre partiellement le précédent, on obtient ce qu'on appelle la *Doloire imbriquée* (Pl. XII). Si au contraire on enroule en spirale les tours de bandes, il en résulte une *Doloire en serpent ou rampante* (Pl. VIII). Ce dernier procédé est en somme rarement employé, et à vrai dire seulement quand on a déjà enveloppé une région et qu'on veut avec la même bande arriver rapidement à une autre région légèrement distante.

La doloire imbriquée n'en sera que plus souvent employée. On peut exécuter celle-ci de manière qu'un tour recouvre le précédent des deux-tiers, ou de moitié, ou même moins. Ce degré de recouvrement est choisi d'après

PLANCHE V.

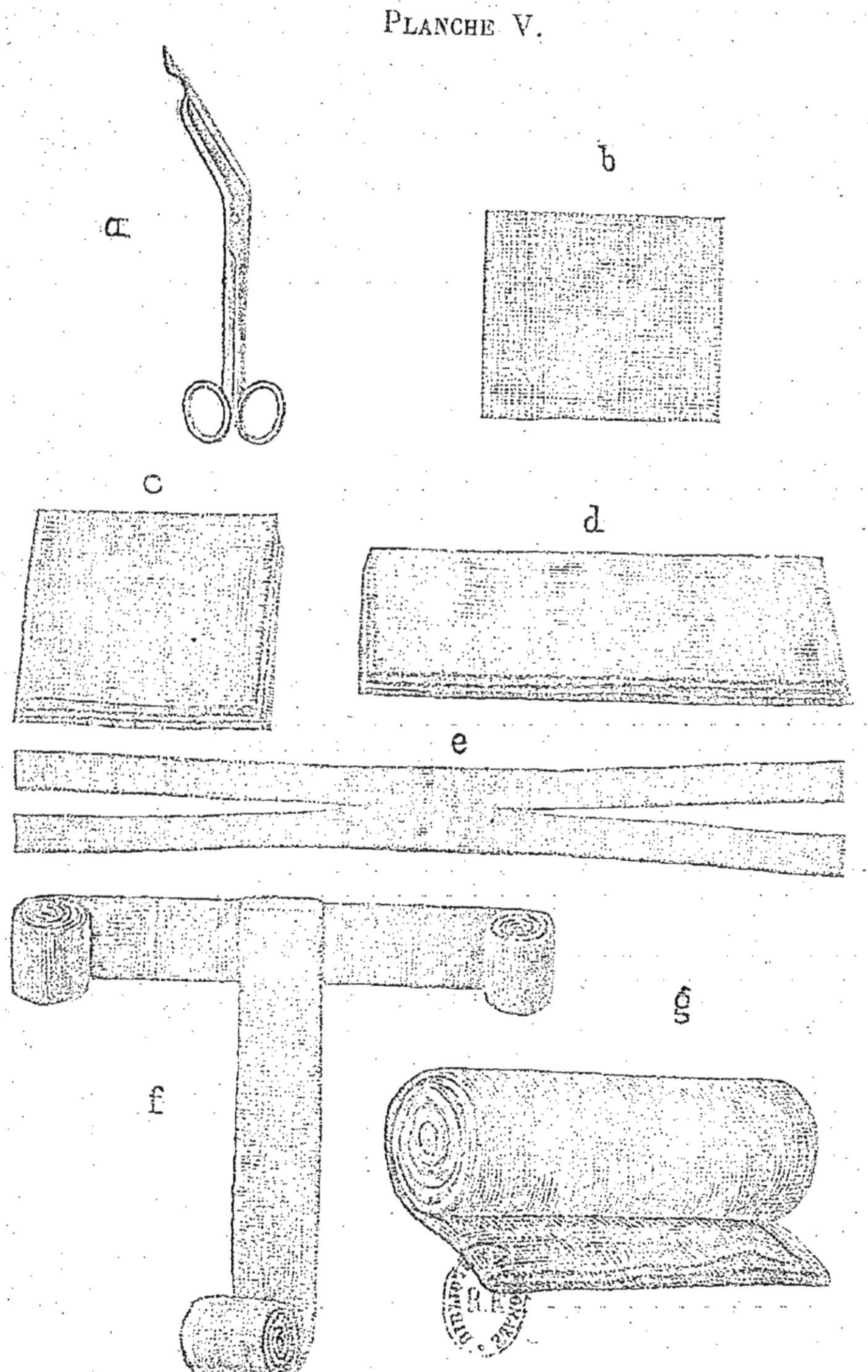

a, Ciseaux à pansement ; *b*, Compresse simple ; *c*, Compresse graduée ; *d*, Compresse longuette ; *e*, Fronde ; *f*, Bande en T ; *g*, Compresse roulée.

PLANCHE VI.

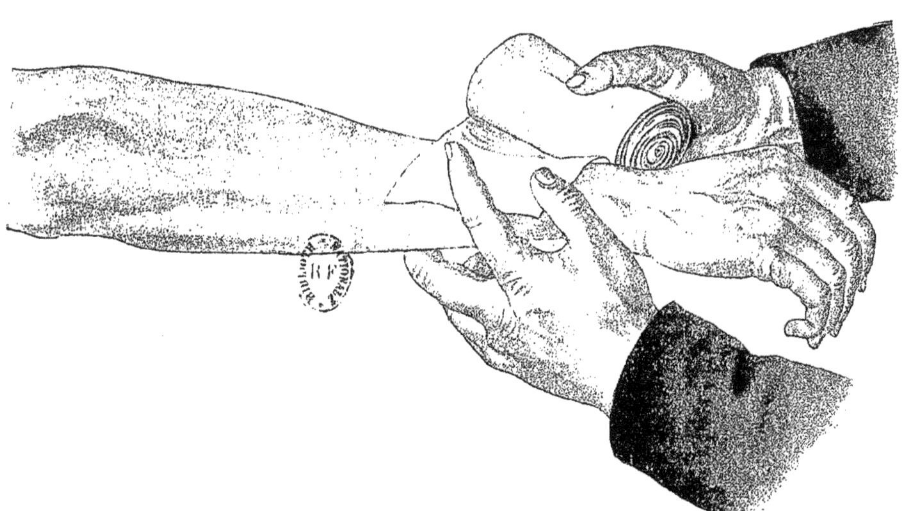

Manière d'appliquer la bande pour mener un circulaire.

PLANCHE VII.

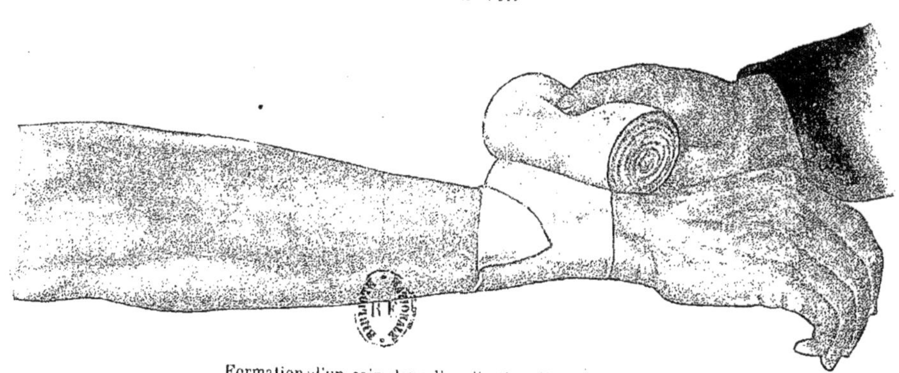

Formation d'un coin dans l'application d'un circulaire.

PLANCHE VIII.

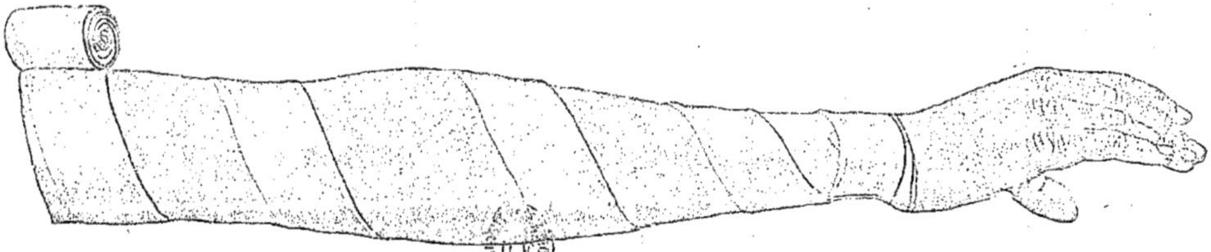

Doloire en serpent ou rampante.

le but que l'on poursuit avec le bandage. Si l'on veut seulement fixer un pansement sur une région, il n'est besoin que d'une légère imbrication des tours de bande. Si au contraire on cherche à *comprimer les parties sous-jacentes*, les circonvolutions de la bande doivent se recouvrir largement. Plus un tour recouvre le précédent, plus est élevé le degré de compression de la bande sur la région sous-jacente.

Chaque tour de bande doit en général courir parallèlement au précédent, et, pour un bandage correct, les intervalles séparant les circonvolutions doivent être aussi égaux que possible (Voy. Pl. XII).

Pour que la bande remplisse son rôle, elle ne doit naturellement pas être appliquée sur le bras d'une *façon trop lâche*, car elle se déplacerait au bout de peu de temps. Mais *elle ne doit pas être non plus trop serrée*, car elle provoquerait facilement une stase veineuse dans les parties périphériques, au niveau des doigts dans le cas présent. Comme il faut attirer l'attention des élèves sur le danger de la constriction trop forte d'une région, on observe plutôt que la bande est enroulée par les débutants d'une façon trop lâche. Mais on apprend vite par l'usage à appliquer une bande convenablement serrée. La meilleure façon d'arriver à serrer la bande à ce juste degré est de la tendre avec légèreté et élasticité pendant qu'on l'enroule. Cela vaut mieux que le procédé employé de préférence par le débutant qui fait d'abord un tour complet avec la bande et seulement ensuite tire dessus.

Si maintenant l'on veut envelopper l'avant-bras du poignet au coude suivant le procédé décrit, de manière que les circonvolutions se recouvrent d'environ la moitié ou les deux tiers, on ne tardera pas à remarquer que chacune d'entre elles ne s'applique plus parfaitement sur le membre et que c'est surtout leur bord inférieur qui en reste éloigné. Plus l'avant-bras est gros et plus cet écartement se fera vite remarquer.

Ce phénomène, à savoir l'application défectueuse du bord inférieur de la bande, se rencontre sur toutes les parties du corps qui s'épaississent en forme de cône en

PLANCHE IX.

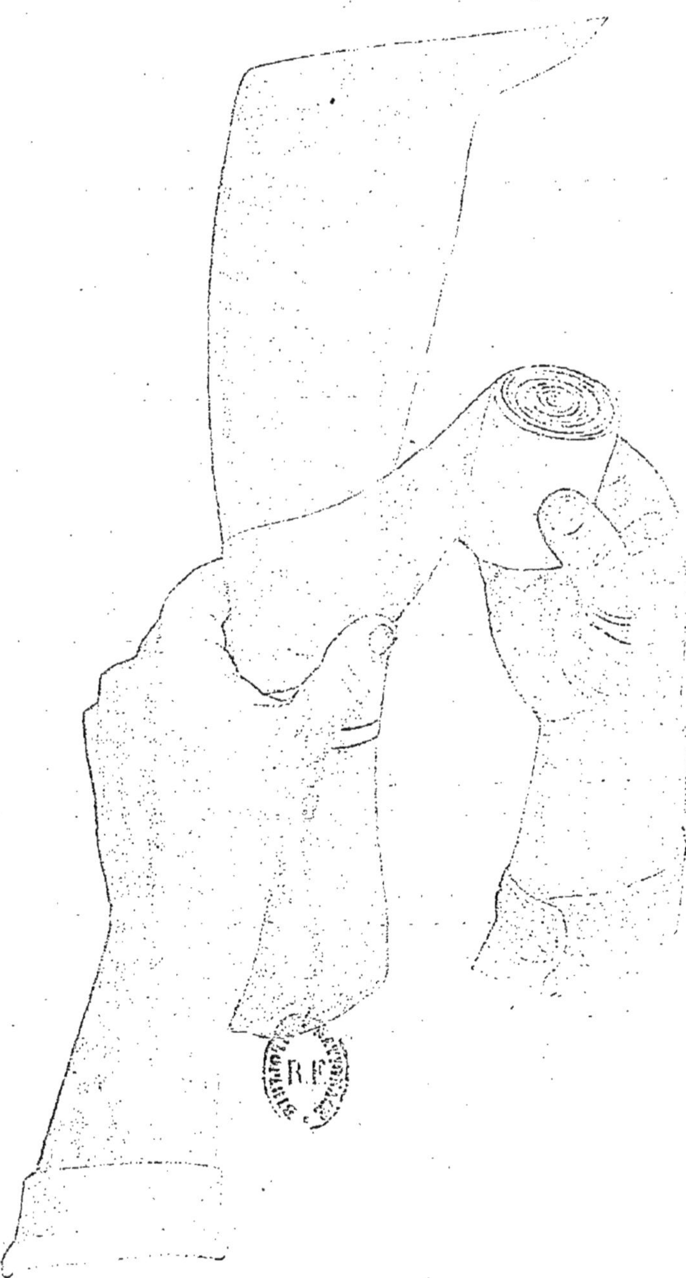

Application des renversés ; premier temps : manière de tenir la bande avant de la rabattre.

PLANCHE X.

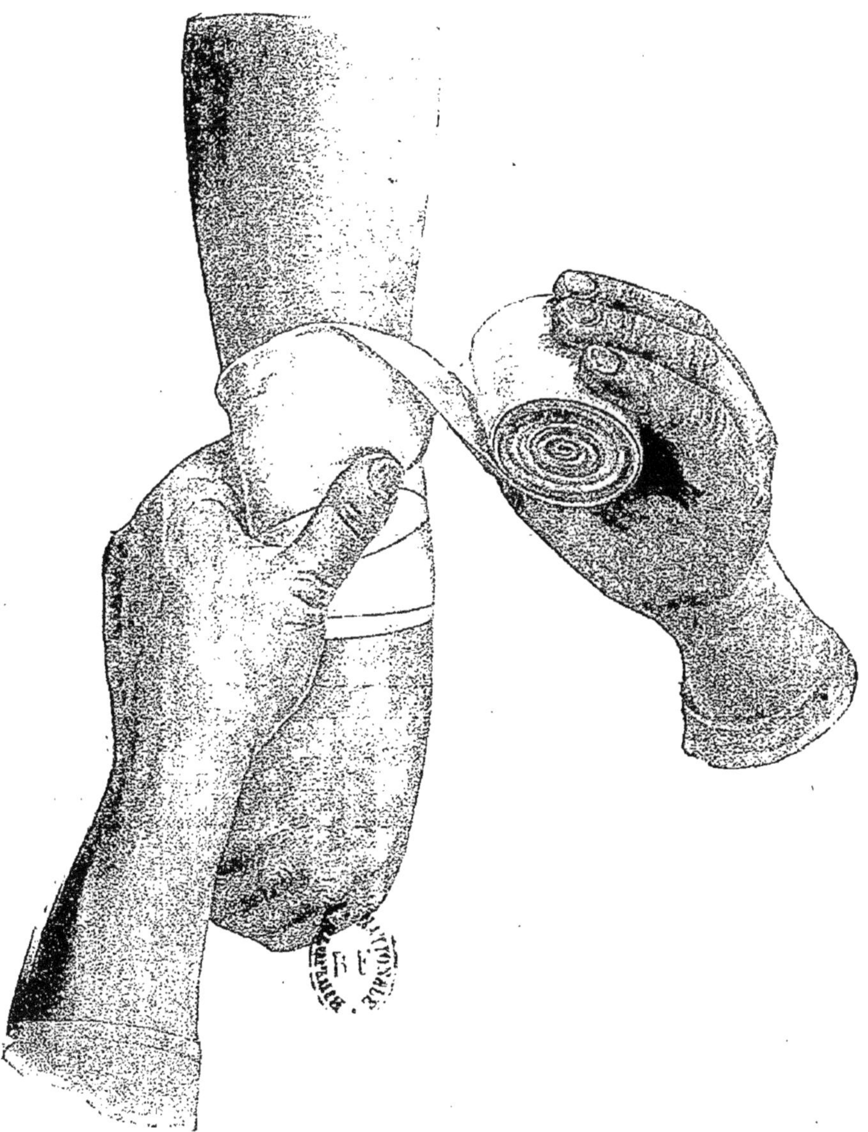

Application des renversés : deuxième temps : manière de rabattre la bande.

Planche XI.

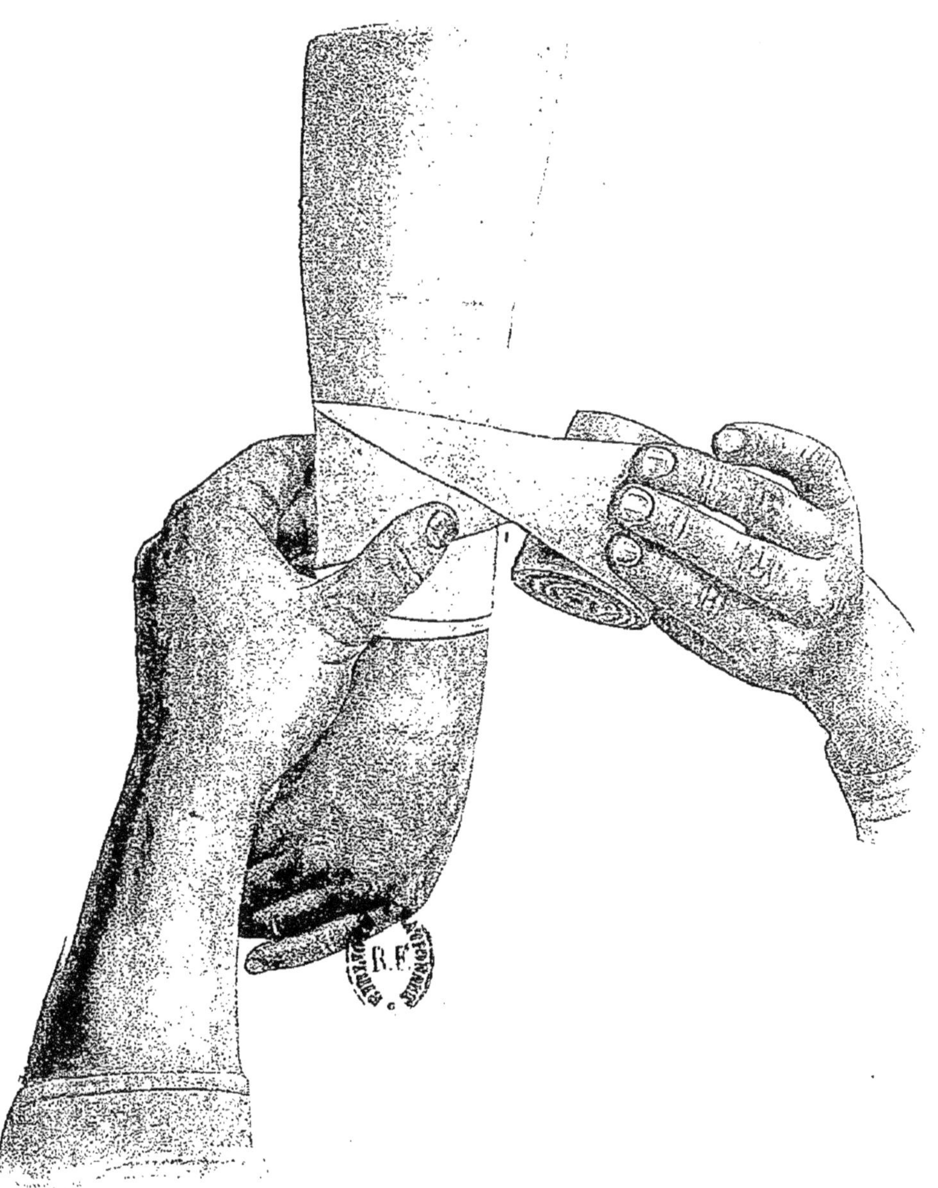

Application des renversés ; troisième temps : bande rabattue.

PLANCHE XII.

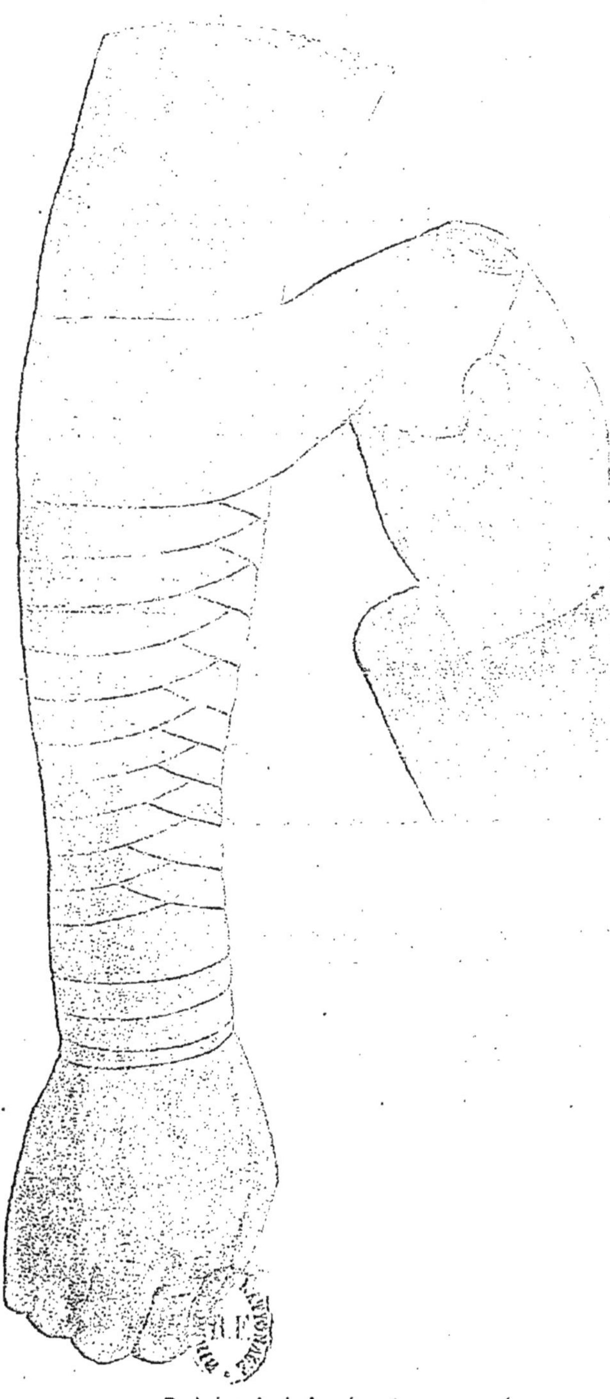

Doloire imbriquée et renversés.

allant de la périphérie au centre, notamment à l'avant-bras, au mollet, et à un degré moindre au bras et à la cuisse. Pour que sur ces parties aussi la bande s'applique partout également, il faut employer un artifice, la *Doloire renversée* ou le *Renversé.*

Renversé. — Le renversé (Pl. IX, X et XI) consiste simplement à rabattre la bande, de façon que celle-ci soit rétrécie de moitié environ.

Pour l'exécuter correctement, il faut, sitôt que l'on remarque qu'une circonvolution ne s'applique pas intimement, diriger un peu obliquement en haut la bande, la tendre légèrement, et fixer son bord inférieur au milieu de la face postérieure de l'avant-bras avec le pouce gauche (Pl. IX) ; la main droite qui tient la bande, et qui est dans une position intermédiaire à la pronation et à la supination, est alors placée en pronation, pendant qu'on la rapproche de l'avant-bras et qu'on la dirige légèrement vers le poignet du malade (Pl. X). Grâce à ce mouvement, la bande se retourne juste en son milieu (Pl. XI). Puis la portion repliée de la bande est enroulée autour de l'avant-bras, de façon que le bord inférieur de chaque nouvelle circonvolution soit parallèle au bord inférieur de la précédente. Pendant qu'on enroule la bande autour de l'avant-bras, il faut encore la tendre avec légèreté et élasticité. Si la bande a été correctement rabattue, la portion repliée croise la précédente exactement au milieu de l'avant-bras. On tend alors de nouveau la bande, on fixe ce qui s'appelle justement *point de croisement* avec le pouce de la main gauche, on rabat la bande avec la main droite de la façon décrite ci-dessus, on enroule une circonvolution parallèle à la précédente autour de l'avant-bras, et on continue de la sorte jusque près du coude, c'est-à-dire jusqu'à ce que l'on voit les circonvolutions s'appliquer intimement à l'avant-bras devenu de nouveau cylindrique, sans qu'il soit besoin de retourner la bande.

Dans un renversé bien appliqué, tous les points de croisement doivent se trouver en ligne droite au milieu de l'avant-bras (Pl. XII).

Le débutant ne réussira pas en général à appliquer correctement le renversé. Mais il y parviendra vite par la pratique.

Les fautes qu'il commet et qu'on doit éviter sont les suivantes :

1° Il déroule généralement trop loin la bande, si bien qu'il en possède une longue portion inutile. Il ne faut en dérouler que la largeur environ du membre qu'on enveloppe ; elle se laisse alors diriger aussi aisément que possible ;

2° Le débutant tire généralement trop sur la bande en la rabattant. Dès qu'il agit de cette façon, la bande forme des plis et se renverse irrégulièrement. Or il faut éviter tout pli très scrupuleusement, car il en résulterait aisément des compressions locales en ces points et le membre serait irrégulièrement serré. Le meilleur moyen d'éviter les plis est de rapprocher la bande du membre qu'on enveloppe au moment où on la rabat ;

3° Le débutant ne dirige pas la bande renversée parallèlement à la circonvolution menée précédemment autour du bras, mais il lui fait prendre une direction divergente. De là vient une position irrégulière des points de croisement de la bande.

Si une bande est complètement déroulée, et qu'une autre soit nécessaire pour continuer l'enveloppement du membre, il y a un petit procédé à employer. Pour n'avoir pas à chercher longtemps l'extrémité de la première bande appliquée, lorsque plus tard on enlèvera le bandage, la seconde doit toujours être placée de façon que son chef initial soit recouvert dans une petite étendue par l'extrémité de la première bande ; on fait ensuite un circulaire, et ainsi, quand dans la suite on les déroulera, l'extrémité de la première bande viendra d'elle-même tomber dans la main (Pl. XIII).

Enlèvement du bandage. — Pour enlever le bandage du corps, on peut soit le dérouler, soit le couper.

Dérouler une bande ne consiste pas à la prendre par l'extrémité et à la rouler dans le sens inverse de celui dont on l'enlève. Cela exigerait trop de temps et incom-

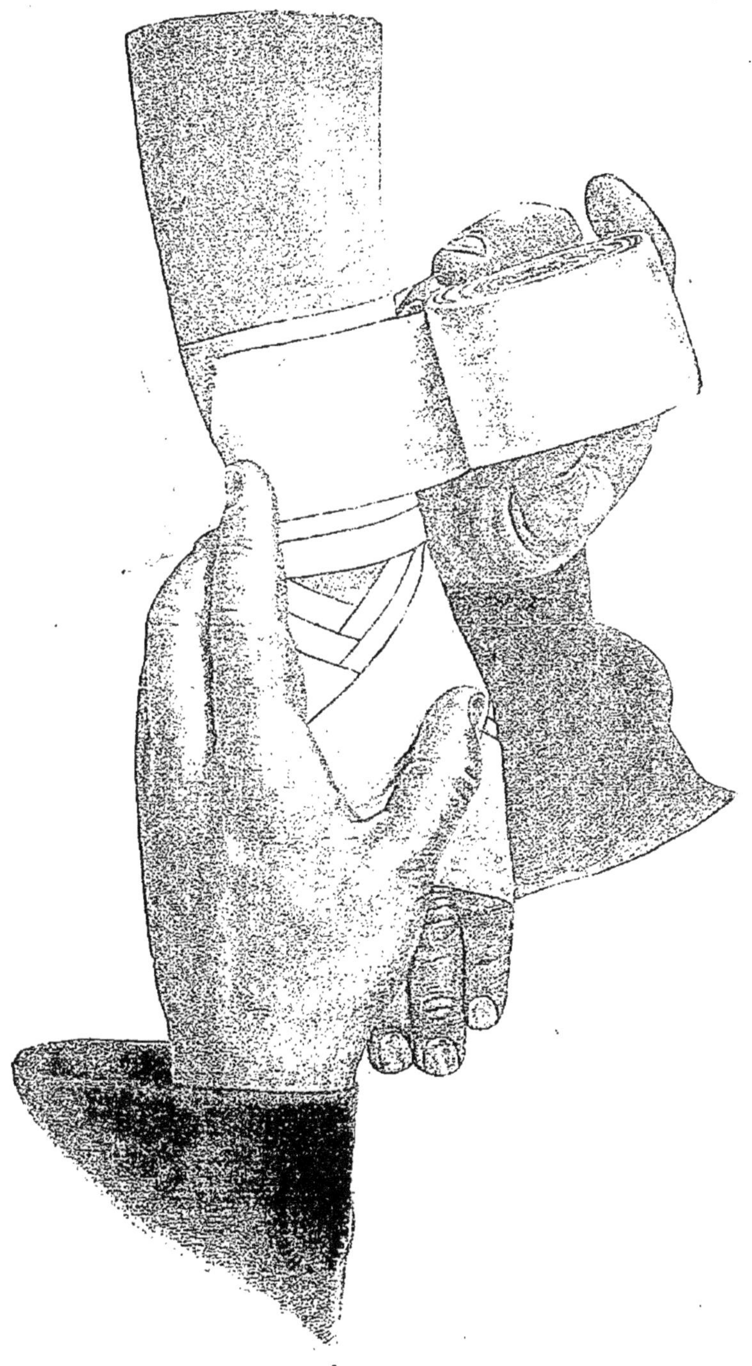

Commencement de l'application d'une nouvelle bande.

Planche XIV.

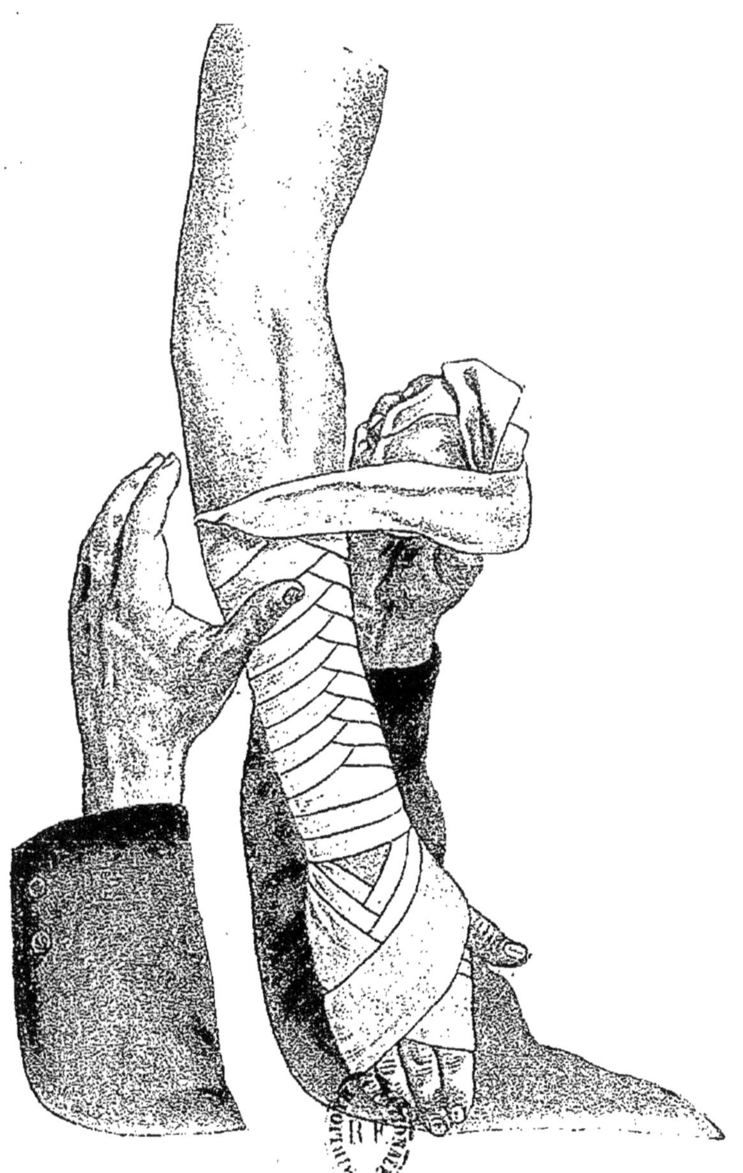

Déroulement de la bande.

moderait le malade. On l'enlève de préférence *sans aucun ordre*, et on la passe d'une main dans l'autre, autant que possible sans toucher ni remuer le membre pansé (Pl. XIV).

Pour *couper* un bandage, il est pratique d'employer les ciseaux à pansements de *Seutin* (Pl. V *a*). Pendant qu'on le coupe, on se tient toujours au-dessus du point où les parties molles sont le plus épaisses, et on évite de couper le bandage là où il est appliqué contre une saillie osseuse proéminente. De même on ne coupera pas juste au-dessus d'une plaie ; enfin, s'il est possible, on évitera de couper dans un angle, sur la face antérieure du cou-de-pied par exemple.

I. — Bandages du membre supérieur.

Si nous restons à l'extrémité supérieure, ce que le débutant aura d'abord à appliquer, en pratique, c'est le :

1. — Spica ou épi de blé.

Sous le nom de *spica*, on désigne l'enveloppement d'une articulation fait de telle manière qu'après un circulaire du côté central ou périphérique de cette articulation, on entoure ensuite celle-ci de trois tours successifs en huit de chiffre, se recouvrant des deux tiers environ et dirigés parallèlement, pour terminer enfin par un circulaire recouvrant le premier.

Si l'on commence du côté périphérique de l'articulation et qu'on enroule en allant vers le centre, chaque circonvolution va en s'élevant — c'est un *spica ascendant* ; si au contraire on commence du côté central et qu'on enroule en gagnant la périphérie, les circonvolutions descendent — c'est un *spica descendant*.

Entre le circulaire et le premier tour en huit, on doit laisser, dans un spica correctement appliqué, un *petit espace triangulaire* appelé *géranium*.

2. — Spica descendant et spica ascendant de la main (Pl. XV).

C'est suivant ces règles qu'on appliquera à la main droite le *spica descendant de la main*.

Après un circulaire au-dessus du poignet, on fait un tour en huit de chiffre autour de l'articulation, de façon que du circulaire la bande descende obliquement sur le dos de la main vers l'index, contourne le bord radial de celui-ci, le bord cubital du petit doigt, et soit de nouveau conduite obliquement sur le dos de la main vers le poignet.

Ce premier huit de chiffre est suivi de deux nouveaux huit semblables, suivant parallèlement le premier et se recouvrant de façon à toujours laisser libre dans la circonvolution précédente le bord qui regarde le poignet.

Quand on a appliqué les trois tours en huit, on termine le bandage par un circulaire « final » recouvrant le premier, autour du poignet. Ce spica de la main est dit *descendant* et sert à fixer le poignet.

Le *spica ascendant de la main* serait commencé par un circulaire autour de la main, et les tours en huit se recouvriraient de façon que le bord regardant les doigts soit toujours laissé libre par le tour suivant.

Mais ce spica descendant de la main est très rarement employé en pratique.

3. — Spica descendant du pouce (Pl. XVI).

Un circulaire autour du poignet, trois tours en huit descendant autour de l'articulation métacarpo-phalangienne du pouce placé en abduction, un circulaire final autour du poignet.

4. — Demi-spiral d'un doigt (Pl. XVII).

C'est le spica qu'on applique aux quatre autres doigts.

Ce bandage, pour lequel nous prendrons un doigt quelconque, l'index par exemple, s'applique de la façon sui-

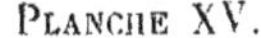

PLANCHE XV.

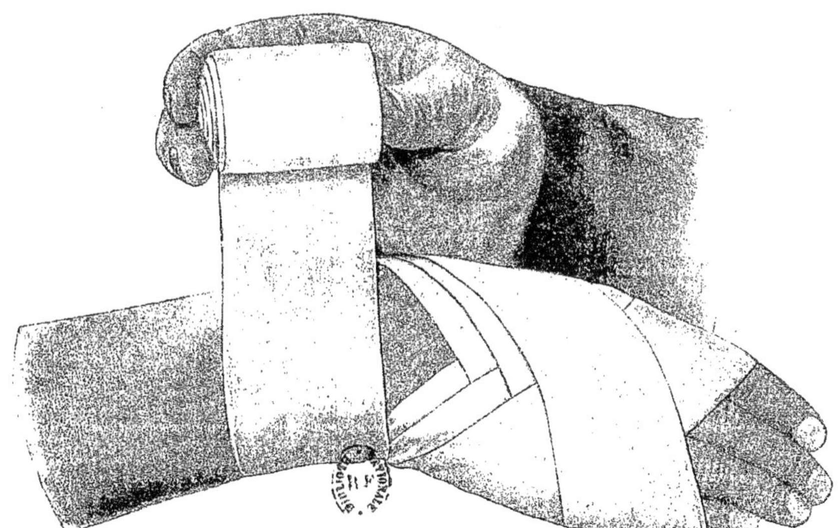

Spica descendant de la main.

PLANCHE XVI.

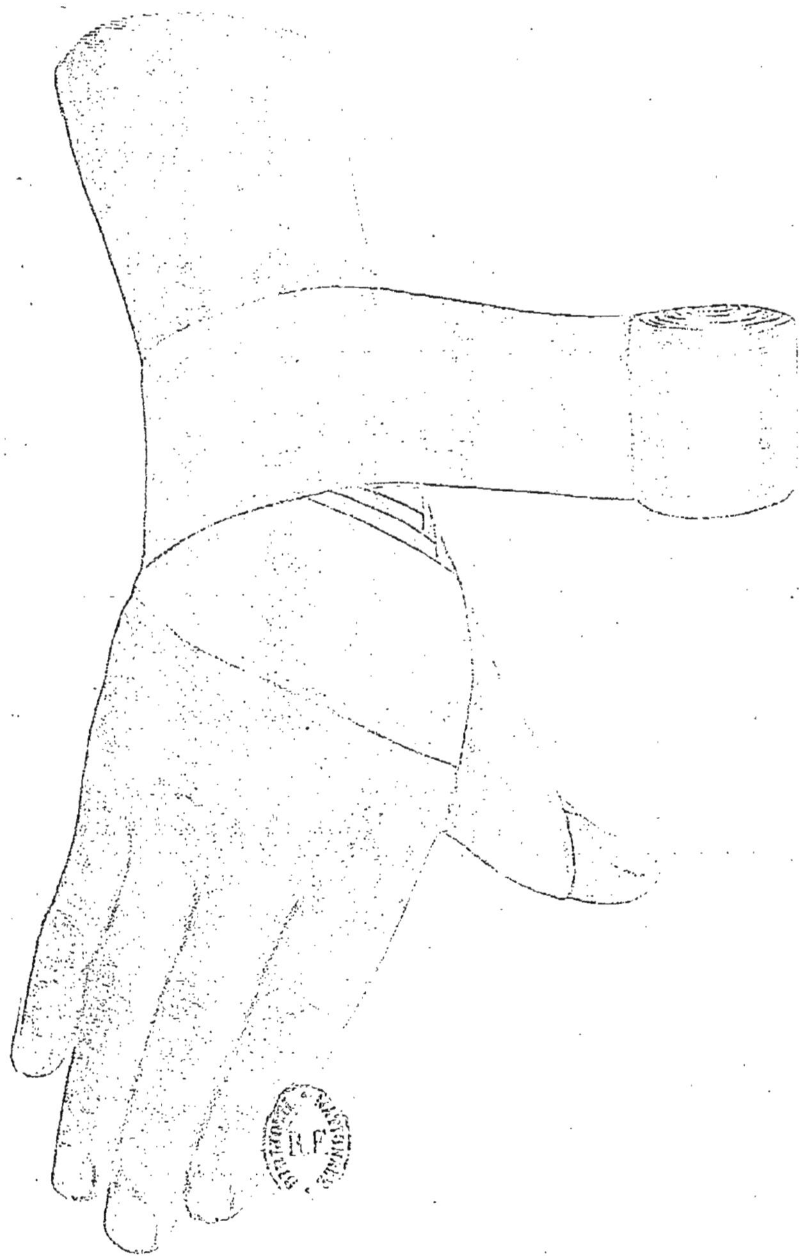

Spica descendant du pouce.

PLANCHE XVII.

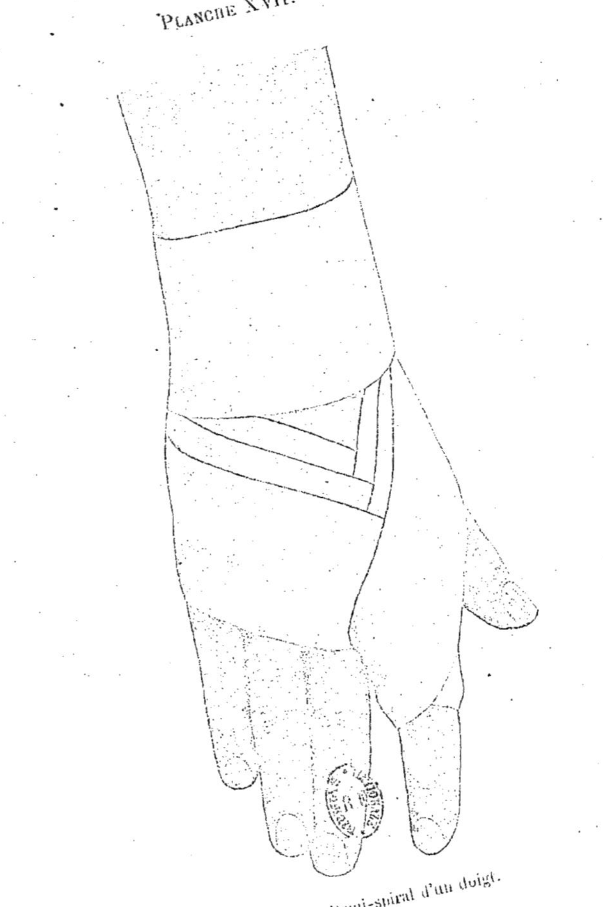

Demi-spiral d'un doigt.

PLANCHE XVIII.

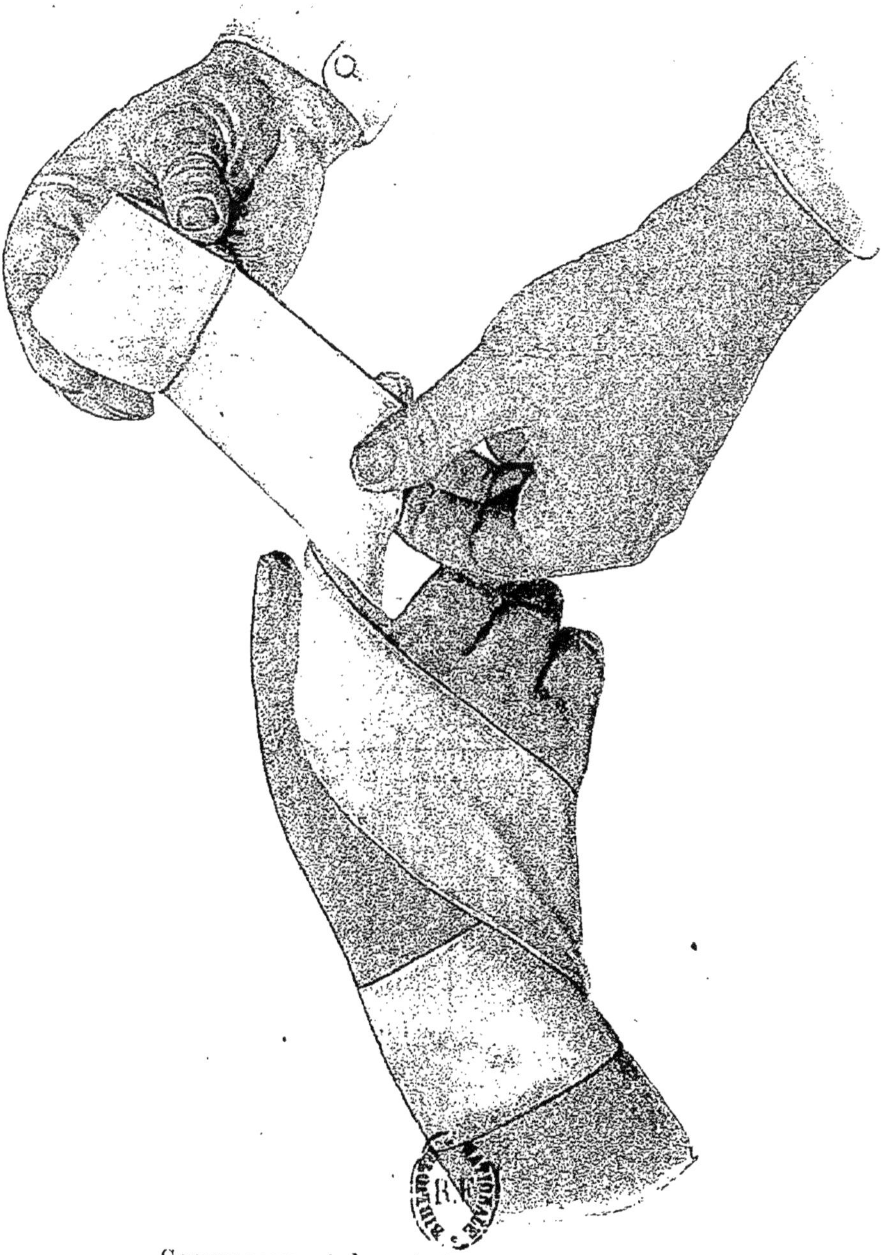

Commencement du spiral complet d'un doigt.

vante : après un circulaire autour du poignet, on continue par trois tours en huit de chiffre descendant autour de l'articulation métacarpo-phalangienne de l'index, et on termine par un dernier circulaire mené aussi autour du poignet.

Les huit de chiffre ne doivent couvrir que la première phalange de l'index et ne pas dépasser son articulation avec la seconde phalange.

5. — **Spiral complet d'un doigt** (Pl. XVIII et XIX).

Pour envelopper le *doigt tout entier*, on emploie le *spiral complet d'un doigt*.

On a souvent, dans la pratique, à exécuter l'enveloppement de tout le doigt, étant donnée la grande fréquence de ses blessures et des panaris ; aussi doit-on s'exercer avec soin à ce bandage.

Si de nouveau nous prenons l'index droit comme exemple, il faut commencer par un circulaire autour du poignet, conduire la bande, qui ne doit *pas être trop large*, du circulaire vers l'index en passant obliquement sur le dos de la main, l'enrouler autour du bord radial du doigt et continuer alors jusqu'à l'extrémité de celui-ci par un bandage spiral, c'est-à-dire par une doloire en serpent (Pl. XVIII).

Ensuite, de l'extrémité du doigt vers sa racine, on applique, avec des circonvolutions se recouvrant régulièrement, une doloire imbriquée, en intercalant un renversé de temps à autre, s'il est nécessaire.

Quand on est arrivé à la *racine même* de l'index au moyen des tours de bande, on conduit celle-ci, sous forme d'un demi-huit de chiffre, vers le bord radial de l'avant-bras, et on termine autour du poignet par un circulaire recouvrant le premier (Pl. XIX).

Les circonvolutions entourant le doigt doivent être assez serrées pour qu'on ne puisse les en écarter par une simple traction.

Le bandage décrit ci-dessus laisse libre le sommet du doigt.

Si l'on veut *recouvrir aussi celui-ci* (Pl. XX), ce qui est nécessaire dans l'application d'un pansement antiseptique, on dispose le bandage exactement de la façon qui vient d'être décrite.

Mais, au lieu de terminer par un circulaire, on mène encore une fois la bande dans toute sa largeur obliquement sur le dos de la main et sur le doigt tout entier, on recouvre le sommet de celui-ci, et on la ramène sur la face palmaire du doigt et de la main vers l'apophyse styloïde du radius.

A ce moment, on ne doit pas tendre la bande, car il en résulterait à l'extrémité du doigt une pression insupportable ; on la mène alors de nouveau sur le dos de la main et par des circonvolutions en spirale jusqu'à l'extrémité du doigt et de là vers la racine de celui-ci, comme on l'a déjà fait auparavant.

On fait encore en dernier lieu un demi-huit de chiffre exactement comme ci-dessus et on termine par un circulaire autour du poignet.

6. — **Enveloppement des doigts** (Pl. XXI).

Pour envelopper les *cinq doigts*, on fait d'abord un circulaire autour du poignet, puis, en commençant par le pouce ou le petit doigt, tous les doigts sont à tour de rôle enveloppés comme dans le spiral complet d'un doigt qui vient d'être décrit.

Pour arriver d'un doigt à un autre, après avoir appliqué le demi-huit de chiffre qui termine le spiral complet d'un doigt, on mène obliquement la bande sur le dos de la main vers le doigt suivant, pour arriver à son extrémité avec des tours en spirale et retourner de là vers sa racine.

On termine par un circulaire autour du poignet.

7. — **Enveloppement du coude.**

L'enveloppement du coude se fait au moyen du bandage appelé *spica du coude*.

Planche XIX.

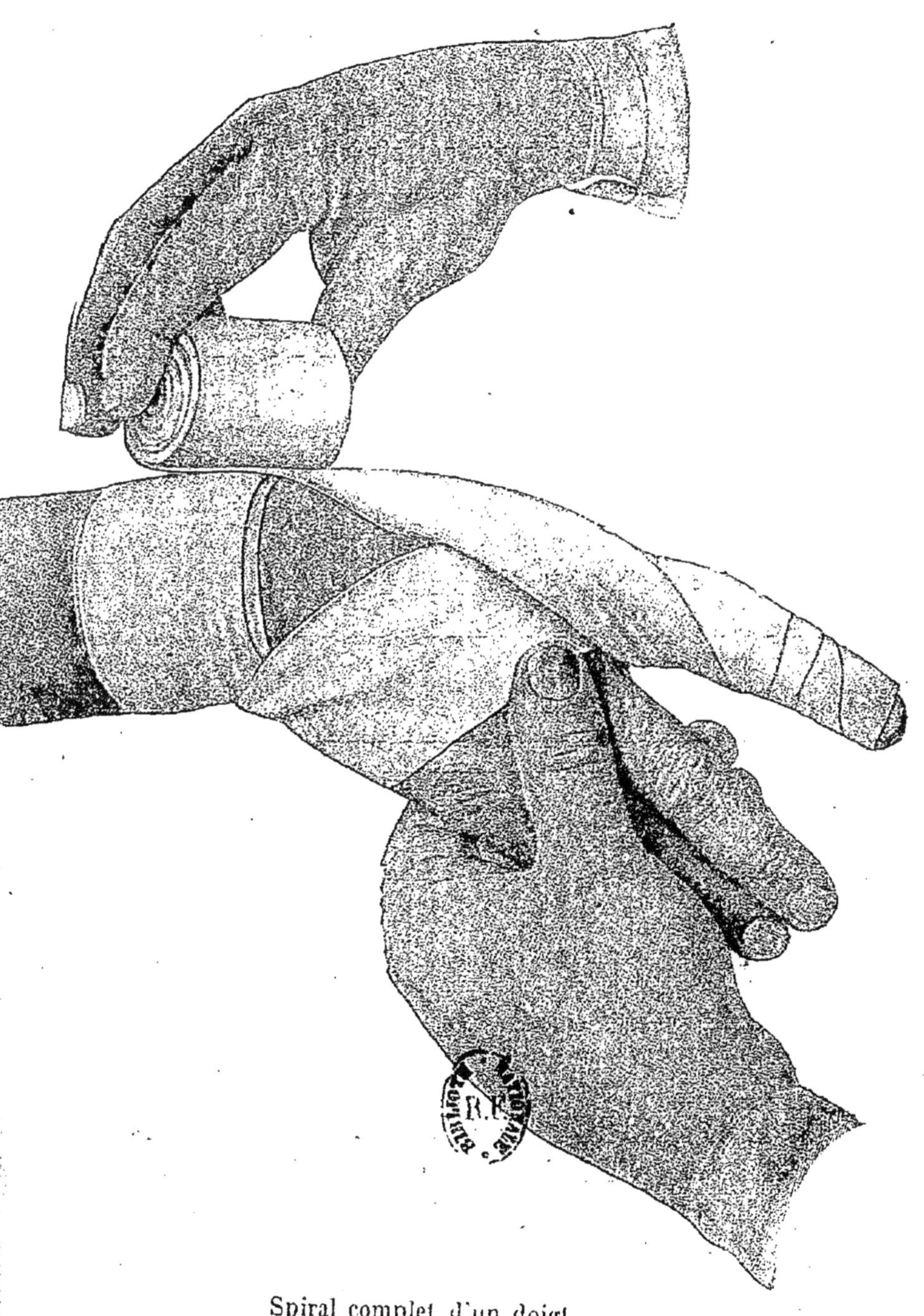

Spiral complet d'un doigt.

Planche XX.

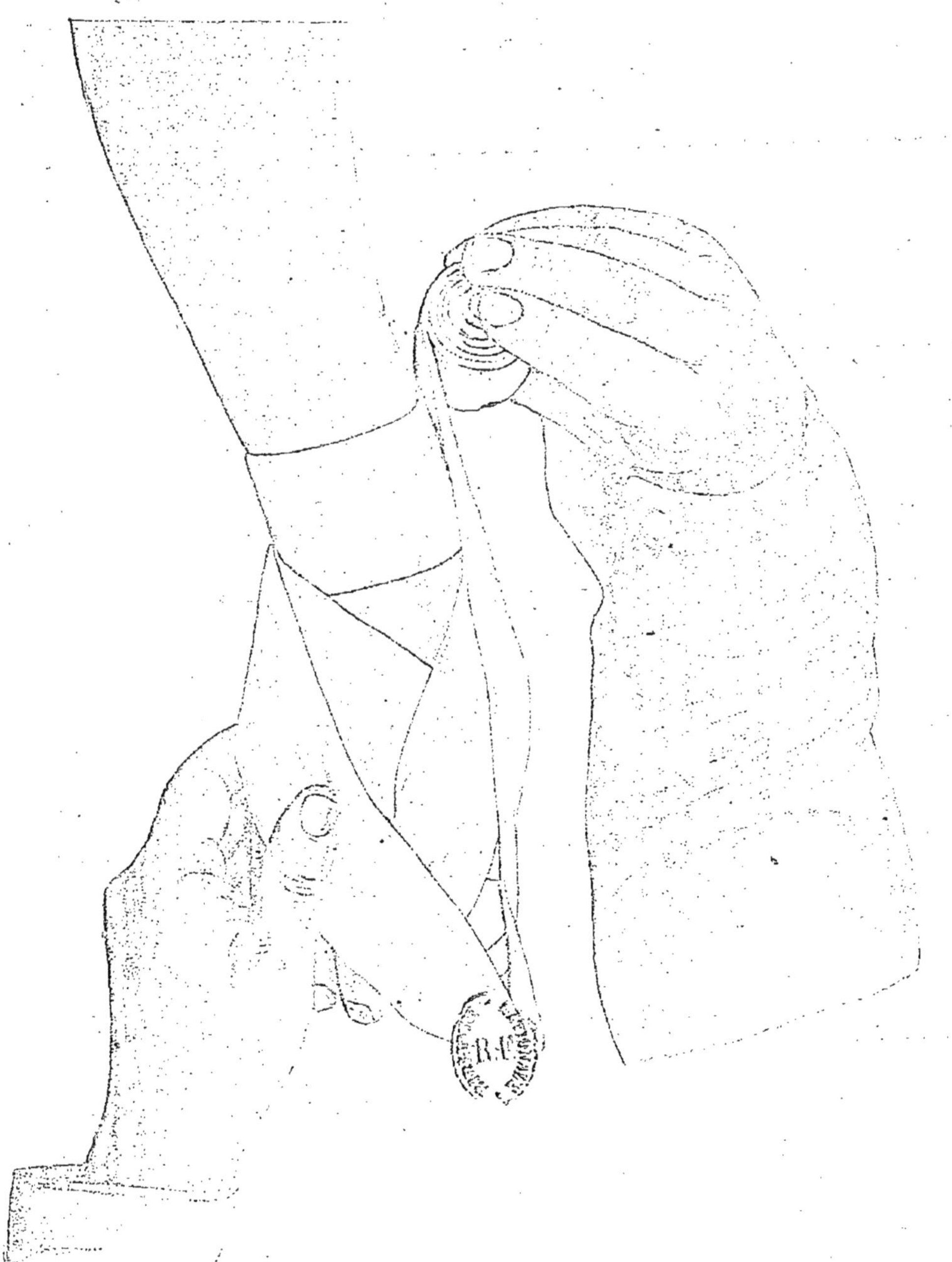

Enveloppement de l'extrémité du doigt.

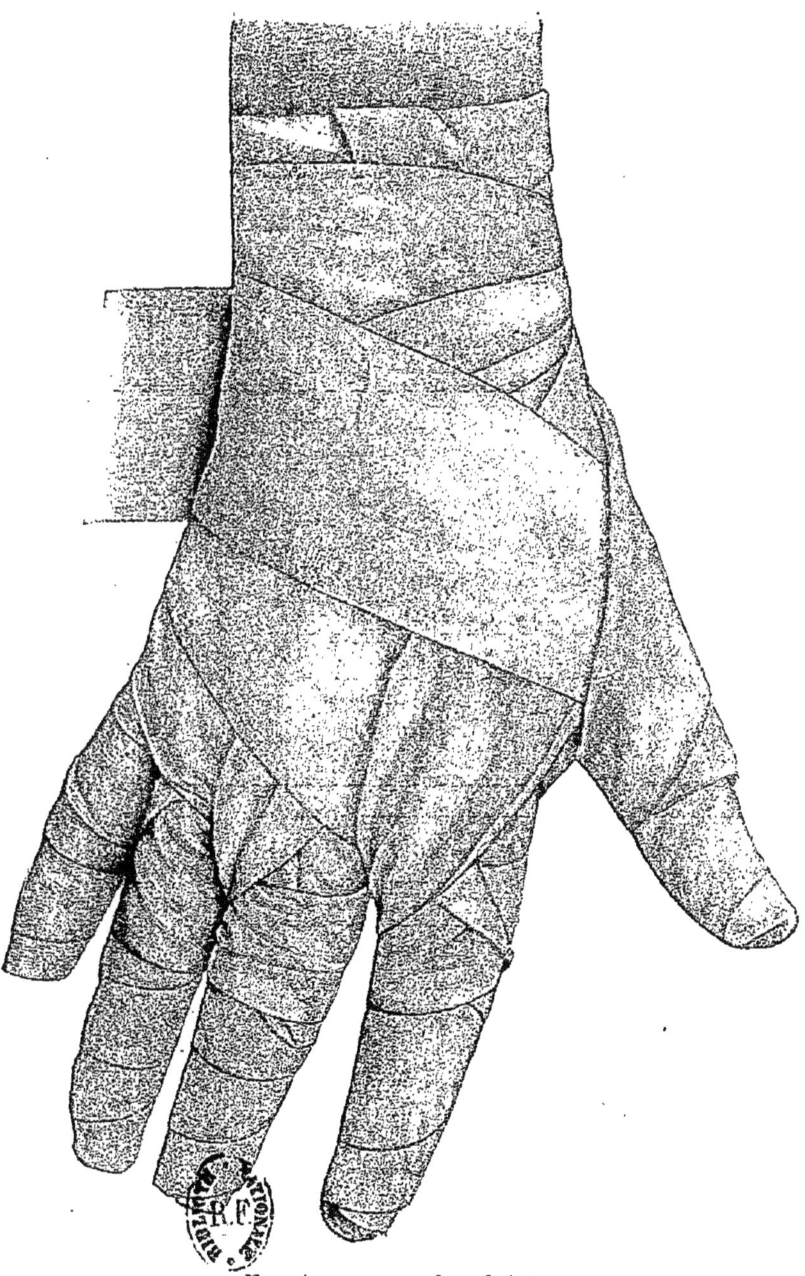

Enveloppement des doigts.

PLANCHE XXII.

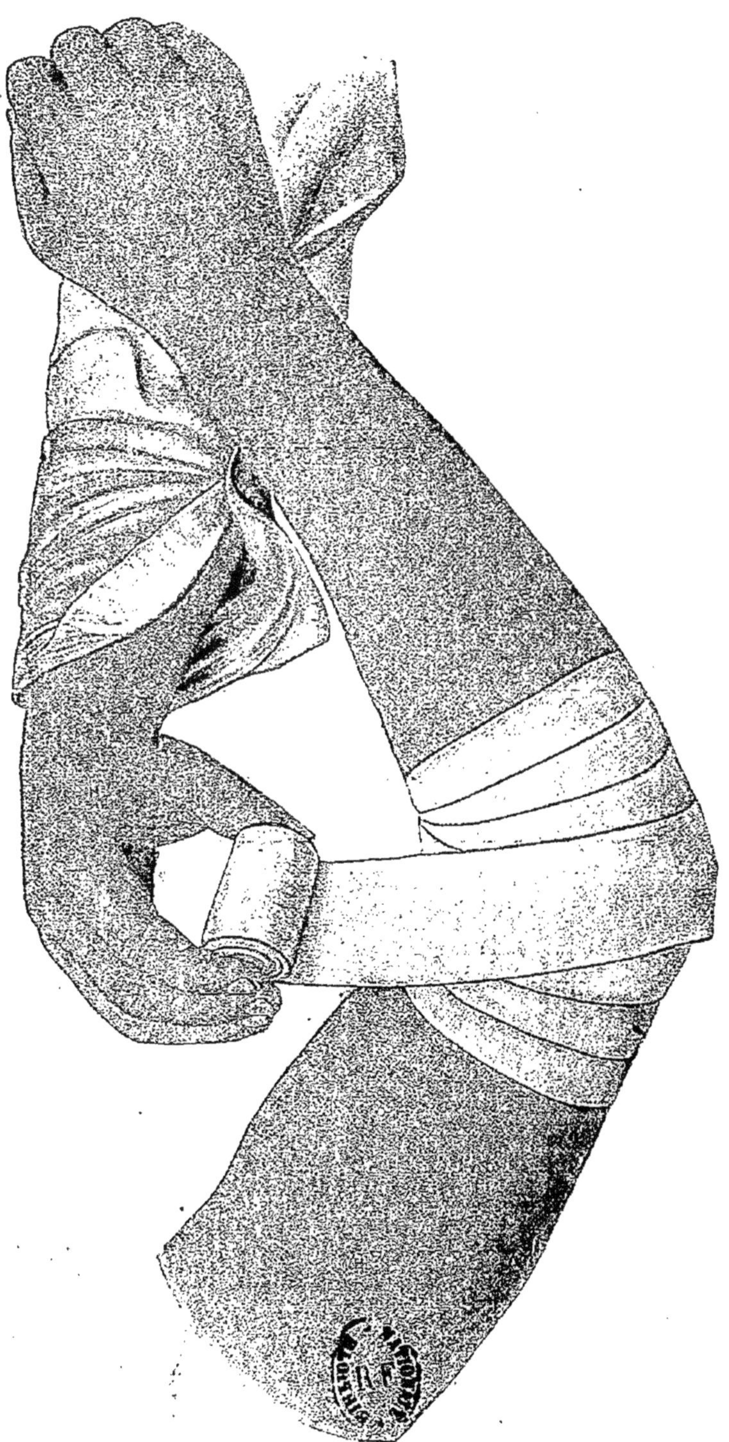

Spica ascendant du coude.

PLANCHE XXIII.

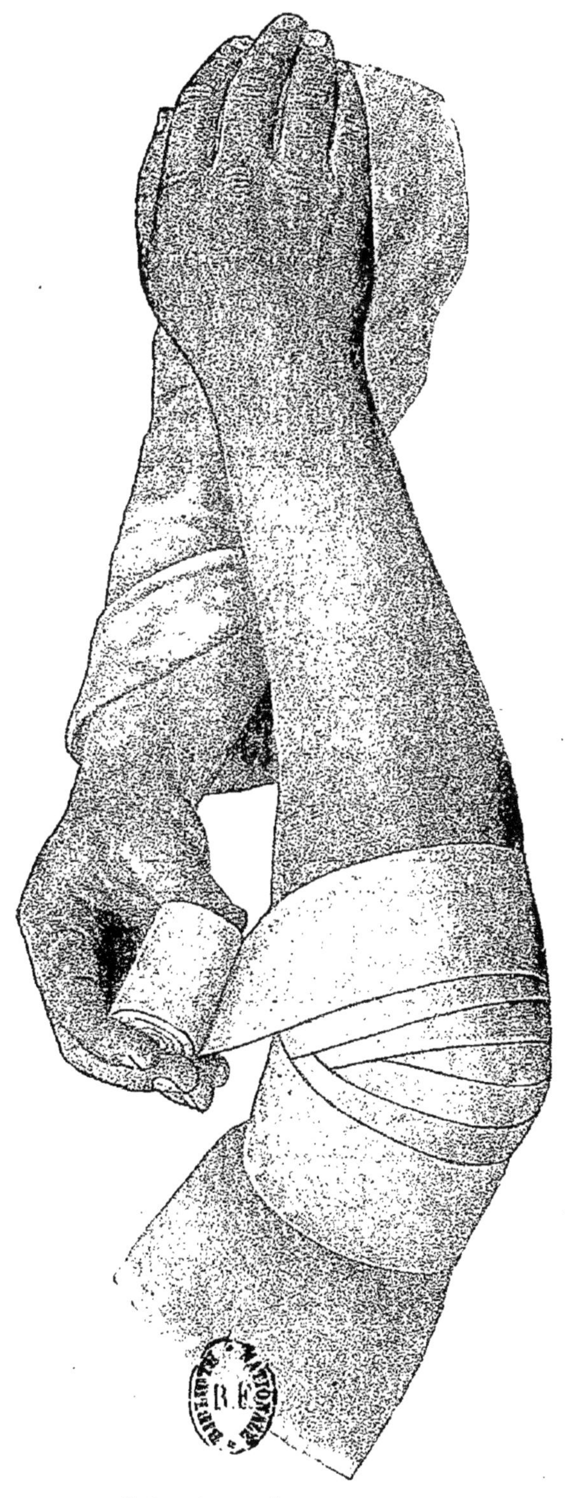

Spica descendant du coude.

PLANCHE XXIV.

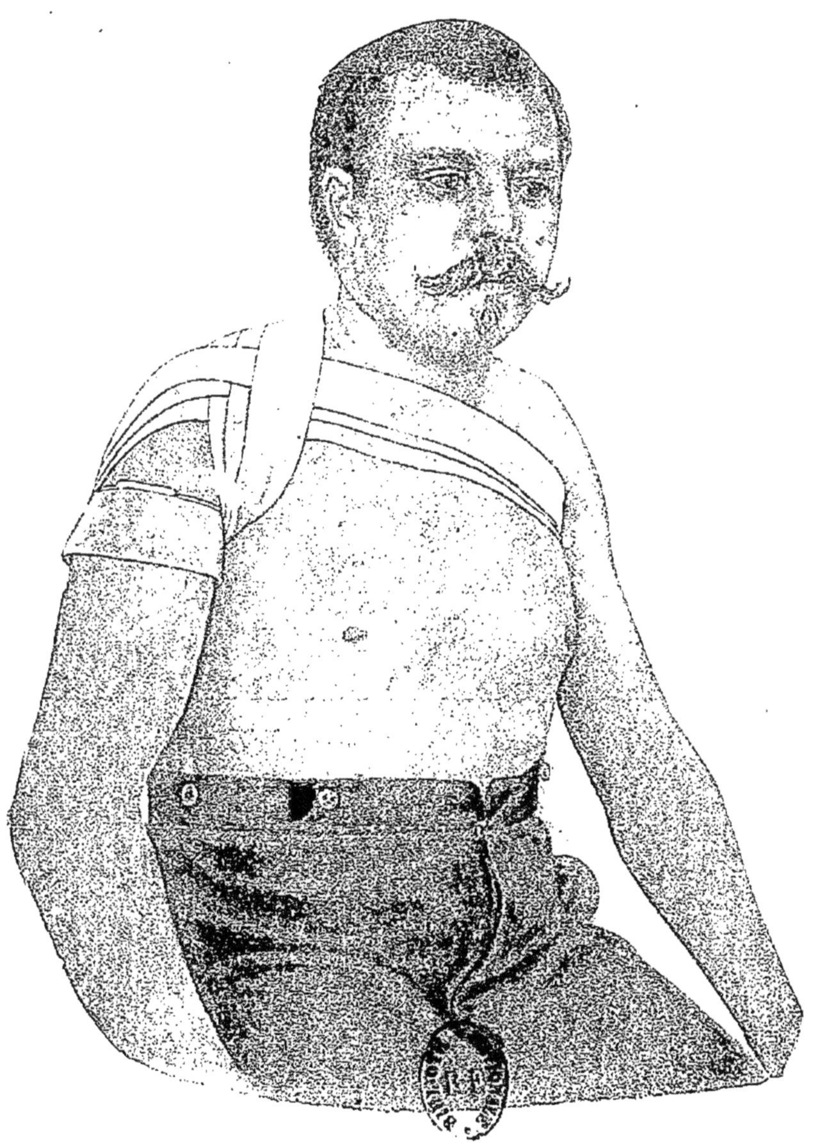

Spica ascendant de l'humérus.

On distingue un spica ascendant et un spica descendant du coude.

1° *Spica ascendant du coude* (Pl. XXII). — Une légère flexion du coude est la condition la plus favorable pour l'application de ce bandage. On commence par un circulaire que l'on décrit à environ une largeur de main au-dessous du coude.

De là on mène la bande vers le pli du coude, puis au-dessus de lui, autour de la partie inférieure du bras, puis de nouveau au pli du coude pour revenir au circulaire. On a ainsi entouré le coude d'un tour en huit de chiffre. Celui-ci doit être encore suivi de deux huit semblables, de façon que les circonvolutions se recouvrent de moitié environ, cachant toujours ainsi dans le tour précédent le *bord qui regarde vers le coude*. Le croisement des tours de bande se trouve toujours au pli du coude.

Si on fait les huit de chiffre de la manière indiquée, le troisième achèvera de recouvrir l'espace laissé libre par le premier à la face postérieure de l'articulation.

Quand le troisième huit de chiffre est achevé, on termine le bandage par un circulaire passant juste sur l'articulation.

De la sorte, on a obtenu un circulaire entourant le milieu du coude, avec trois circonvolutions montant vers le bras et trois descendant vers l'avant-bras.

Le débutant fait d'ordinaire quelques fautes pendant l'application du spica ascendant du coude.

En premier lieu, il commence trop bas au-dessous du coude, si bien qu'il ne peut, avec les trois tours en huit de chiffre décrits ci-dessus, envelopper l'articulation.

Une autre faute, c'est qu'après le circulaire initial, il ne passe pas sur le pli du coude, mais sur le côté latéral de l'articulation, et enfin il ne place pas autour, mais au-dessous de celle-ci, le circulaire terminal.

2° *Spica descendant du coude* (Pl. XXIII). — Tandis que dans le bandage précédent on avait commencé au-dessous de l'articulation et enroulé en allant vers elle, d'où le nom d'*ascendant*, dans le spica descendant on fait le premier circulaire juste sur l'articulation.

Puis, en menant encore la bande sur le pli du coude, on ajoute à ce circulaire trois tours en huit de chiffre autour de l'articulation, en recouvrant toujours, dans le tour précédent, le bord *le plus éloigné du coude.* On arrête enfin la bande par un circulaire au-dessous de l'articulation.

La faute qu'on commettra surtout au début dans l'application de ce bandage, c'est que du circulaire initial on ne fera pas passer la bande sur le pli du coude, mais qu'on la fera monter sur l'olécrâne, si bien que les croisements ne se trouveront pas sur le pli du coude, mais sur la face postérieure de l'articulation.

8. — Enveloppement de l'épaule.

Il se fait au moyen du *spica de l'épaule.* Ici encore nous devons distinguer un spica ascendant de l'épaule et un spica descendant de l'épaule.

1° *Spica ascendant de l'épaule* (Pl. XXIV). — Il commence par un circulaire à la partie supérieure du bras, à peu près au niveau de l'insertion du deltoïde. Puis on entoure l'épaule avec un huit de chiffre, c'est-à-dire qu'on mène la bande sur le haut de l'épaule, puis obliquement sur la poitrine, sous l'aisselle du côté sain, obliquement sur le dos, pour revenir enfin au circulaire par-dessus le haut de l'épaule.

On fait suivre ce premier huit de chiffre de deux autres, de façon que les tours se suivent parallèlement et se recouvrent d'environ les deux tiers, en cachant toujours le bord supérieur du précédent : les tours sont donc ascendants.

Le dernier huit de chiffre achevé, on applique un circulaire final recouvrant le premier.

2° *Spica descendant de l'épaule* (Pl. XXV). — On commence par un circulaire entourant le thorax au niveau des mamelons, et comme on doit, pour envelopper l'épaule droite du malade, placer le commencement de la bande sur le côté gauche du patient qu'on a devant soi, il faut donc enrouler ici de droite à gauche, contrairement à la règle générale précédemment indiquée.

PLANCHE XXV.

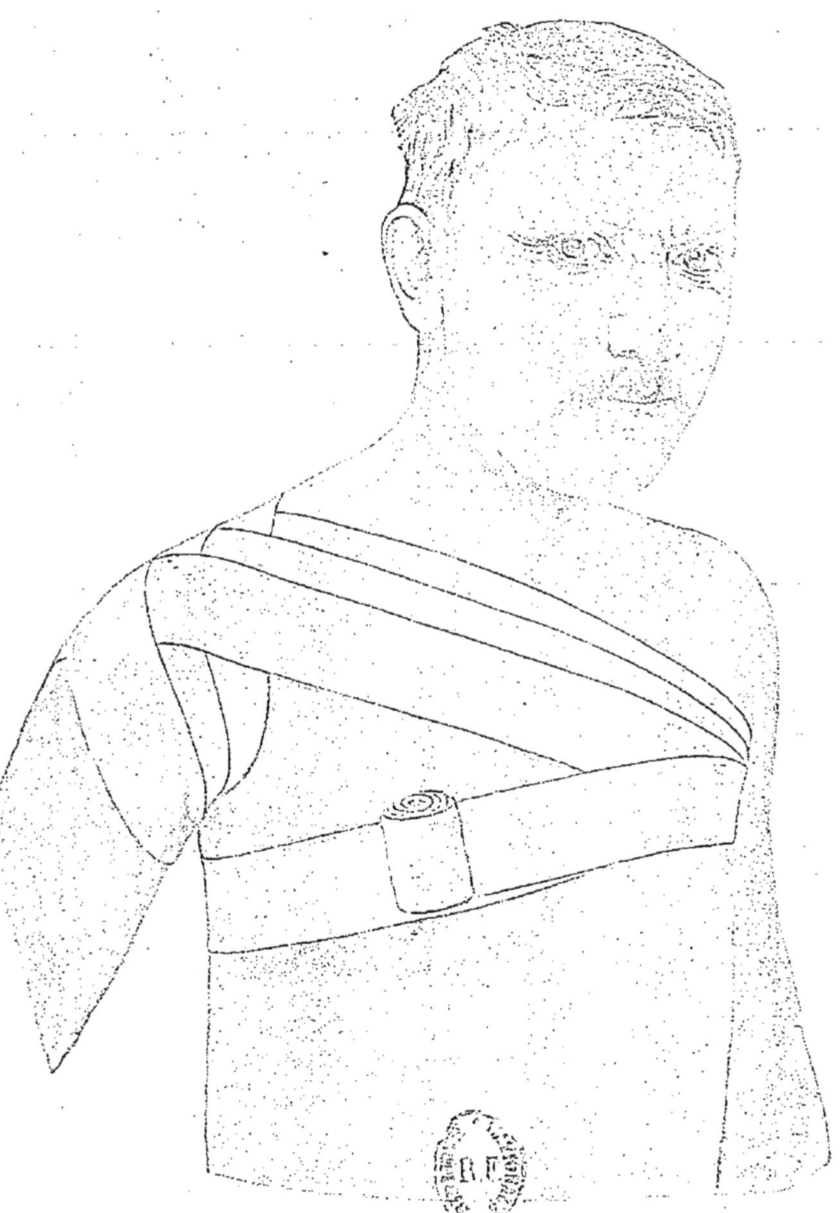

Spica descendant de l'humérus.

PLANCHE XXVI.

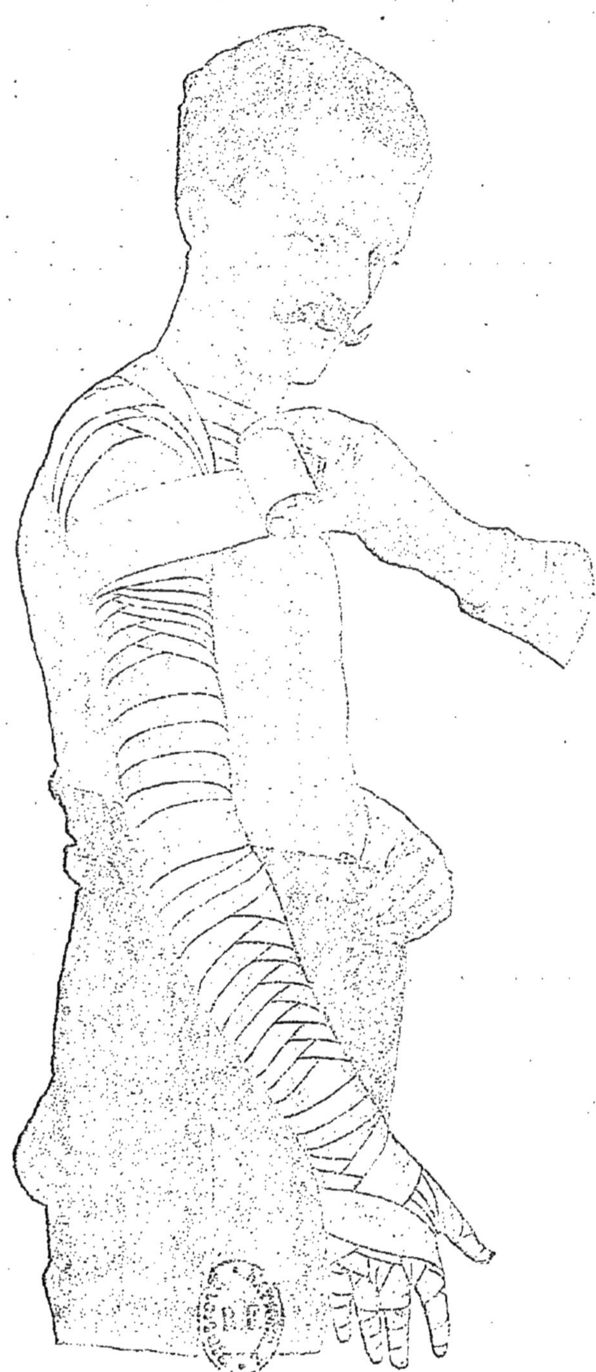

Enveloppement de tout le membre supérieur.

Pour envelopper l'épaule gauche, on commence du côté droit du malade, et l'on enroule ensuite suivant la règle généralement admise. Du circulaire entourant le thorax, on mène la bande, en traversant obliquement la poitrine sur le haut de l'épaule, autour de l'aisselle, de nouveau sur l'épaule, et l'on revient obliquement par le dos au point de départ.

Ce premier huit doit être suivi de deux autres se suivant parallèlement et se recouvrant de façon à cacher le bord inférieur du tour précédent.

On finit par un nouveau circulaire autour de la poitrine.

9. — Enveloppement de tout le membre supérieur.

L'enveloppement de tout le membre supérieur (Pl. XXVI), était surtout employé autrefois en cas de blessure de l'artère cubitale au cours de la saignée.

On s'en sert encore aujourd'hui dans un but de compression pour le gonflement œdémateux ou emphysémateux du bras, mais surtout pour ce qu'on appelle l'*auto-transfusion*, où l'on cherche à réduire autant que possible l'afflux sanguin dans une extrémité en cas d'anémie cérébrale menaçante.

Pour exécuter ce bandage selon les règles de l'art, on enveloppe d'abord tous les doigts au moyen du *spiral complet des doigts*, suivant la façon précédemment décrite, puis, quand ils sont complètement recouverts, on continue par un *spica ascendant* de la main, on entoure l'avant-bras d'une *doloire imbriquée* ou à renversés, jusqu'au coude.

Arrivé là, on fait un spica *ascendant du coude*, on remonte le bras avec une *doloire imbriquée* ou à *renversés* jusqu'à l'insertion du deltoïde.

Enfin on termine par un *spica ascendant* de l'épaule.

II. — Bandages du membre inférieur.

1. — Enveloppement du pied.

1° *Stapes ou étrier* (Pl. XXVII). — Le stapes ou étrier s'appliquait, autrefois, quand on avait fait une saignée au pied.

On commence par un circulaire autour de la base des orteils, on y ajoute trois circonvolutions ascendantes d'une doloire imbriquée et on termine par un huit de chiffre autour du cou-de-pied.

2° *Spica descendant du pied* (Pl. XXVIII). — Le *spica descendant du pied*, appelé aussi *Sandalium*, répond au spica de la main.

On commence par un circulaire au-dessus des malléoles, puis, s'il s'agit par exemple du pied droit du malade, on fait trois tours en huit de chiffre autour du cou-de-pied, de façon que chaque fois la bande, en partant du circulaire, passe obliquement sur le dos du pied, contourne son bord interne, sa face plantaire, et revienne obliquement sur sa face dorsale au circulaire.

On terminera par un autre circulaire au-dessus des malléoles.

3° *Spica du talon* (Pl. XXIX). — Ce bandage répond au spica ascendant du coude.

On commence par un circulaire sur le dos du pied, on y ajoute un huit de chiffre autour du cou-de-pied, en faisant croiser les tours de bande juste au milieu de la face dorsale de celui-ci.

On fait encore deux autres huit de chiffre, de façon à recouvrir chaque fois dans le tour précédent le bord qui regarde le talon.

On termine par un circulaire juste sur le talon.

4° *Spica du talon devant maintenir un pansement antiseptique* (Pl. XXX). — Si l'on applique le spica du talon de la façon ci-dessus décrite, les circonvolutions ne s'adaptent jamais intimement aux contours du pied au niveau de sa face plantaire, ni sur le tendon d'Achille,

PLANCHE XXVII.

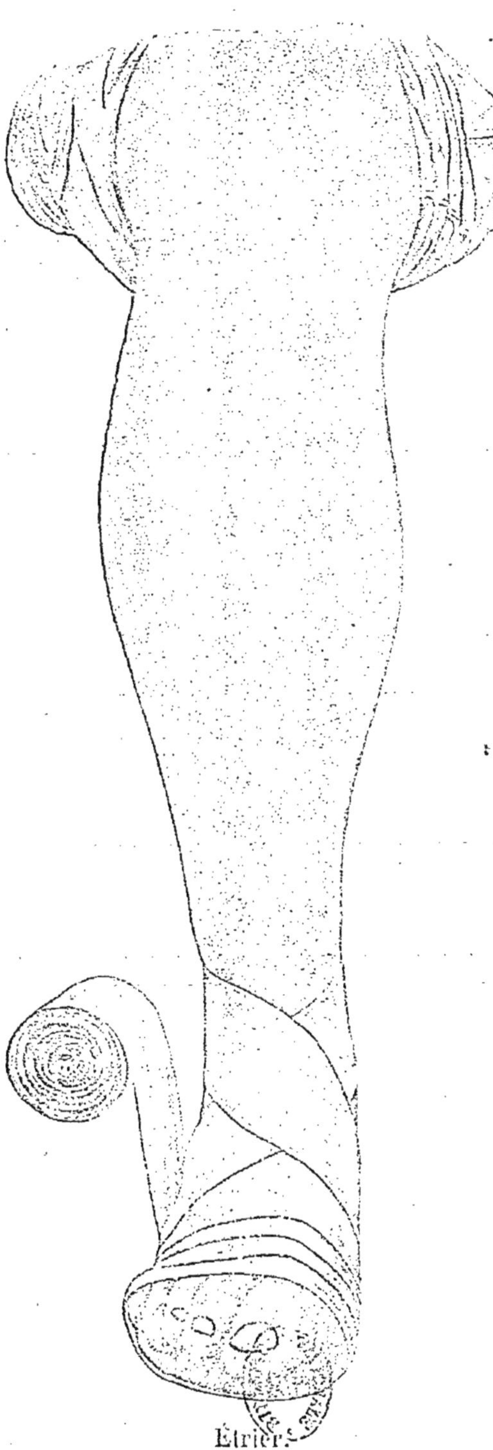

Planche XXVIII.

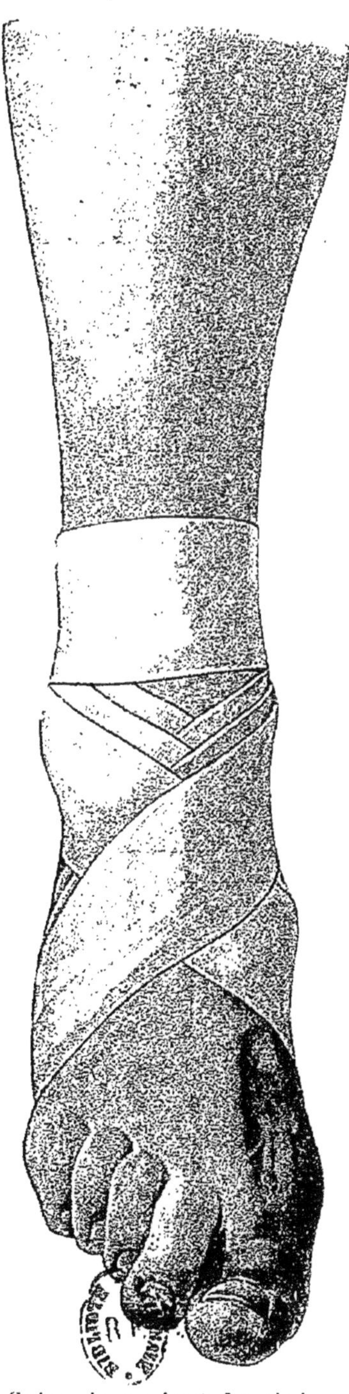

Spica descendant du pied.

PLANCHE XXIX.

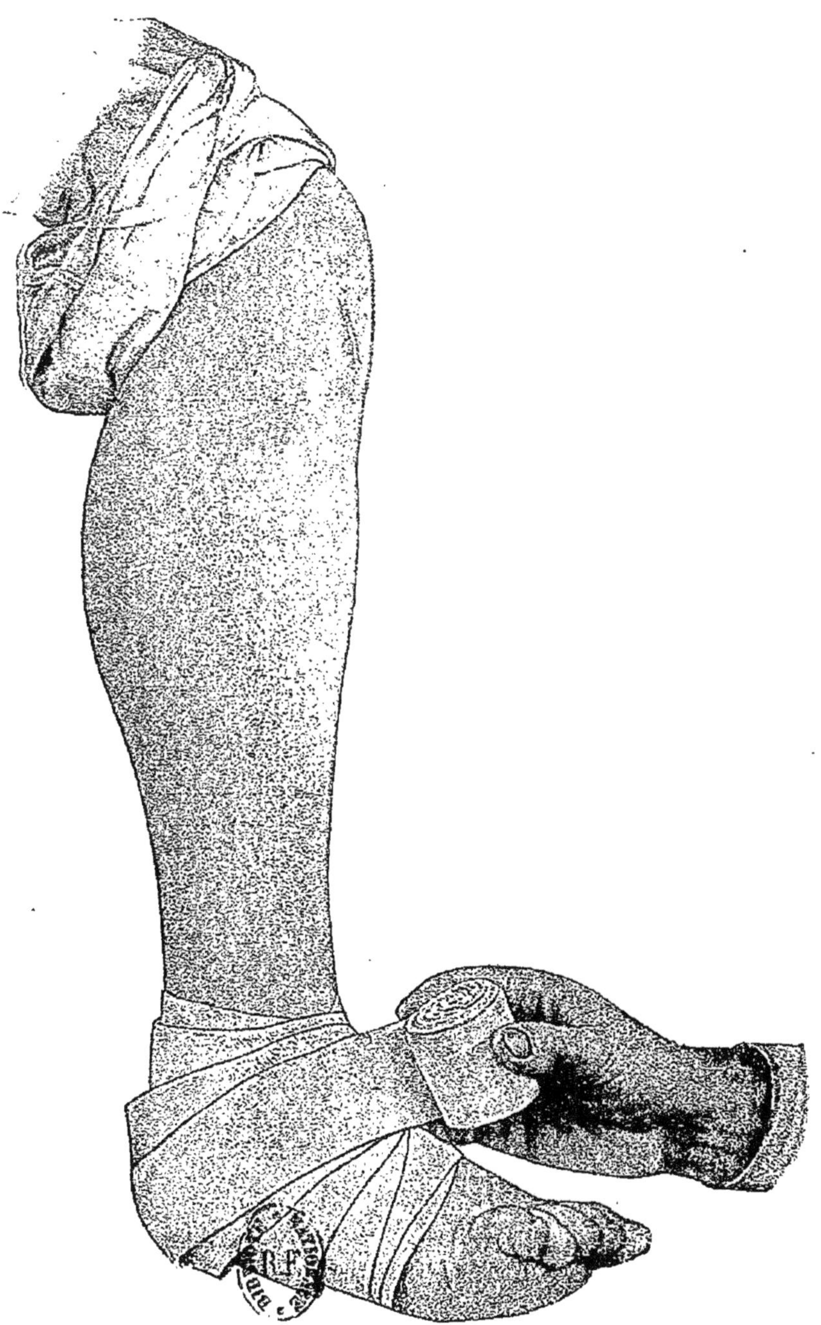

Spica du talon.

PLANCHE XXX.

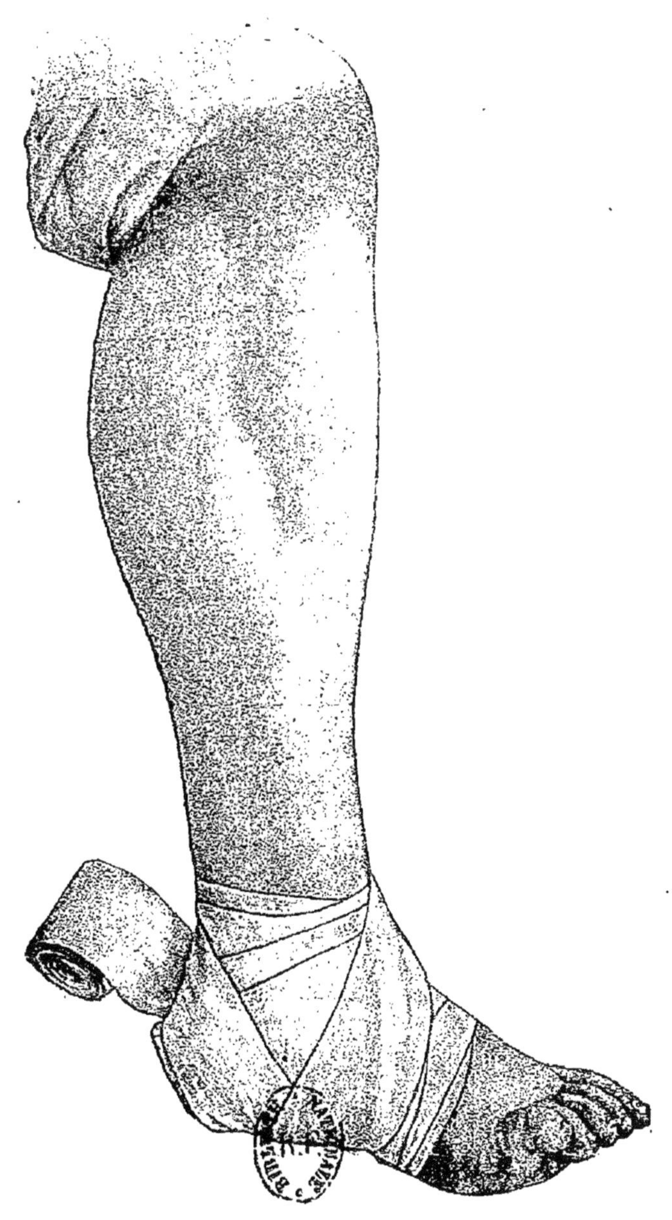

Spica du talon destiné à maintenir un pansement antiseptique.

2. — Enveloppement de la jambe (Pl. XXXVIII).

Pour envelopper la jambe, on applique d'abord un circulaire autour des malléoles, puis on fait, avec des circonvolutions se recouvrant également, une doloire imbriquée ou à renversés jusqu'au niveau du genou.

La jambe convient tout à fait à l'emploi des renversés. Dans un bandage bien appliqué, les renversés doivent se trouver en ligne droite sur le milieu de la jambe.

3. — Enveloppement du genou.

Il se fait au moyen du spica ascendant ou du spica descendant du genou.

1° *Spica ascendant du genou* (Pl. XXXIII). —Le genou étant légèrement fléchi, on fait un circulaire à l'extrémité supérieure de la jambe, on mène la bande sur le creux poplité, on entoure l'articulation d'un huit de chiffre auquel on en fait succéder deux autres se croisant dans le creux poplité et recouvrant toujours, dans le tour précédent, le bord qui regarde l'articulation; on termine par un circulaire final juste au niveau de la rotule. Ici encore on a donc un circulaire sur l'articulation d'où montent et descendent trois tours de bande.

2° *Spica descendant du genou* (Pl. XXXIV). — Après un circulaire juste sur la rotule, on fait trois huit de chiffre qui se croisent sur le creux poplité, et qui entourent le genou de façon à toujours recouvrir dans le tour précédent le bord le plus éloigné de l'articulation.

4. — Enveloppement de la cuisse (Pl. XXXVIII).

Il se fait en partant du genou avec une doloire imbriquée ou à renversés, dont les circonvolutions se recouvrent également.

PLANCHE XXXI.

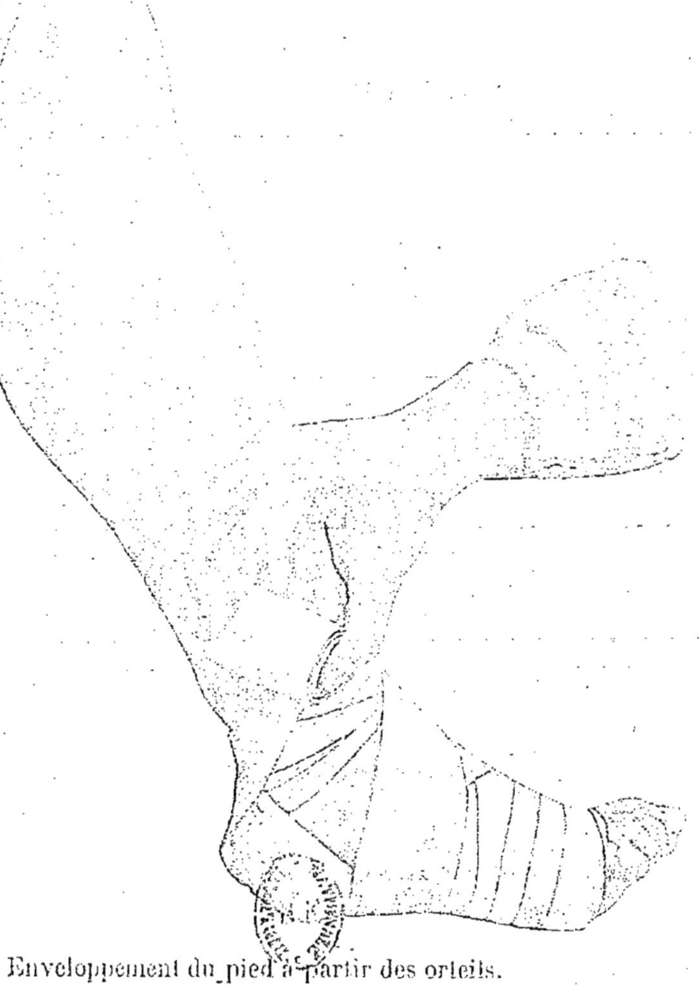

Enveloppement du pied à partir des orteils.

Planche XXXII.

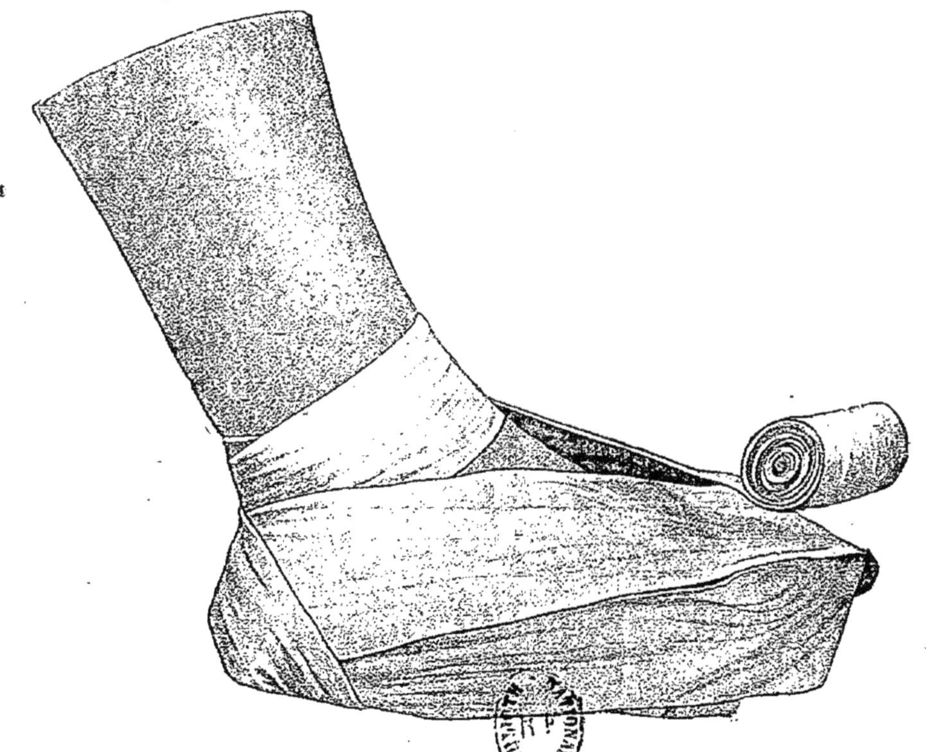

Enveloppement de tout le pied.

PLANCHE XXXIII.

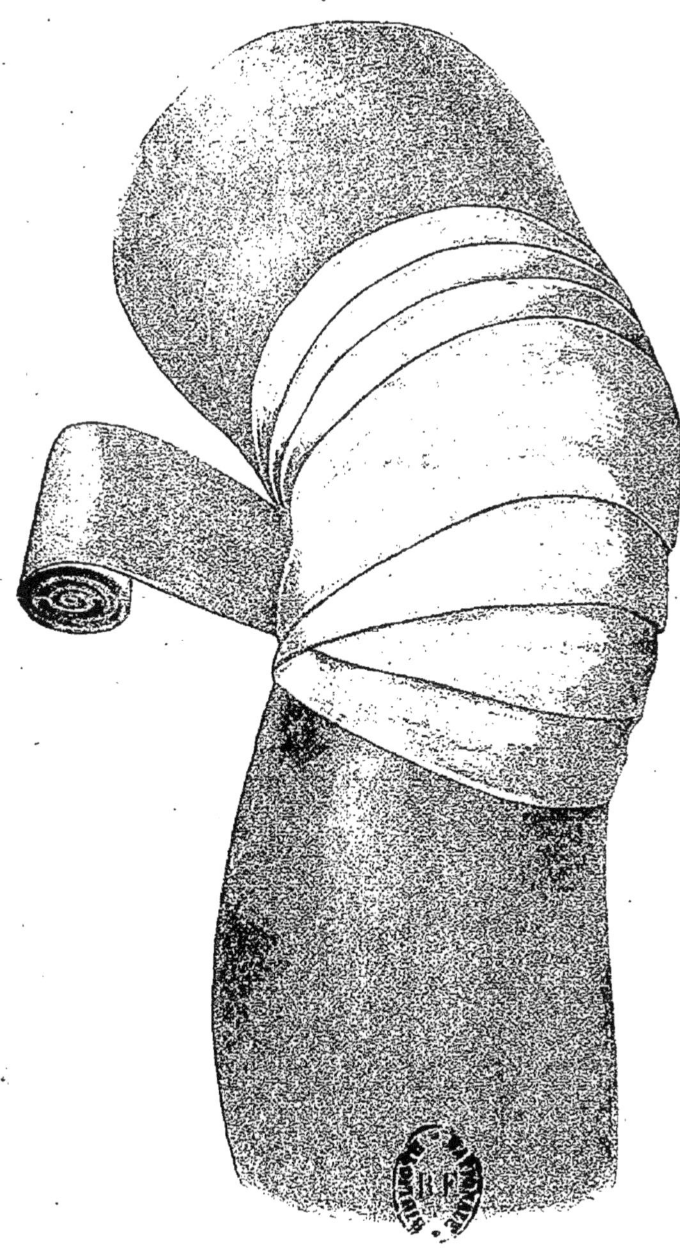

Spica ascendant du genou.

PLANCHE XXXIV.

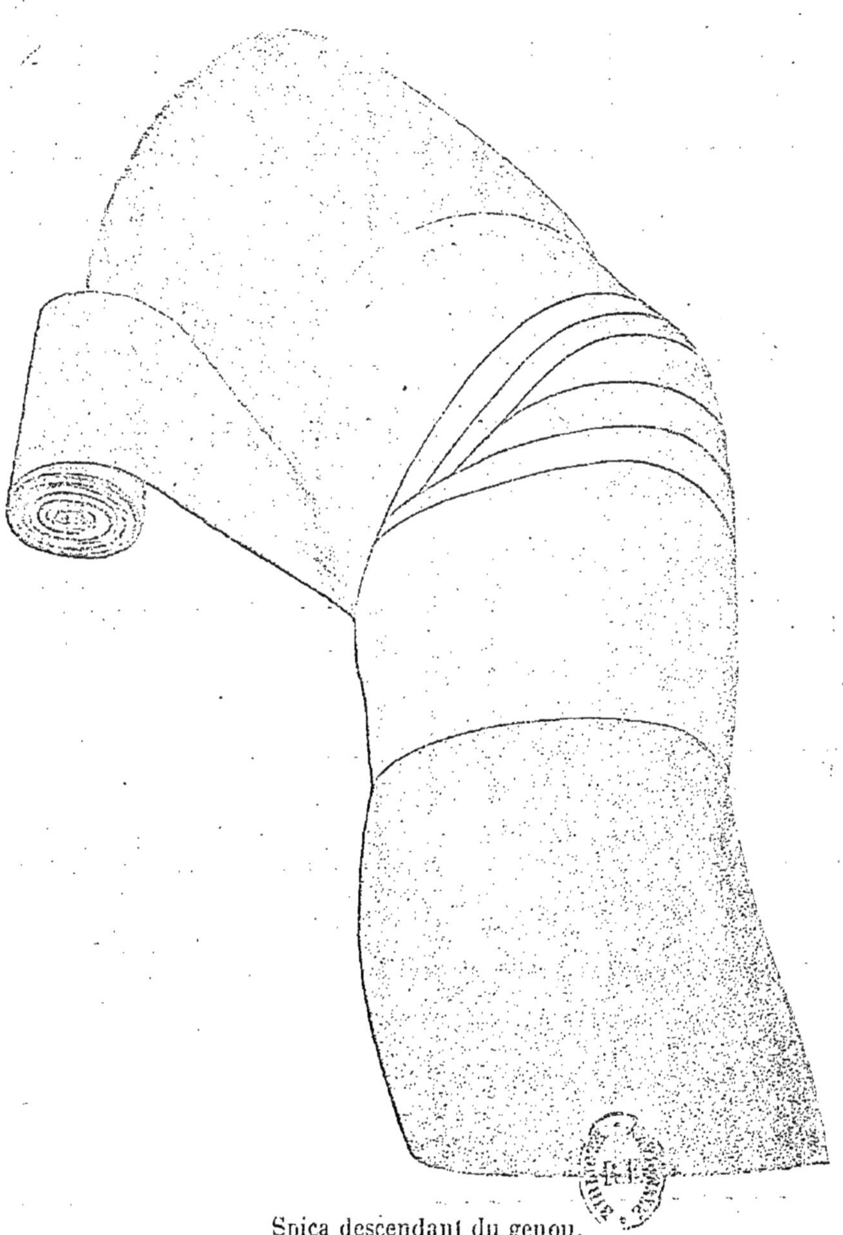

Spica descendant du genou.

5. — Enveloppement de la hanche.

On emploie le spica inguinal ascendant ou le spica inguinal descendant.

1° *Spica inguinal ascendant* (Pl. XXXV). — Partant d'un circulaire autour de l'extrémité supérieure de la cuisse, la bande passe obliquement sur l'hypogastre, contourne la partie inférieure du dos et revient en avant au circulaire de la cuisse. Ainsi est formé le premier huit de chiffre entourant la hanche ; on le fait suivre de deux autres suivant le même trajet et ascendants. Le circulaire final recouvre le premier. Si l'on fait tomber dans l'aine les croisements du spica et si on y a auparavant appliqué un coussinet d'ouate, on obtient un bon bandage compressif pour des ganglions inguinaux tuméfiés.

2° *Spica inguinal descendant* (Pl. XXXVI). — On commence par un circulaire qui entoure l'abdomen au niveau de l'ombilic, et qui s'enroule de gauche à droite, si l'on veut envelopper le côté gauche du malade ; de droite à gauche, au contraire, s'il s'agit de la hanche droite. Après le circulaire, on décrit un huit de chiffre autour de l'articulation en faisant descendre obliquement la bande sur l'abdomen, et en passant autour de la cuisse, pour revenir au point où l'on a commencé le circulaire. Deux autres huit de chiffre descendant suivent le premier et le circulaire final se fait autour de l'abdomen.

3° *Spica inguinal double* (Pl. XXXVII). — Le *spica inguinal double*, qui sert à envelopper les deux hanches, est un bandage d'une extrême importance pratique, car il est indispensable pour appliquer exactement les pansements antiseptiques à la partie inférieure de l'abdomen et aux hanches.

On commence, en enroulant de gauche à droite, par un circulaire entourant l'abdomen au niveau de l'ombilic ; de là on mène la bande, en descendant obliquement sur l'hypogastre, vers la cuisse gauche, que l'on contourne pour revenir au point de départ du circulaire ; on gagne obliquement la cuisse droite en revenant en avant, on la contourne, on remonte obliquement sur l'hypogastre et en entourant le dos on revient au point de départ de la bande ; on a ainsi décrit un huit de chiffre autour de la cuisse gauche et de la droite.

De la même façon, on mène autour de chaque hanche deux autres huit de chiffre descendants et on termine par un circulaire semblable au premier. Si le bandage est correctement appliqué, on a alors un spica descendant juste sur la ligne blanche, à peu près à égale distance de la symphyse et de l'ombilic, et un autre sur chaque hanche.

6. — Enveloppement de tout le membre inférieur (Pl. XXXVIII).

L'enveloppement de tout le membre inférieur s'emploie en pratique plus souvent que celui du membre supérieur.

Les indications de cet enveloppement sont les œdèmes, les varices, les blessures, l'application de bandes de diachylon pour l'extension.

On commence par un circulaire *à la racine des orteils* ; de là on exécute un *étrier* régulier, puis un *spica du talon* en enfermant soigneusement le talon ; on passe ensuite à la jambe avec une *doloire imbriquée* ou *à renversés* à la partie supérieure ; on fait au genou le *spica ascendant du genou*, on enveloppe la cuisse d'une *doloire imbriquée* ou *à renversés*, et on termine par un *spica inguinal ascendant*.

S'exercer à envelopper correctement le membre inférieur de façon qu'aucune partie n'en reste à découvert, depuis les orteils jusqu'à l'aine, et que les circonvolutions se recouvrent bien également, sans être trop serrées ni trop lâches, est une chose qu'on ne saurait trop recommander à un débutant, car c'est par l'application d'un tel bandage qu'il s'habituera à respecter l'ordre et la précision nécessaires aux choses plus difficiles qu'il aura plus tard à exécuter de ses mains.

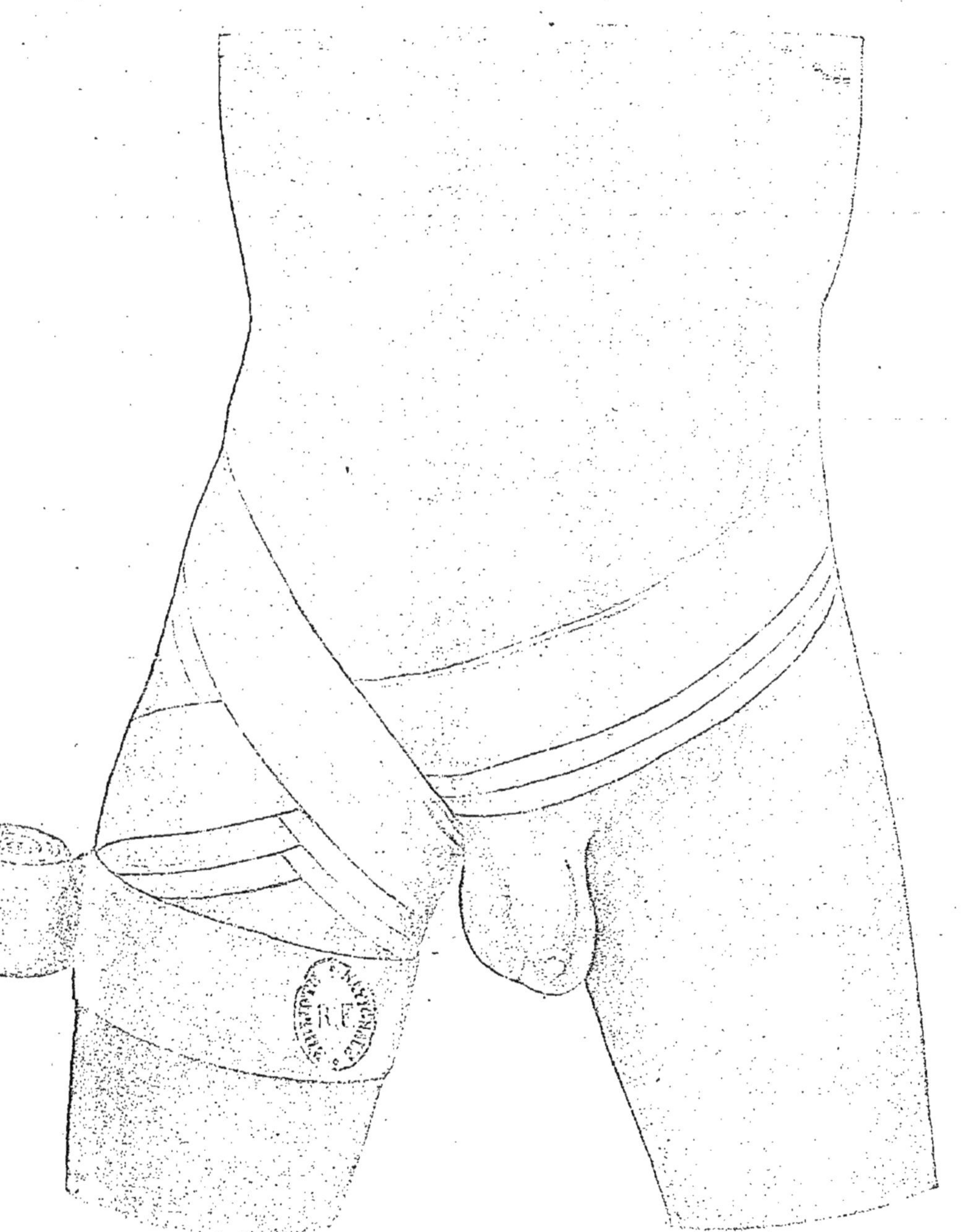

Spica inguinal ascendant.

Planche XXXVI.

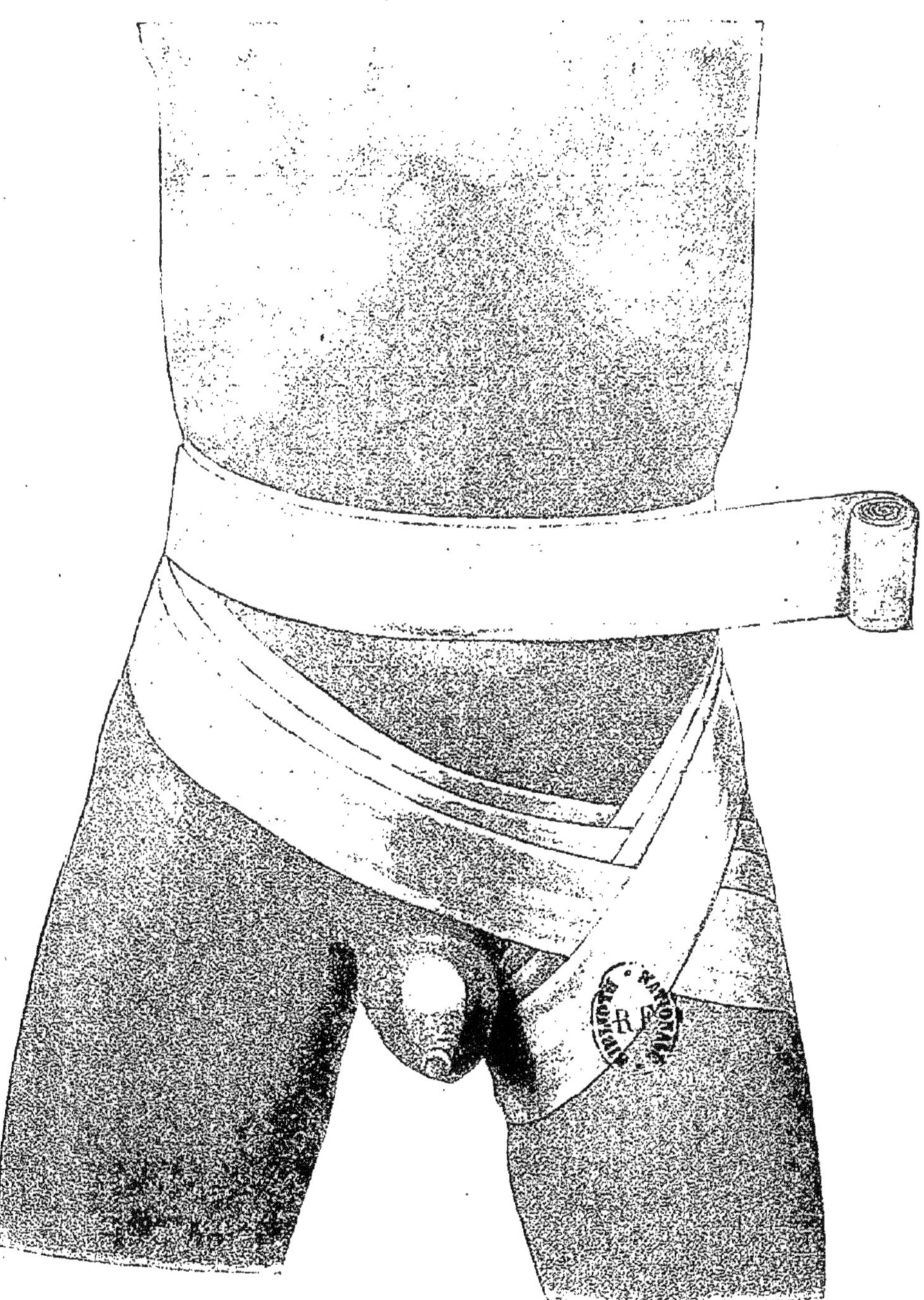

Spica inguinal descendant.

PLANCHE XXXVII.

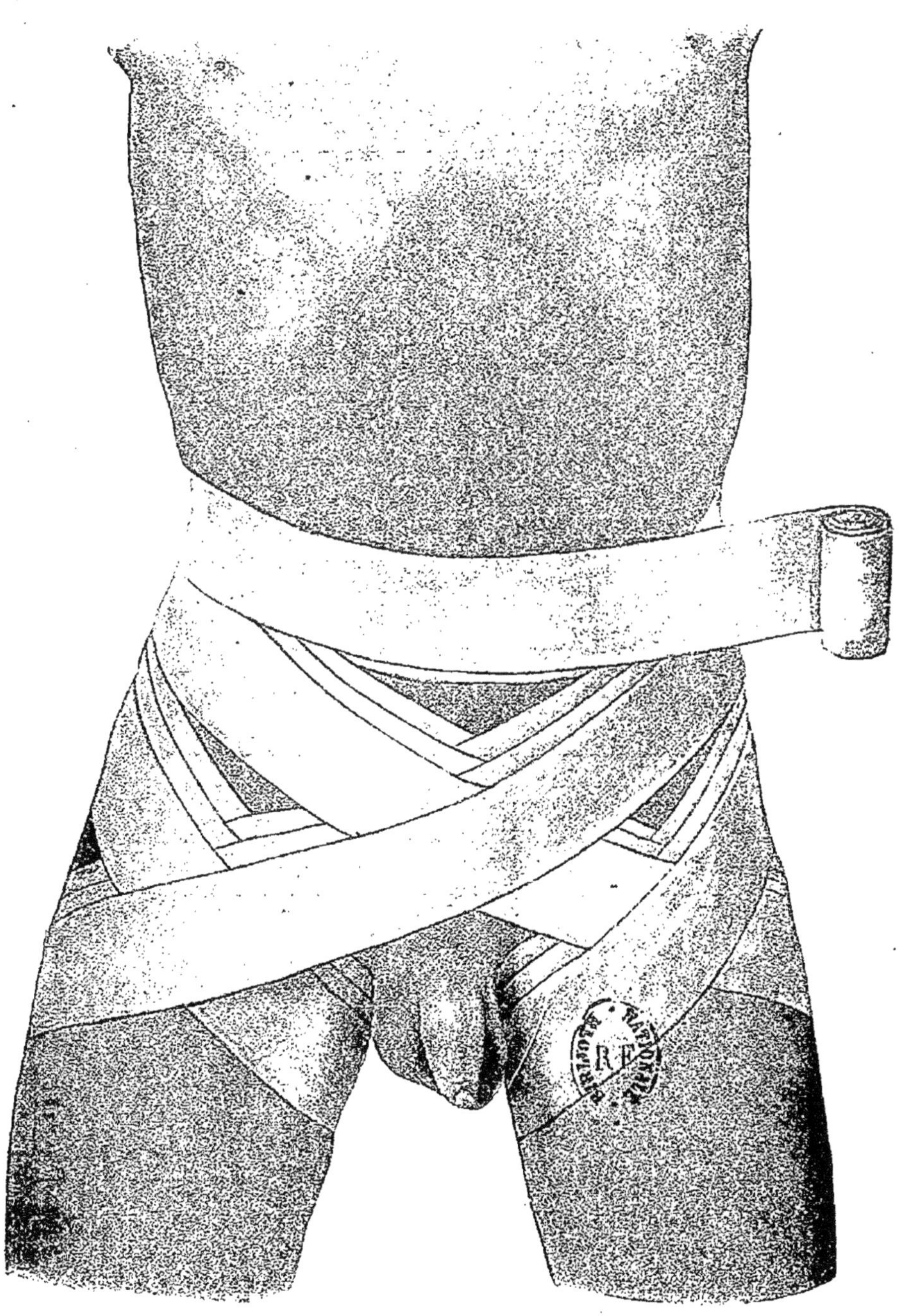

Spica inguinal double.

PLANCHE XXXVIII.

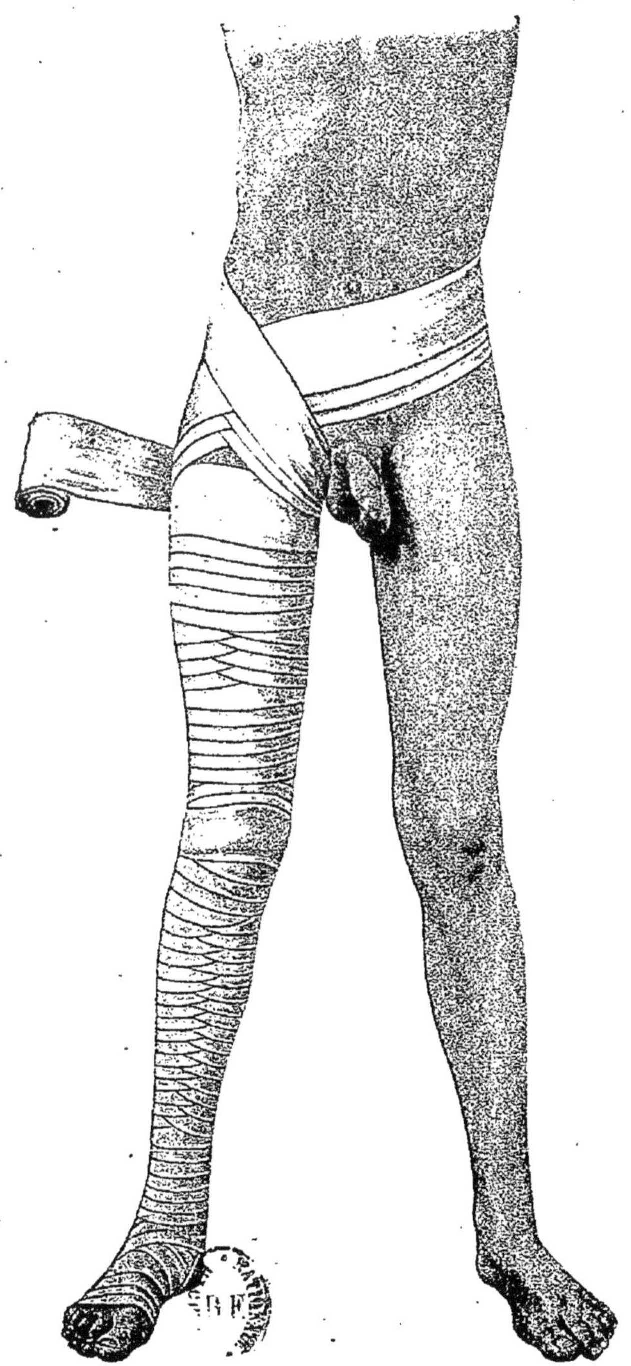

Enveloppement de tout le membre inférieur.

III. — Bandages de tête.

Le plus difficile des bandages de tête est le :

1° *Chevestre simple* (Pl. XXXIX et XL). — Le chevestre simple a été primitivement employé dans les fractures d'une moitié de la mâchoire inférieure pour appuyer celle-ci contre la mâchoire supérieure. Il faut, avec trois tours partant de l'oreille du côté malade et s'élevant *du menton vers le haut de la tête*, appuyer la mâchoire inférieure contre la supérieure.

Entre le second et le troisième de ces tours ascendants, un circulaire mené autour du menton et de la nuque (et appelé *tour de menton*) doit donner au bandage une solidité suffisante, tandis qu'on achèvera plus haut par un circulaire autour du front et de l'occiput. Du côté sain, il ne doit y avoir qu'un seul tour ascendant au lieu de trois.

Le bandage s'appliquera de la façon suivante : Si on veut envelopper le côté gauche du visage, on place horizontalement l'extrémité de la bande au-dessus de l'oreille droite du malade, et, en enroulant comme précédemment de gauche à droite par rapport à soi, on fait d'abord un circulaire autour du front et de l'occiput. Inversement, pour envelopper le côté droit, on commence au-dessus de l'oreille gauche, et avec sa main gauche l'opérateur enroule de droite à gauche, c'est-à-dire de son côté droit vers son côté gauche. Du circulaire, on mène la bande autour de la nuque, puis sous le menton ; on monte, en avant de l'oreille du côté malade, sur le haut de la tête, on descend derrière l'oreille du côté sain sous le menton, on remonte devant l'oreille du côté malade de façon à recouvrir sur le tour précédent le bord qui regarde vers l'œil ; on passe par-dessus la tête vers la nuque en menant la bande aussi près que possible de l'oreille du côté sain, pour qu'elle ne puisse glisser sur l'occiput ; on entoure la nuque, le côté malade, le menton (*tour de menton*), pour revenir à la nuque ; puis on entoure le cou, on monte devant l'oreille du côté sain sur le haut de la tête, on contourne la nuque en se tenant toujours aussi près que possible de l'oreille, et en passant sous le menton on remonte une troisième fois vers le haut de la tête, où l'on termine enfin par un circulaire autour de l'occiput et du front.

Je ne considère pas seulement le chevestre simple comme un bon exercice de bandage, mais encore comme très pratique.

Celui qui se l'est complètement assimilé ne trouvera jamais de difficultés pour appliquer à la tête un pansement antiseptique. La seule chose qui soit peu pratique dans le bandage typique, c'est la descente du premier tour derrière l'oreille du côté sain, car ainsi appliquée la bande tend à glisser en avant, et si l'on serre, elle s'enfonce dans le pavillon de l'oreille. C'est pourquoi il vaut mieux la faire descendre devant cette oreille.

2° *Chevestre double* (Pl. XLI). — Dans le chevestre double, primitivement destiné aux fractures bilatérales de la mâchoire inférieure, il faut de chaque côté appliquer trois tours s'élevant du menton au sommet de la tête : entre le second et le troisième doit être intercalé un tour de menton. Pour commencer, on place l'extrémité de la bande sur le milieu du haut de la tête ; on la mène, en passant près de l'angle externe de l'œil gauche, vers le menton ; on passe sous celui-ci, pour revenir à l'angle externe de l'œil droit et au sommet de la tête. On a ainsi exécuté en quelque sorte un circulaire autour de la tête et du menton.

Puis, en se tenant aussi près que possible de l'oreille gauche, on va du haut de la tête à la nuque que l'on contourne pour aller passer sous le menton et remonter devant l'oreille gauche, de façon à recouvrir dans le tour précédent le bord qui regarde vers cette oreille; on passe sur le haut de la tête, on contourne la nuque en passant encore aussi près que possible de l'oreille droite, puis on va sous le menton, on remonte devant l'oreille droite sur la tête, on contourne la nuque, le côté droit, le menton (tour de menton), la nuque, le cou en passant sous le menton, on remonte une troisième fois

PLANCHE XXXIX.

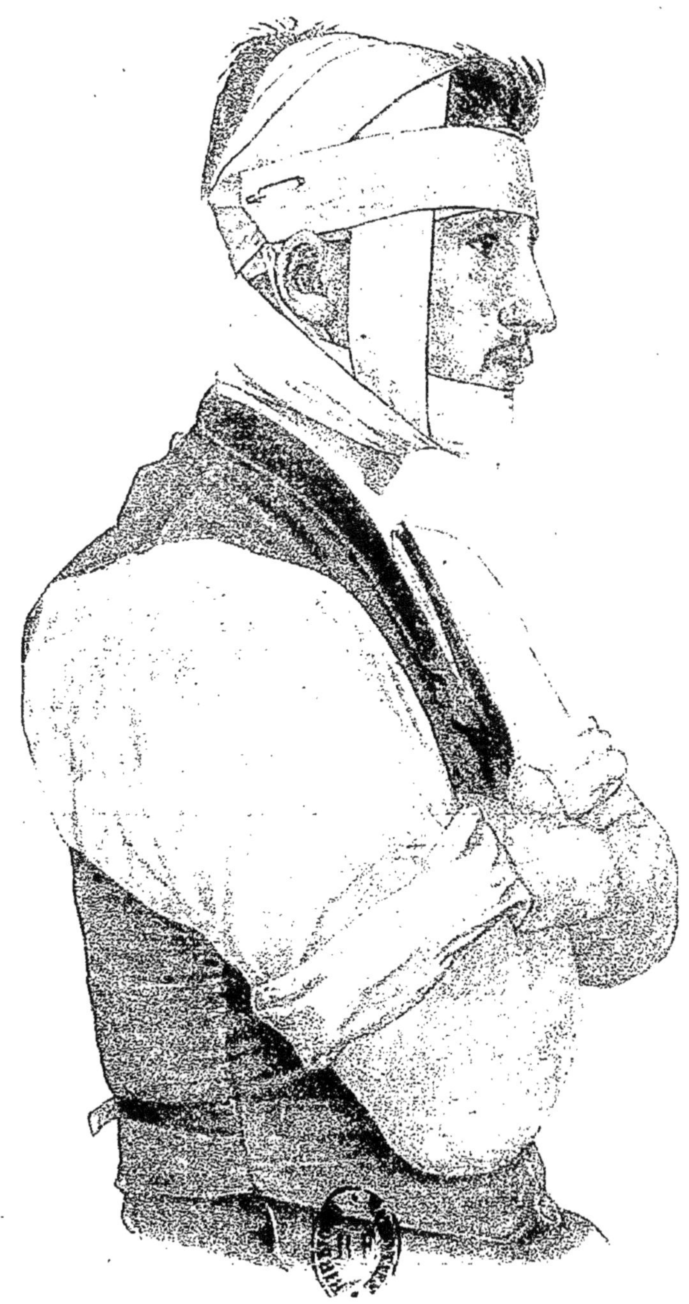

Chevestre simple (côté sain).

PLANCHE XL.

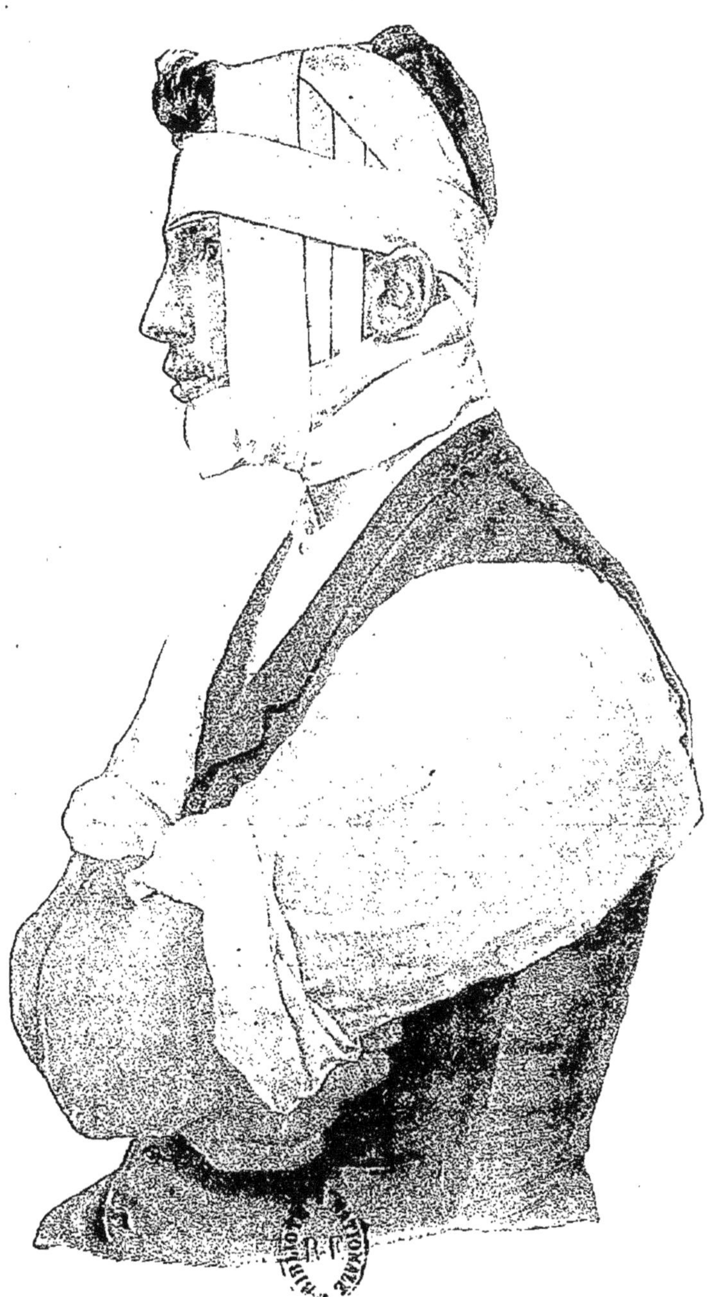

Chevestre simple (côté malade).

Planche XLI.

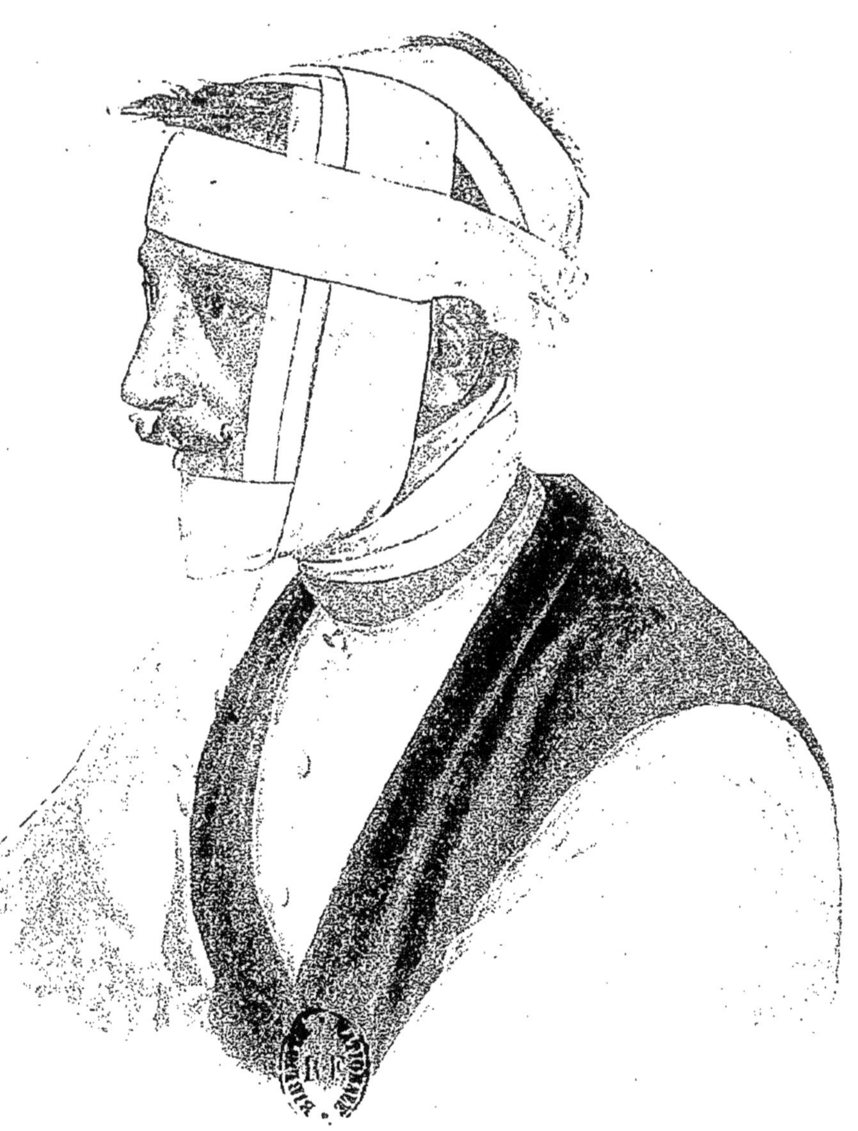

Chevestre double.

PLANCHE XLII.

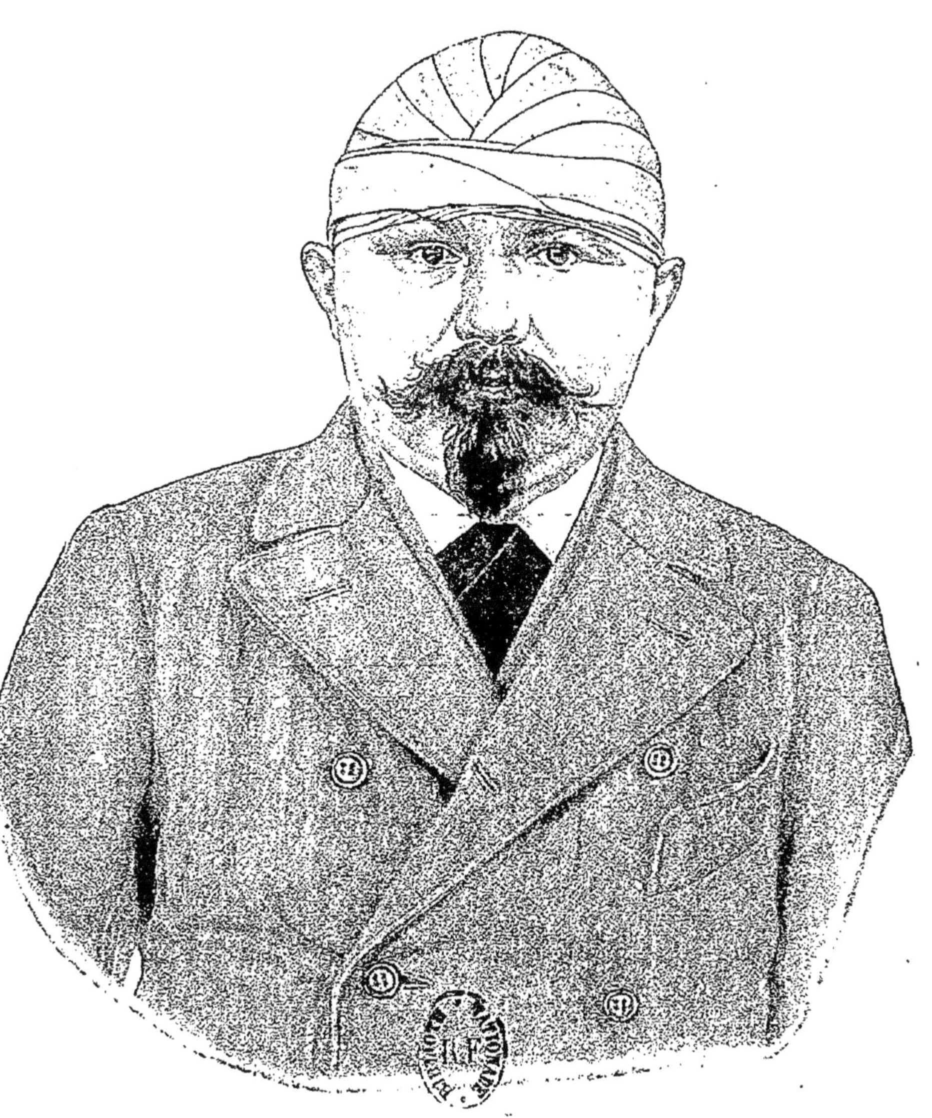

Mitre d'Hippocrate.

devant l'oreille gauche sur la tête, on passe autour de la nuque, sous le menton, et pour la troisième fois aussi devant l'oreille droite en montant sur la tête ; enfin, un circulaire autour de l'occiput et du front.

3° *Mitre d'Hippocrate* (Pl. XLII). — Pour recouvrir la voûte du crâne, on emploie la mitre d'Hippocrate ; elle sera appliquée au moyen d'une bande *à deux globes*. On saisit les deux globes, on les déroule un peu, et on applique le milieu de la bande sur le front, de façon que son bord inférieur effleure les sourcils. Puis on mène les deux globes vers la nuque, où on les entre-croise, et on fait passer l'un deux, que nous appellerons globe *a*, du milieu de la nuque sur le milieu du haut de la tête jusqu'à la racine du nez, tandis que l'autre, le globe *b*, passe circulairement autour de la nuque et du front. Ce circulaire recouvre sur la glabelle la demi-circonvolution décrite d'arrière en avant par le globe *a*. Quand ce globe *a* a été fixé par le globe *b*, on le ramène de la glabelle à la nuque en passant sur le haut de la tête, de façon que cette deuxième demi-circonvolution recouvre la première d'environ un tiers, et on la fixe encore derrière la nuque par un circulaire du globe *b*. De nouveau, on ramène le globe *a* sur la glabelle, en recouvrant cette fois l'autre côté de la première demi-circonvolution menée d'arrière en avant. On enveloppe ainsi peu à peu toute la voûte du crâne en menant toujours le globe *a* d'avant en arrière ou d'arrière en avant, et chaque fois en changeant de côté, tandis que le globe *b* ne décrit jamais que des circulaires autour de l'occiput et du front pour fixer les circonvolutions du globe *a*. Pour que le bandage soit solidement fixé, le croisement des tours de bande en arrière doit toujours se faire au-dessous de la protubérance occipitale.

IV. — Bandages des yeux.

Les bandages pour les yeux sont le *monocle* et le *binocle*.

1° *Monocle* (Pl. XLIII). — Le *monocle*, aussi appelé *bandage compressif de l'œil*, commence par un circulaire autour du front et de l'occiput. Pour envelopper l'œil gauche, on place l'extrémité de la bande au-dessus de l'oreille droite et on enroule de gauche à droite par rapport à soi; pour recouvrir l'œil droit, on place l'extrémité de la bande au-dessus de l'oreille gauche et on enroule avec la main gauche de droite à gauche par rapport à soi. On se comporte donc ici exactement comme pour le chevestre simple. Partant du circulaire, on mène la bande sur la glabelle, sur l'œil malade, sous l'oreille du même côté, autour de l'occiput, et on remonte obliquement, par-dessus l'oreille du côté sain, au circulaire dont on recouvre le bord *supérieur* jusqu'à la glabelle. Là on croise le premier tour, on mène de nouveau la bande sur l'œil malade, de façon à recouvrir le bord *inférieur* du tour précédent; on repasse sous l'oreille du même côté, autour de l'occiput, on monte rapidement sur la face latérale du crâne en recouvrant le bord *supérieur* du tour précédent, on fait redescendre la bande sur la glabelle qu'on croise encore, on repasse sur l'œil, on recouvre le bord *inférieur* du tour précédent, et on va, par-dessous l'oreille du côté malade, contourner l'occiput pour revenir à l'endroit où l'on a commencé; on termine là par un circulaire autour du front et de l'occiput.

Dans un monocle correctement appliqué, les circonvolutions passant au-dessus de l'oreille saine doivent être ascendantes, et au contraire celles recouvrant l'œil descendantes.

En pratique, on appliquera d'ordinaire le monocle avec une bande de flanelle, parce que celle-ci épouse mieux les contours de la tête.

2° *Binocle* (Pl. XLIV). — Pour recouvrir simultanément les *deux* yeux, le bandage employé sera le binocle.

Il sera appliqué, d'une façon analogue au spica inguinal double, en recouvrant chaque œil alternativement. Après un circulaire autour du front et de l'occiput, on mène la bande de gauche à droite, par rapport à soi, sur l'œil gauche, sous l'oreille du même côté, autour de l'occiput, sous l'oreille droite, sur l'œil droit, sur la glabelle, au-dessus de l'oreille gauche, autour de la tête, sur l'oreille

Planche XLIII.

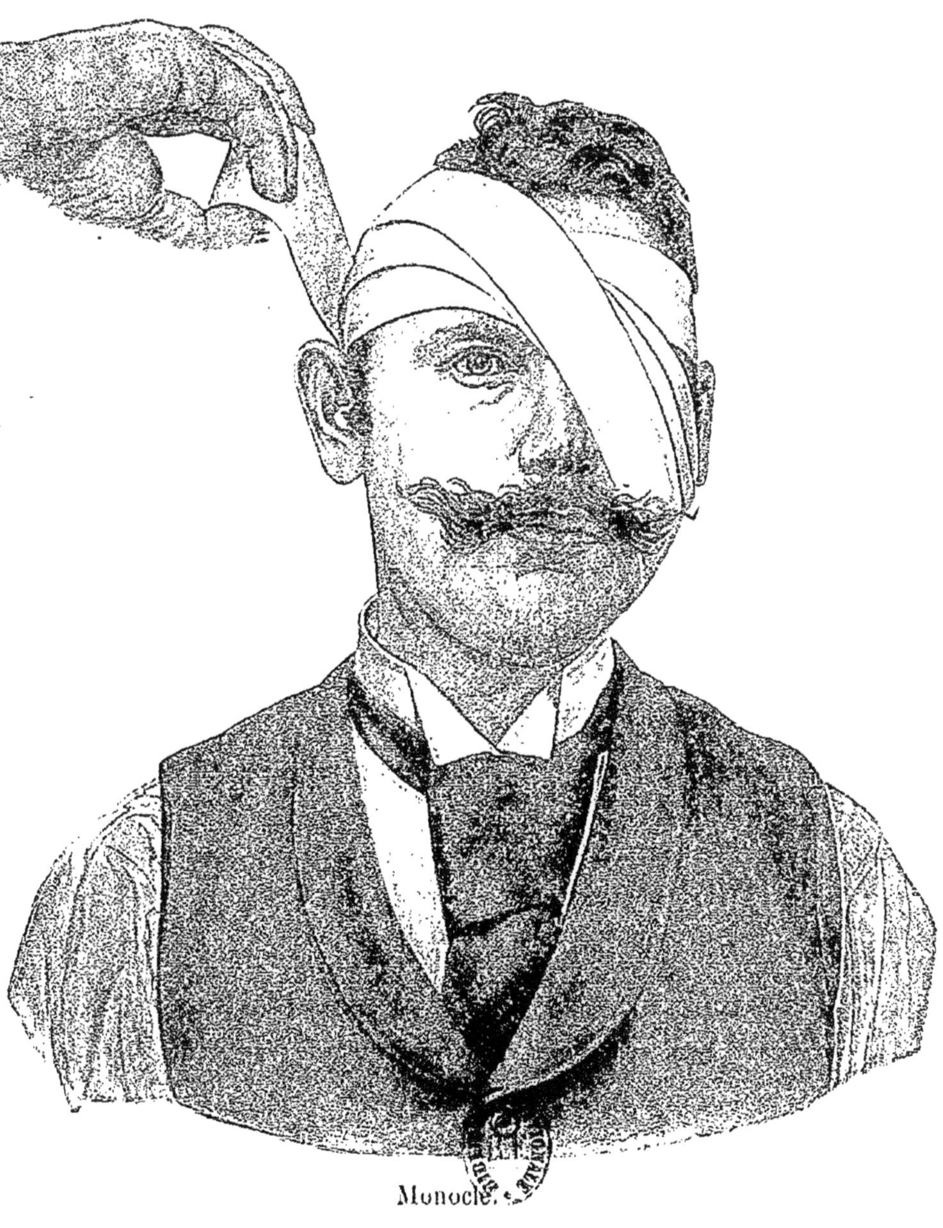

Monocle.

PLANCHE XLIV.

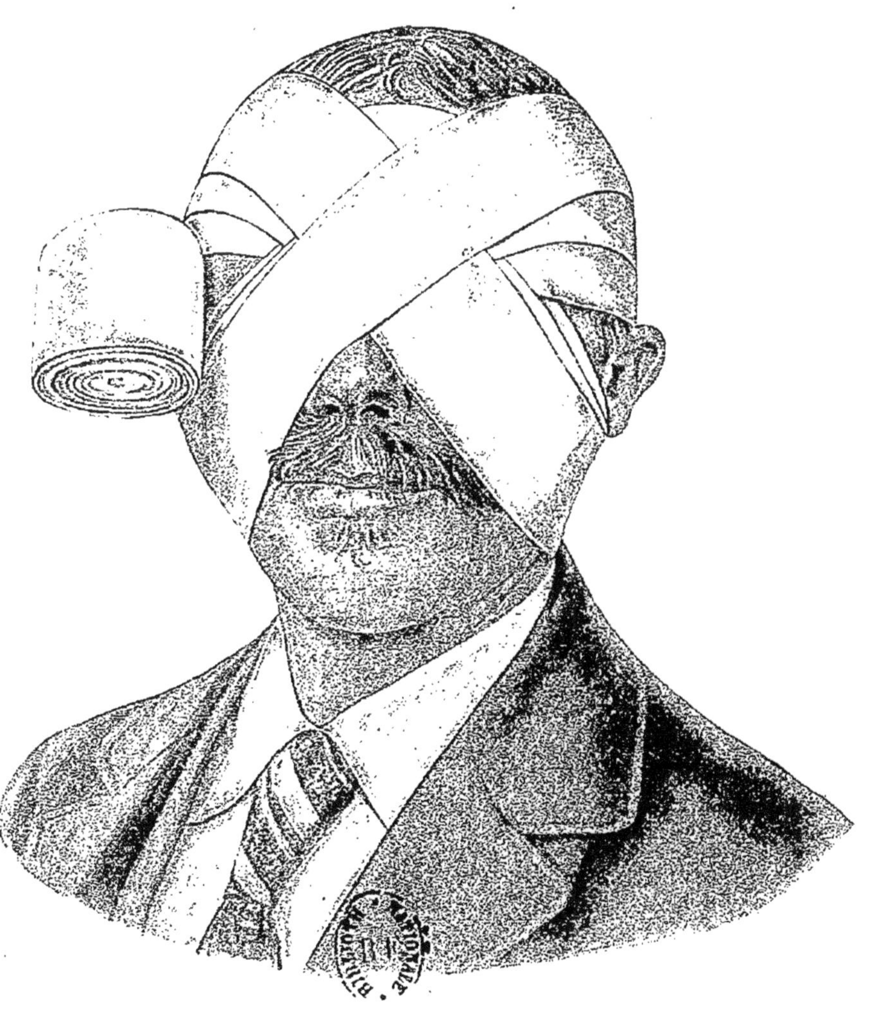

Binocle.

Planche XLV.

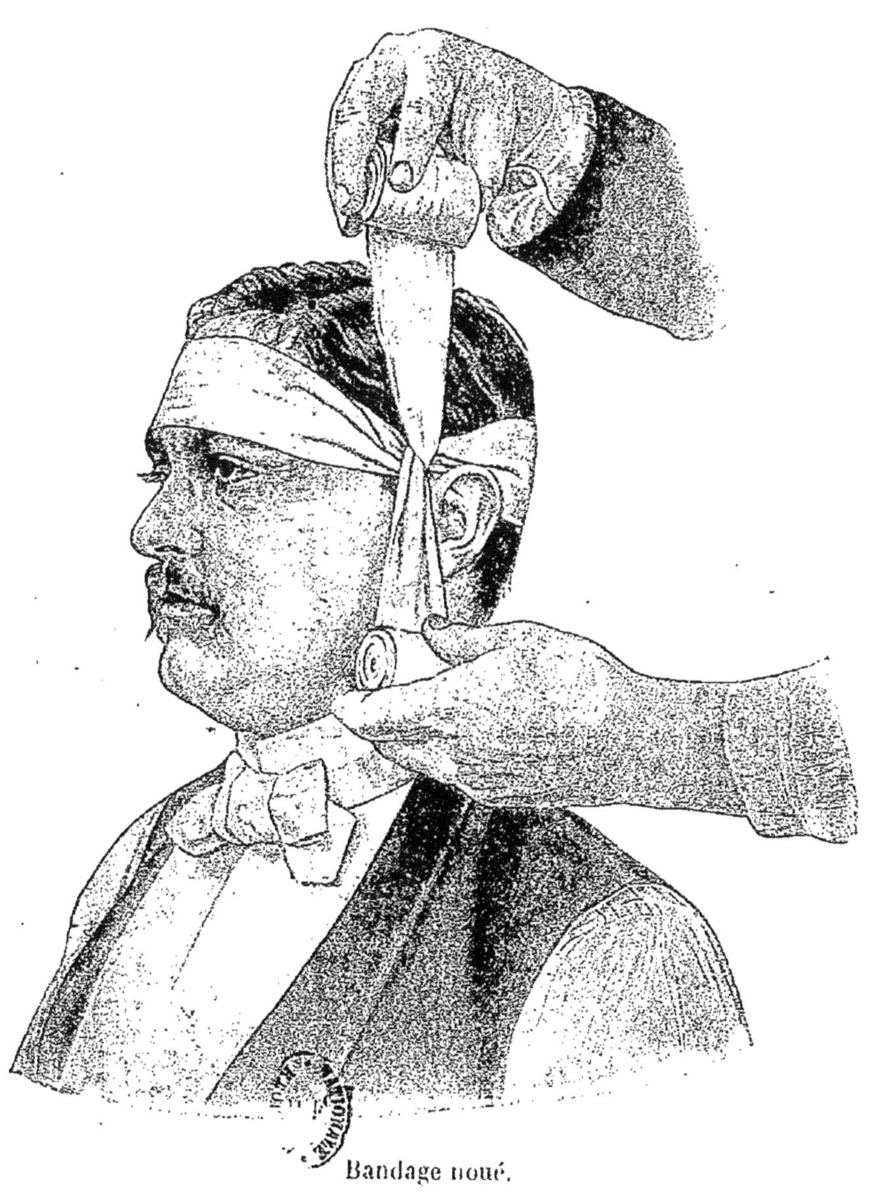

Bandage noué.

Planche XLVI.

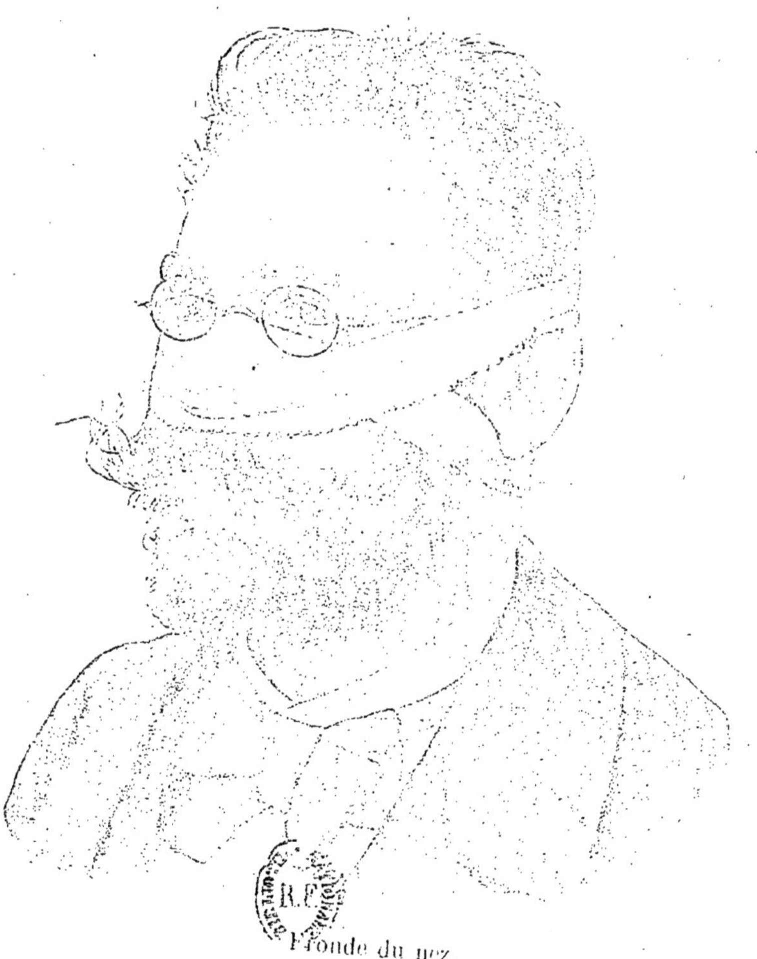

Fronde du nez.

droite, et on revient à la glabelle en recouvrant le bord supérieur du tour précédent.

On recommence ainsi deux fois, en ayant soin que les croisements de bande se fassent chaque fois sur la glabelle, et que les circonvolutions passant au-dessus des sourcils soient ascendantes, celles couvrant les yeux au contraire descendantes. Si le bandage est bien appliqué, les circonvolutions rayonnent en étoile autour de la glabelle.

3° *Bandage noué* (Pl. XLV). — Le bandage noué ou *fascia nodosa* était autrefois employé pour la compression de l'artère temporale après une saignée. Aujourd'hui, on l'emploie encore à l'occasion pour comprimer un anévrysme en voie de développement ou comme pansement d'urgence en cas de blessure de cette artère.

Le bandage sera appliqué avec une bande à deux globes. Le milieu de cette bande étant placé au-dessus de l'oreille du côté sain, on mène les deux globes, par le front et l'occiput, vers le côté que nous supposons blessé, et là on les entre-croise, de façon que celui qui a passé sur le front se dirige vers le haut de la tête, et au contraire celui venant de l'occiput vers le menton ; puis on fait passer les bandes, en avant de l'oreille du côté sain, par-dessus la tête ou par-dessous le menton à la région blessée où on les entre-croise de nouveau, et on répète plusieurs fois ces circonvolutions. Les divers croisements de bande produisent des nœuds ; pour que le bandage remplisse son rôle, ces nœuds doivent se trouver exactement les uns au-dessus des autres ; on peut donc, dans le dernier des cas que nous avons cités, produire réellement une forte compression avec ce bandage.

V. — Bandages du nez et du menton.

1° *Fronde du nez* (Pl. XLVI). — Par *fronde*, on entend une bande à peu près deux fois aussi large que celle qu'on emploie ordinairement pour la tête et qu'on coupe par ses deux extrémités pour ne laisser au milieu qu'une partie intacte de la largeur de la main environ.

Pour exécuter la fronde du nez, on applique cette partie médiane sur le nez, on prend de chaque côté l'extrémité supérieure et on les mène sous les oreilles vers l'occiput où on les noue. Puis on prend les deux extrémités inférieures et on les mène de la même façon par-dessus les oreilles vers l'occiput où on les noue également.

2° *Fronde du menton* (Pl. XLVII). — Pour exécuter la fronde du menton, on applique sur celui-ci la partie médiane, de façon que son bord supérieur arrive sous la lèvre et son bord inférieur sous le menton. Les deux extrémités supérieures sont conduites directement en arrière sur la nuque où on les entre-croise, puis au front où on les noue. Les deux extrémités inférieures sont menées l'une devant une oreille, la seconde devant l'autre oreille, jusqu'au sommet de la tête où on les attache également.

VI. — Bandages du tronc.

1. — Huit de chiffre de J.-L. Petit ou Étoile du dos (Pl. XLVIII).

On place le patient devant soi, de façon qu'il présente le dos ; on applique la bande en avant de l'aisselle gauche, on fait un circulaire autour de l'épaule et du creux de l'aisselle de ce côté, on mène la bande sur le haut de l'épaule, puis obliquement à travers le dos sous le creux de l'aisselle du côté opposé, sur l'épaule correspondante ; on revient obliquement par le dos passer sous le creux de l'aisselle gauche, on remonte sur le haut de l'épaule du même côté : le *huit de chiffre de J.-L. Petit* est alors terminé.

Si, au lieu d'un seul huit, on en fait trois qui vont en descendant, on obtient l'*étoile du dos*, ou pansement *en étoile*, ou encore *spica du dos*. Les croisements de la bande se trouvent juste au milieu du dos sur la ligne épineuse.

Planche XLVII.

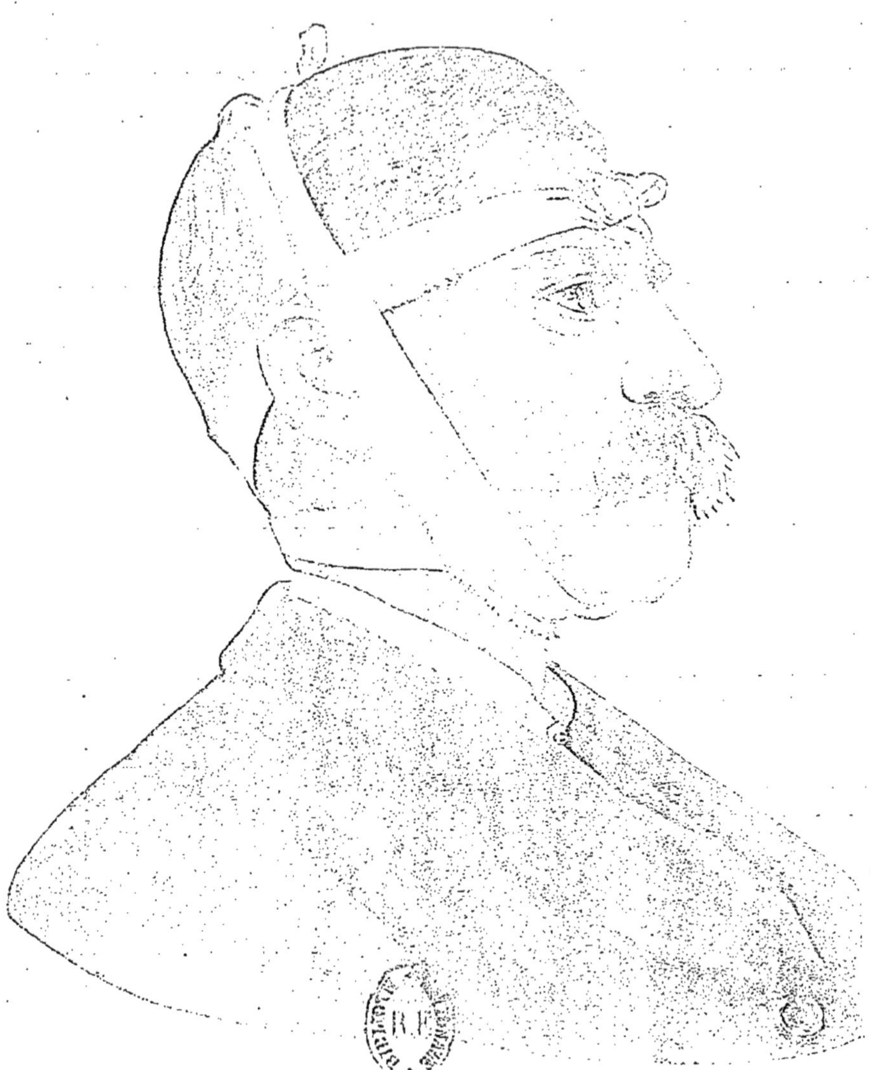

Fronde du menton.

Planche XLVIII.

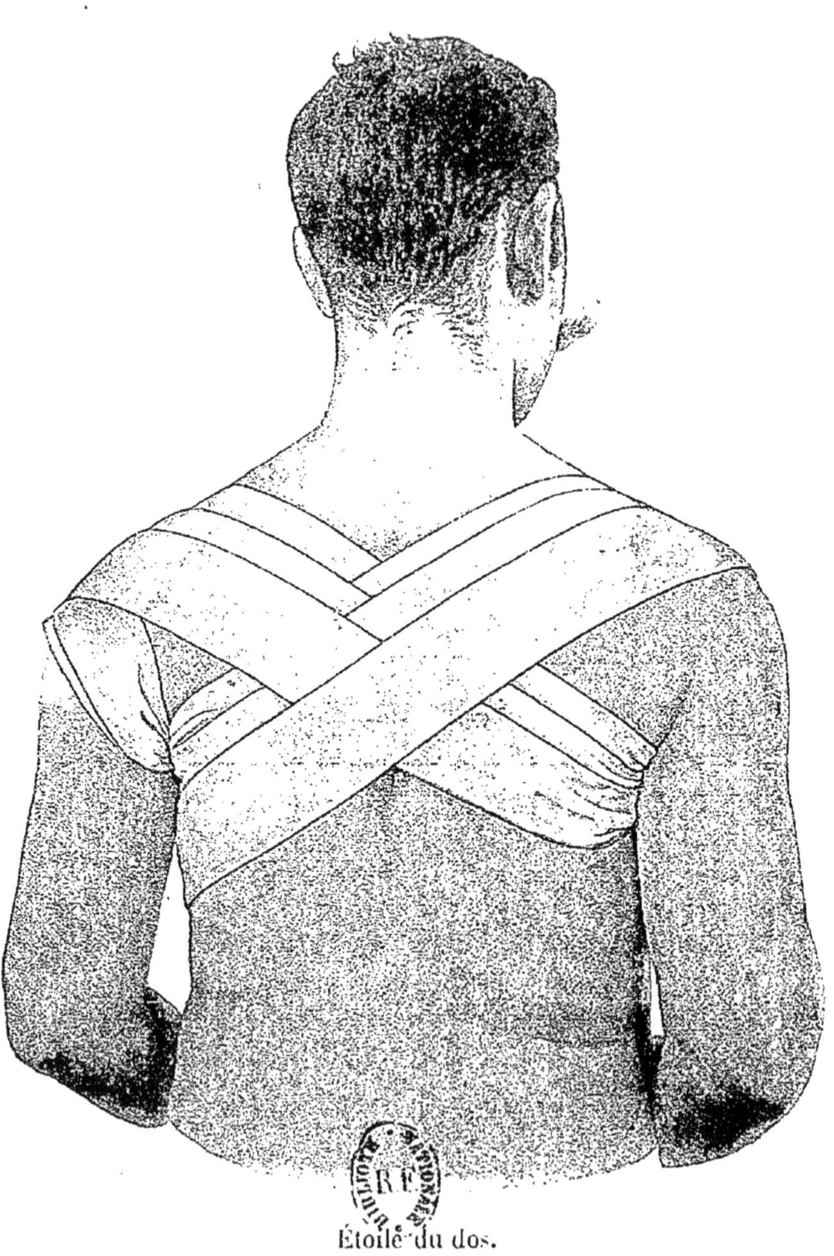

Étoile du dos.

PLANCHE XLIX.

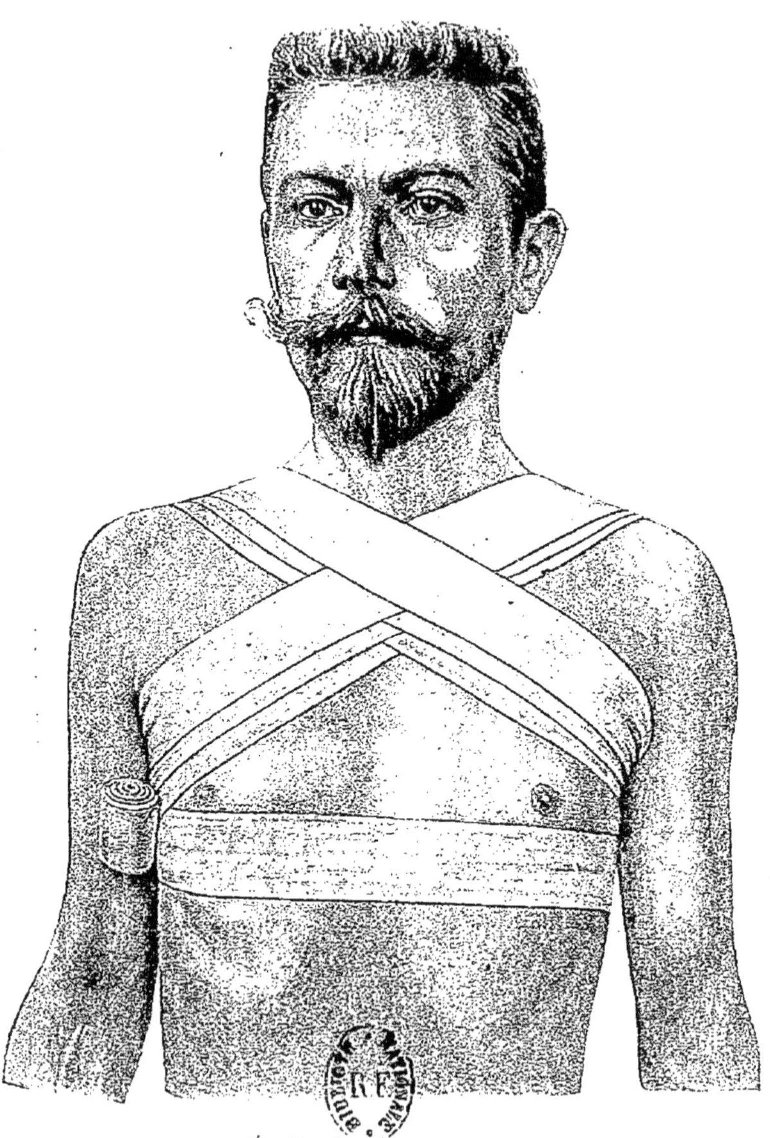

Étoile de la poitrine.

PLANCHE L.

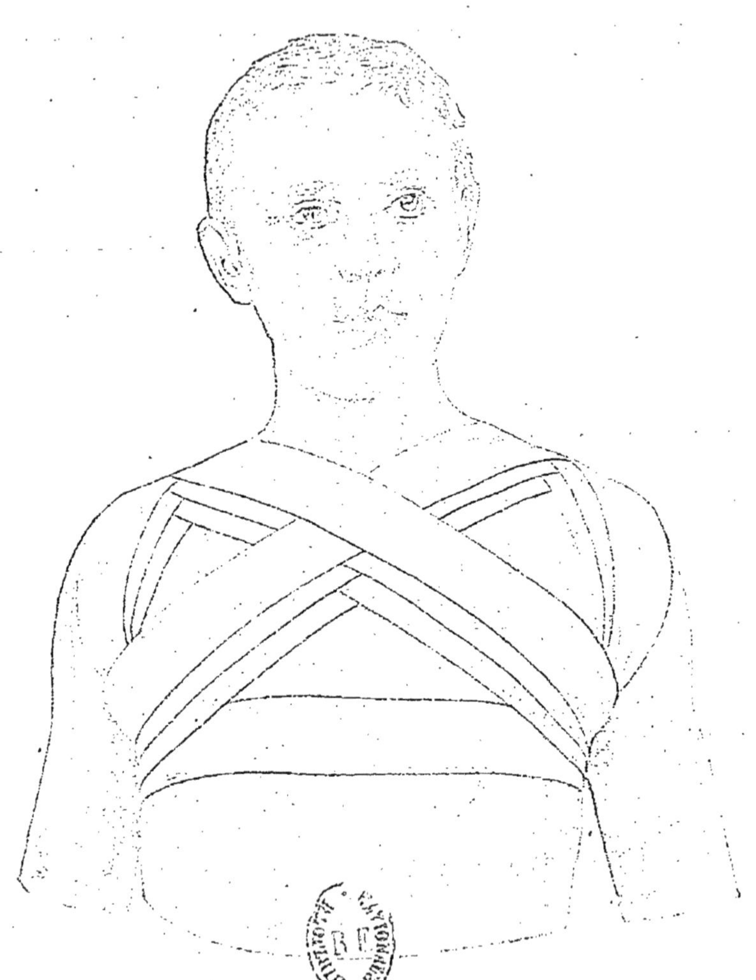

Étoile de la poitrine et du dos.

2. — Étoile de la poitrine (Pl. XLIX).

On place le malade devant soi.

On fait un circulaire au-dessous des mamelons, on monte obliquement en passant, en avant du thorax, du creux de l'aisselle droite sur le haut de l'épaule gauche ; on descend par derrière celle-ci dans le creux de l'aisselle du même côté et l'on remonte en croisant obliquement la poitrine, comme il a été fait dans le sens opposé jusque sur le haut de l'épaule droite pour gagner ensuite l'aisselle correspondante. Le premier huit de chiffre est ainsi achevé. Le point de croisement se trouve juste sur le milieu du sternum. Deux autres huit de chiffre suivent le premier en s'élevant et on termine le bandage par un circulaire autour de la poitrine.

3. — Étoile de la poitrine et du dos (Pl. L).

On applique l'extrémité de la bande sur la ligne axillaire du côté droit, on fait, en enroulant de gauche à droite au-dessous des mamelons, un circulaire entourant la poitrine et le dos; on va, en passant obliquement sur la poitrine, de l'aisselle droite sur le haut de l'épaule gauche; on descend derrière celle-ci dans le creux de l'aisselle, on monte obliquement devant la poitrine à l'épaule droite derrière laquelle on descend, on passe sous le creux de l'aisselle, on remonte devant elle sur la même épaule, on traverse obliquement le dos jusqu'au creux de l'aisselle gauche pour monter devant celle-ci sur l'épaule, on repasse obliquement sur le dos et on regagne le creux de l'aisselle droite. On a ainsi opéré quatre croisements, devant la poitrine, sur la colonne vertébrale, et sur le haut de chaque épaule.

De la façon ci-dessus décrite, on fait encore deux doubles huit de chiffre s'élevant sur la poitrine et sur le dos et on entoure ceux-ci d'un circulaire final.

4. — Suspenseur de la mamelle (Pl. LI et LII).

L'*ancien suspenseur de la mamelle* est un bandage mal placé, qui ne doit plus être enseigné que comme exercice (Pl. LI). Ce bandage a pour but de relever un sein et de le maintenir dans cette position.

On commence dans l'aisselle du côté malade où l'on fait tenir provisoirement l'extrémité de la bande par un assistant, on longe le bord inférieur de la glande mammaire, on passe obliquement devant la poitrine pour arriver sur le haut de l'épaule du côté sain et on entoure cette épaule d'un huit de chiffre, puis on revient au creux de l'aisselle du côté opposé. De là on mène la bande le long du bord supérieur de la mamelle, devant la poitrine, à l'épaule du côté sain qu'on entoure d'un huit de chiffre, et on revient encore au creux de l'aisselle du côté malade. On mène de la même façon un tour de bande sur la moitié inférieure et sur la moitié supérieure du sein, en recouvrant dans le tour sous-jacent le bord qui regarde vers le mamelon, et on termine par un circulaire qui passe juste sur le milieu du sein malade et couvre le mamelon.

Comme il a déjà été dit, le bandage suspenseur ainsi exécuté est très mauvais. Si l'on veut *relever et maintenir réellement la mamelle*, il vaut mieux procéder de la façon suivante. On fait relever le sein par un assistant qui le prend par-dessous à pleine main pendant qu'on applique le bandage. On commence par un circulaire au-dessous du sein en allant de gauche à droite tout autour du thorax. Quand il est terminé, partant du côté malade, on longe le bord inférieur du sein, on passe obliquement devant le thorax, on entoure l'épaule du côté sain d'un huit de chiffre et on revient au point de départ de la bande.

Puis on fait une série de tours semblables à celui qui vient d'être décrit, et qui *s'élèvent* jusqu'à ce que tout le sein soit parfaitement recouvert (Pl. LII).

PLANCHE LI

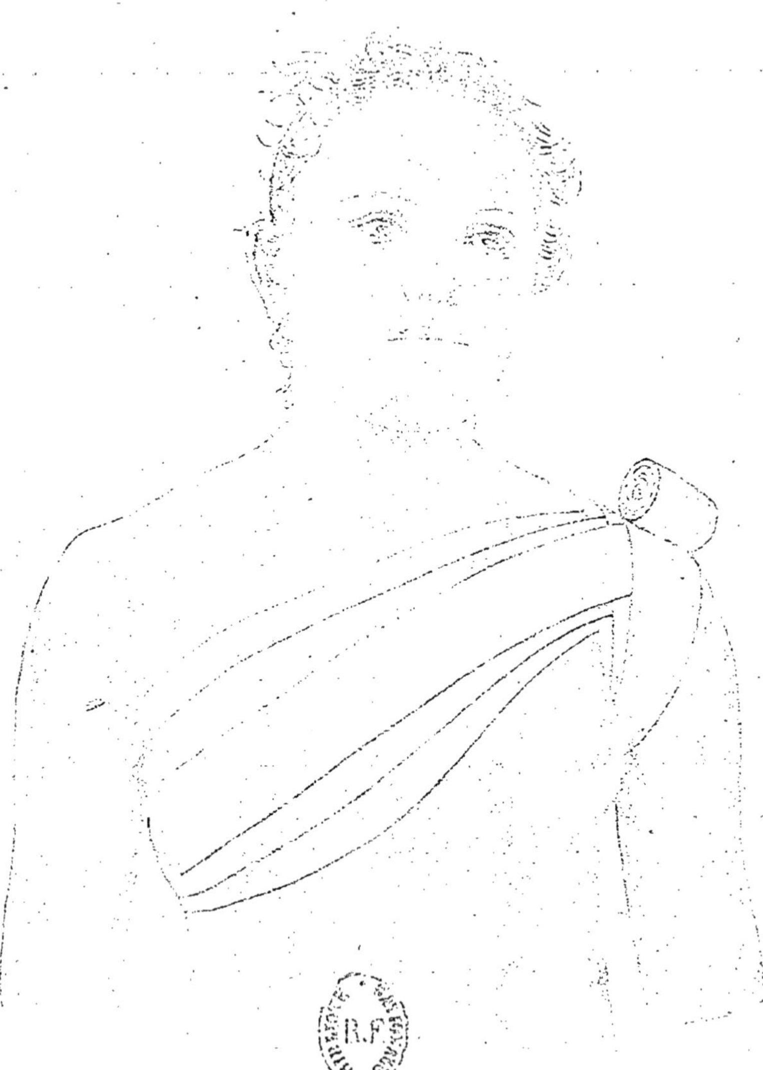

Ancien suspenseur de la mamelle.

PLANCHE LII.

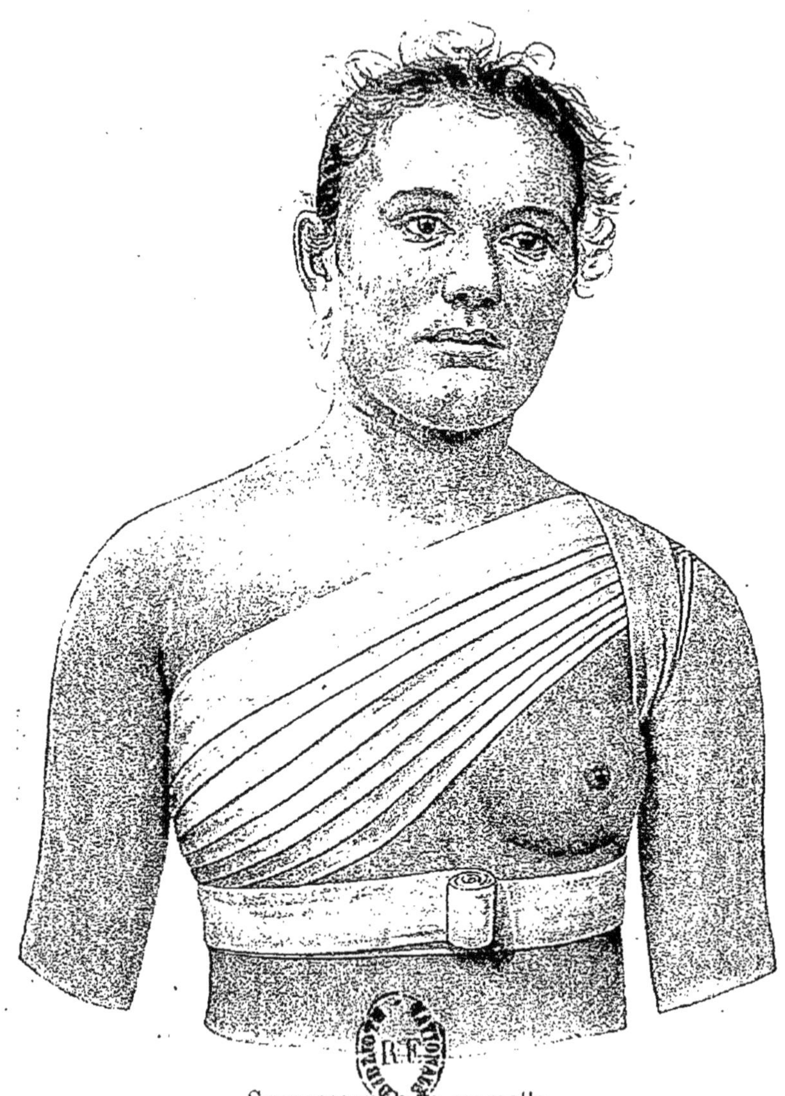

Suspenseur de la mamelle.

Planche LIII.

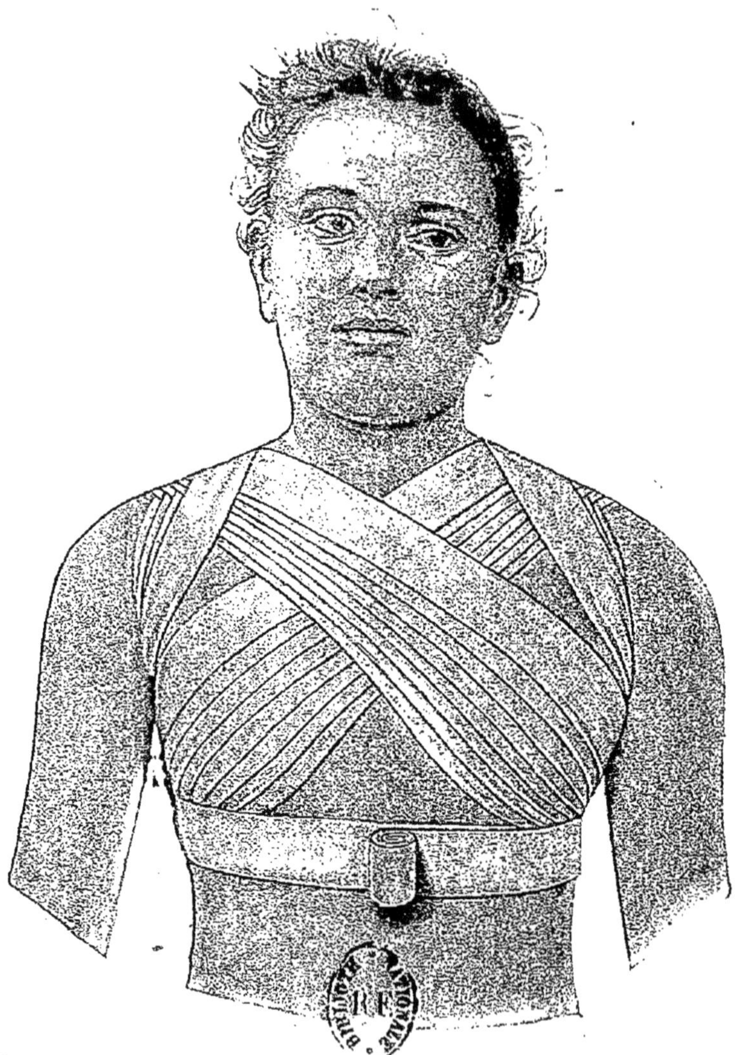

Suspenseur double de la mamelle; les deux seins sont enveloppés séparément.

PLANCHE LIV.

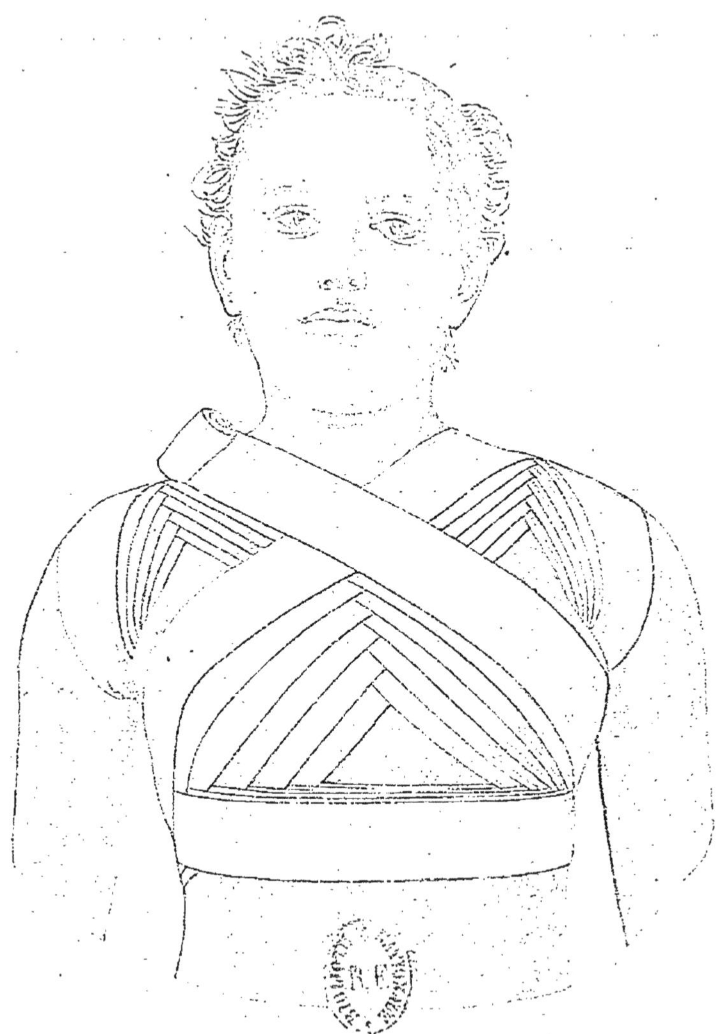

Suspenseur double de la mamelle ; les deux seins sont recouverts alternativement.

5. — Suspenseur double de la mamelle (Pl. LIII et LIV).

S'il est nécessaire de soutenir les deux seins, le plus simple est de les envelopper chacun séparément de la façon décrite, en commençant par le droit; mais, après avoir complètement enveloppé celui-ci, on ne mène pas le dernier huit de chiffre autour de l'épaule gauche et la bande est conduite directement du haut de cette épaule sous le sein du même côté pour faire maintenant les huit de chiffre autour de l'épaule droite jusqu'à recouvrement complet du sein gauche (Pl. LIII).

Un autre bon procédé pour soutenir les deux mamelles est celui qui a été précédemment indiqué (p. 27) pour l'application de l'*étoile de la poitrine et du dos*, mais au lieu de ne faire comme là que trois huit de chiffre, on en fait autant qu'il est nécessaire pour recouvrir complètement les deux seins (Pl. LIV).

6. — Compresseur simple et double de la mamelle.

Si l'on ne veut pas seulement relever les seins, mais en même temps *les comprimer*, on fait, suivant l'une des façons indiquées en dernier lieu, un suspenseur simple et l'on termine par des circulaires passant autour de la poitrine et du dos et recouvrant de bas en haut le suspenseur.

Nous arrivons maintenant à quelques bandages du tronc qui sont indiqués pour le traitement des fractures de la clavicule et sont particulièrement bons à exécuter comme exercices.

7. — Bandage de Desault (Pl. LV, LVI, LVII).

Comme tous les autres bandages pour fractures de la clavicule, celui de *Desault* cherche à repousser en haut, en dehors et en arrière, et à maintenir dans cette position, l'épaule qui est tombée en bas, en dedans et en avant après la fracture de l'os.

Pour atteindre ce but, le bandage de Desault comprend *trois séries* de circonvolutions.

Première série (Pl. LV). — Un coussin en forme de coin (Voy. Pl. XCIII *a*) est placé, la base tournée en haut, dans le creux de l'aisselle du côté blessé. Ce coussin doit être fixé au thorax par le premier tour du bandage de Desault. Dans ce but, on attache avec une épingle l'extrémité de la bande au coussin et, partant de là, on mène obliquement le globe devant la poitrine pour exécuter d'abord un huit de chiffre autour de l'épaule saine. On revient ainsi au point de départ et on fait alors avec la bande autour du coussin et du thorax, en partant du creux de l'aisselle, des tours se recouvrant environ des deux tiers et descendant, jusqu'à ce que le coussin soit complètement entouré du haut en bas.

Deuxième série (Pl. LVI). — Ces tours de bande sont destinés à appliquer le bras contre le coussin et le thorax. La partie inférieure du bras doit venir s'appliquer exactement sur le côté de la cage thoracique, pendant que l'épaule est efficacement tirée en dehors sur le coussin formant levier.

Les débutants font en général la faute de placer trop en avant l'extrémité inférieure de l'humérus. L'avant-bras fléchi à angle droit est placé transversalement en avant du tronc. Quand le bras est en position correcte, on l'unit au thorax par des circulaires les entourant. On place l'extrémité d'une nouvelle bande *en avant de l'aisselle du côté sain*, on fait un circulaire autour du thorax, de façon que le bord supérieur de la bande se trouve au niveau de l'acromion du côté blessé, et on enroule les circulaires suivants de façon à recouvrir la poitrine et le bras en descendant depuis le haut de l'épaule jusqu'au sommet de l'olécrâne.

Troisième série (Pl. LVII). — Cette partie du Desault doit empêcher le retour du déplacement des fragments et notamment soutenir le coude par en dessous; en outre, elle doit fournir un appui à la main. Dans un bandage

PLANCHE LV.

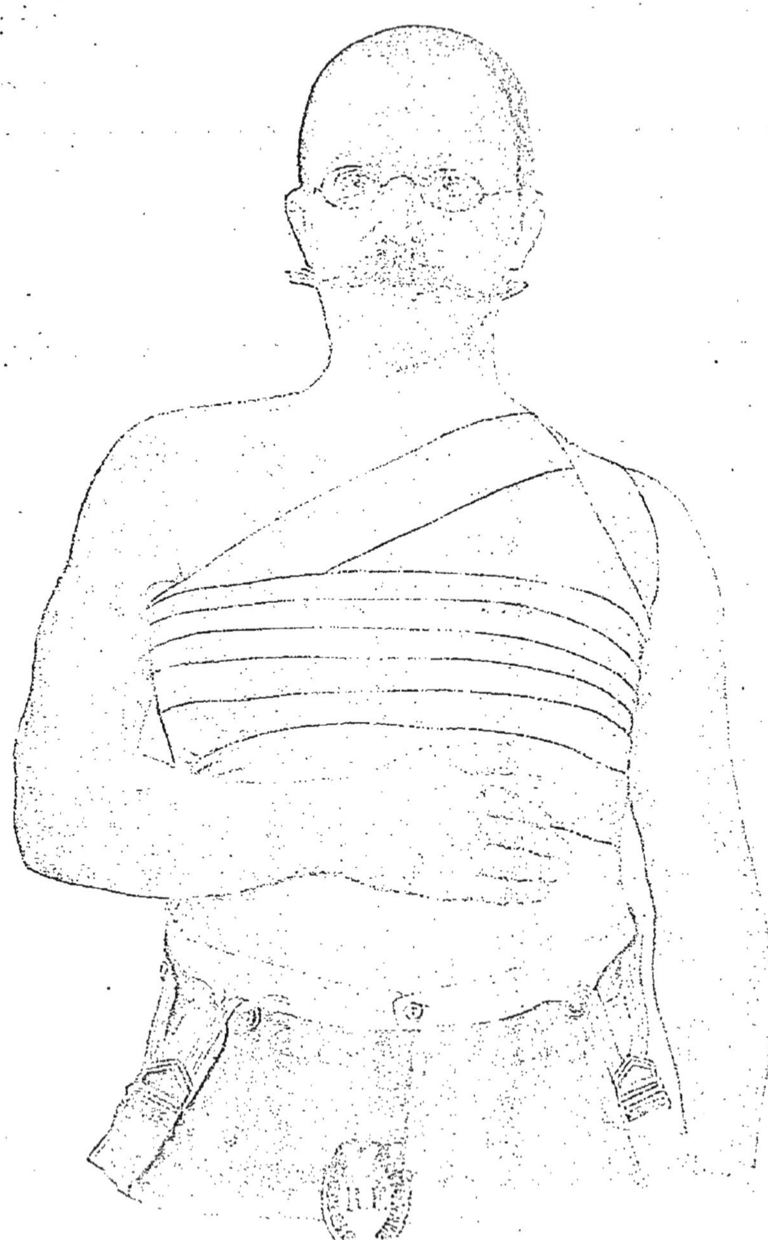

Bandage de Desault, première série de circonvolutions.

PLANCHE LVI.

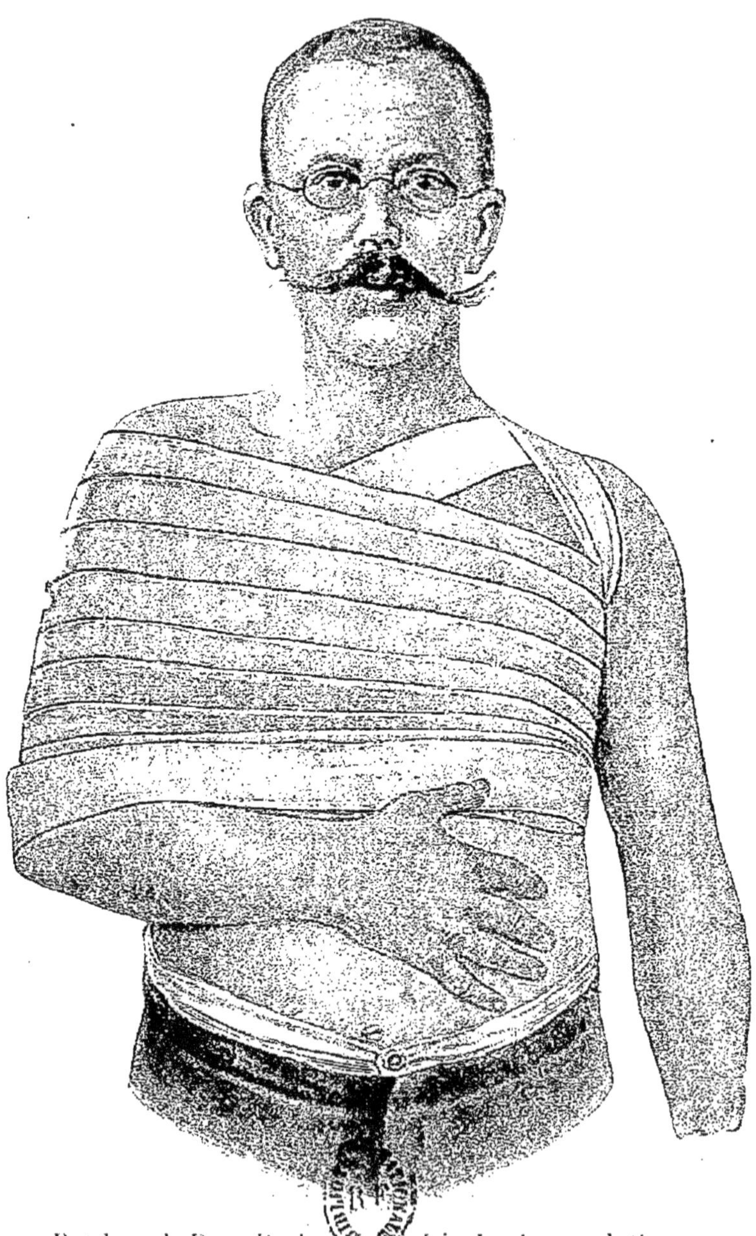

Bandage de Desault, deuxième série de circonvolutions.

Planche LVII.

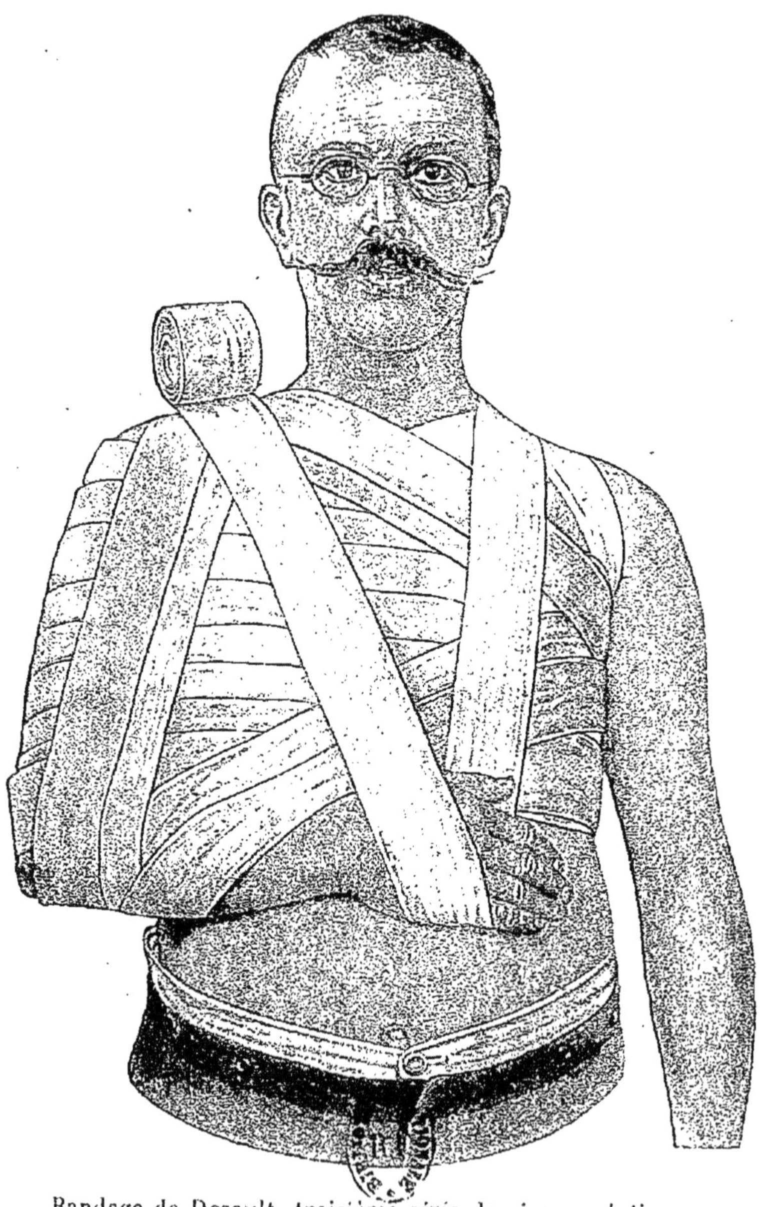

Bandage de Desault, troisième série de circonvolutions.

Planche LVIII.

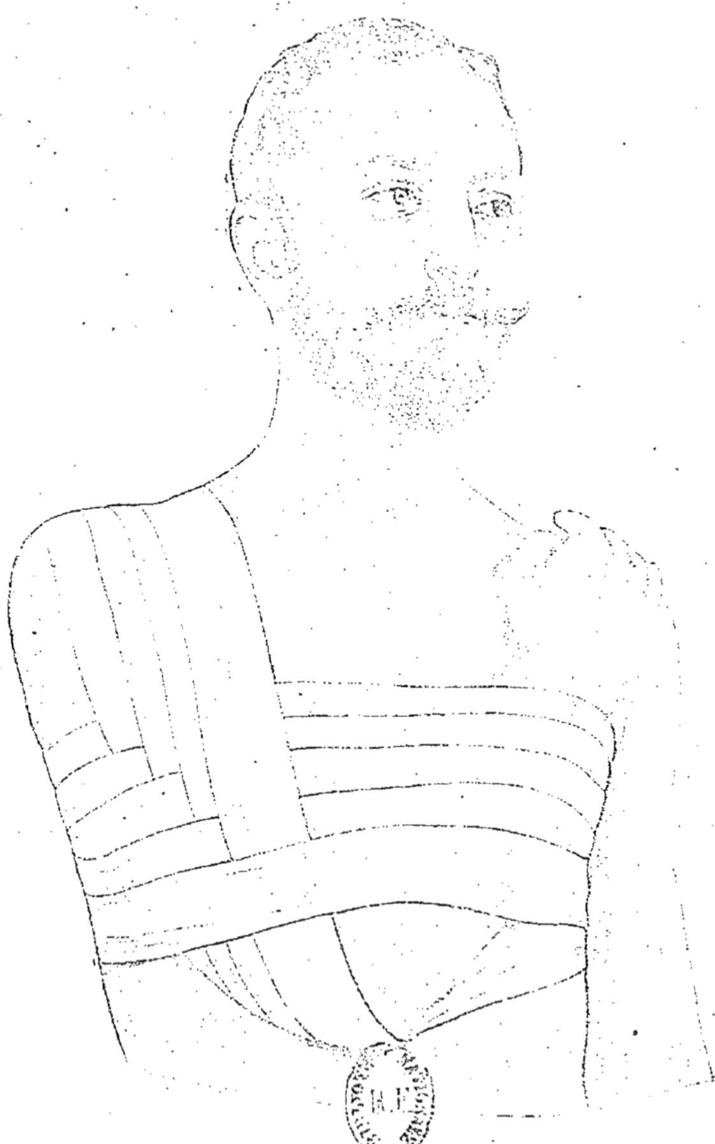

Bandage de Velpeau.

correct, on devra former sur la poitrine et sur le bras deux triangles, dont l'interne sera plus petit que l'externe. Le moyen le plus facile d'appliquer le bandage est de se rappeler qu'on fait toujours les tours de bande en allant *de l'aisselle du côté sain à l'épaule malade, de celle-ci au coude correspondant et de ce dernier à l'aisselle du côtésain.*

On applique donc l'extrémité de la bande devant l'aisselle du côté sain, on passe obliquement en avant du thorax sur le haut de l'épaule malade, on la dépasse, on descend sur la face postérieure du bras, on contourne le coude, on monte obliquement sur la poitrine vers le creux de l'aisselle du côté sain qu'on traverse, on va obliquement par le dos sur le haut de l'épaule malade et on descend au coude par la face antérieure du bras. Ainsi est formé sur la poitrine le premier triangle.

On mène alors la bande autour du coude, on retourne obliquement par le dos à l'aisselle du côté sain, sous laquelle on passe, et on est ainsi revenu au point de départ.

Pour faire un second triangle plus grand, on conduit de la même façon la bande de l'aisselle du côté sain à l'épaule malade et au coude correspondant pour retourner à l'aisselle. En laissant libre le bord interne du premier tour, on aura un triangle externe plus grand.

Le second triangle étant achevé en faisant descendre la bande du haut de l'épaule au coude en passant devant le bras, on termine le bandage en fournissant encore un point d'appui pour la main; pour cela, on contourne le coude, on monte obliquement par le dos sur l'épaule saine, on descend devant le thorax, on entoure le poignet et on retourne à l'épaule malade, où l'on fixe solidement l'extrémité de la bande.

Tandis que le bandage complet de Desault, tel qu'il a été décrit, est, en pratique, très rarement appliqué avec toutes ses séries de circonvolutions, la troisième série est souvent employée isolément, dans tous les cas, par exemple, où il est nécessaire de fixer le bras à la cage thoracique pour un temps prolongé.

8. — **Bandage de Gerdy** (fig. 1 et 2).

[Le bandage de Gerdy est une modification et une simplification de celui de Desault. Il remplit le même rôle et on ne peut lui reprocher que les pressions plus fortes qu'il exerce et qui peuvent devenir très pénibles.

Il comprend aussi l'emploi d'un coussin cunéiforme que l'on place dans l'aisselle et qui doit descendre presque jusqu'au coude. Son épaisseur varie, suivant les sujets, de deux à quatre travers de doigt. Il est muni de deux liens cousus aux deux angles de sa base et qui servent à le fixer. On emploie en outre une bande de toile large de 8 centimètres et des compresses carrées de 15 centimètres de côté.

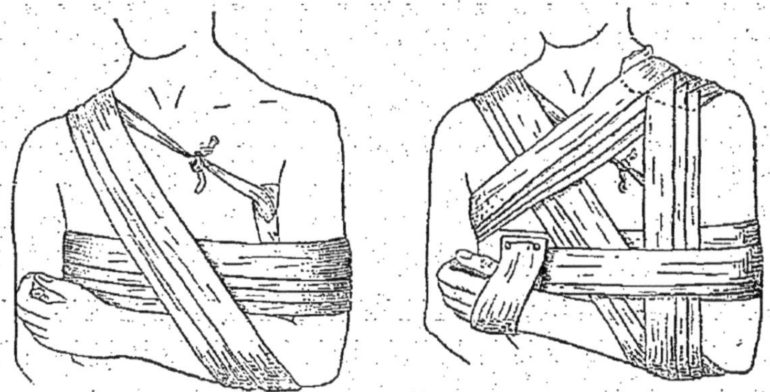

Fig. 1 et 2. — Appareil de Gerdy pour fracture de la clavicule.

Le coussin étant placé dans l'aisselle du côté malade, la base tournée en haut, on noue les deux liens sur l'épaule du côté opposé. Le coude est alors porté en avant et en dedans contre le thorax, en même temps que tout le bras est repoussé en haut; l'humérus s'appuyant sur le coussin joue donc ici encore le rôle de levier pour refouler en haut et en dehors le fragment externe de la clavicule; la fracture se réduit ainsi, ce dont on s'assure par la palpation; puis on applique les compresses sur la clavicule. Il est bon aussi de recouvrir d'ouate le coude et l'épaule du côté sain avant d'appliquer la bande.

On fait d'abord avec celle-ci trois ou quatre circulaires embrassant le tronc et la partie inférieure du bras juste au-dessus du coude, de façon à fixer l'humérus dans la position où on l'a placé contre le thorax. Tel est le premier temps du bandage (fig. 1).

Puis, au lieu de terminer le dernier circulaire sur le bras, on mène la bande d'arrière en avant par-dessous le coude. A la partie supérieure de l'avant-bras, on monte obliquement devant la poitrine, sur l'épaule du côté sain, on redescend derrière le dos sous le coude du côté malade et on fait encore ainsi quelques circulaires dirigés obliquement qui repoussent en haut l'humérus.

Dans le troisième temps, enfin, la bande, après avoir passé sous le coude, est dirigée verticalement en haut, monte devant le bras sur l'épaule, recouvre les compresses placées sur la fracture, descend obliquement derrière le dos vers l'aisselle du côté sain qu'elle traverse, remonte obliquement devant la poitrine sur la clavicule fracturée et descend enfin derrière le bras sous le coude; on est ainsi revenu au point de départ après avoir accompli un huit de chiffre dont une boucle embrasse le membre du côté malade depuis la clavicule jusqu'au-dessous du coude et dont la seconde s'étend de cette même clavicule à l'aisselle du côté sain. On fait de la même façon deux ou trois huit de chiffre semblables en ayant soin de laisser libre le bord externe de la bande dans la partie verticale de son trajet et son bord inférieur dans la partie oblique, de façon que les points de croisement qui se trouvent sur l'épaule aillent en s'élevant.

Pour fixer plus solidement cette dernière partie du bandage, on peut faire encore quelques circulaires horizontaux comme ceux du premier temps, ou obliques comme ceux du second temps. L'extrémité de la bande est fixée par une épingle. Aux circulaires horizontaux est fixée une petite écharpe qui soutient la main (fig. 2).]

9. — Bandage d'Hamilton.

[Hamilton (1) a encore simplifié l'appareil de Gerdy. Il emploie une bande de toile, une écharpe triangulaire et un coussin. Celui-ci, placé dans l'aisselle, doit être assez large pour la dépasser en avant et en arrière; sa longueur est de 10 centimètres.

Le bras est rapproché du corps et le coude est soutenu, ainsi que l'avant-bras, par l'écharpe dont on noue les extrémités sur l'épaule opposée préalablement matelassée avec de l'ouate ou des compresses. Avec la bande, on mène alors quelques

(1) Hamilton, *Traité des fractures et des luxations*, Paris. 1884.

circulaires qui fixent le coude au tronc et qui doivent auss recouvrir l'avant-bras fléchi à angle droit, en passant un peu obliquement au-dessous de la main.

Les diverses parties de l'appareil sont enfin fixées par des épingles, ou mieux, cousues, sur tous les points d'entre-croisement.]

10. — Bandage de Velpeau (Pl. LVIII).

Le bandage de Velpeau est aussi indiqué pour le traitement des fractures de la clavicule. Velpeau réduit le déplacement des fragments en faisant appuyer à plat la main du côté blessé sur l'épaule saine, tandis que la pointe du coude vient se placer sur le milieu de la poitrine. Le bras étant dans cette position dite de Velpeau, on applique le bandage de la façon suivante.

Après un circulaire autour du bras et du thorax, au niveau du creux de l'aisselle, on se dirige en arrière en partant de l'aisselle du côté sain, on mène obliquement la bande sur le dos, sur l'épaule malade, on descend sur la face antérieure du bras correspondant, on contourne le côté postérieur du coude en allant vers le côté sain du thorax, on fait encore autour de ce dernier et du bras un circulaire au niveau du coude, et on recommence de la même façon, en partant chaque fois en arrière de l'aisselle du côté sain pour monter derrière le dos sur l'épaule et aller au coude où l'on ajoute un circulaire, de manière que les tours de bande obliques se recouvrent environ des deux tiers en s'élevant de l'acromion vers le cou, tandis que les circulaires descendent de l'épaule au coude.

Une amélioration utile a été apportée au bandage de Velpeau par Dulles (Pl. LIX). On mène la bande partant du creux de l'aisselle du côté sain, en avant de la poitrine, sur le haut de l'épaule blessée; on descend derrière le bras jusqu'au coude, on passe devant lui pour remonter sur la même épaule, on va par le dos au creux de l'aisselle du côté sain, puis horizontalement sur la poitrine et le bras jusqu'au coude pour revenir horizontalement aussi

Planche LIX.

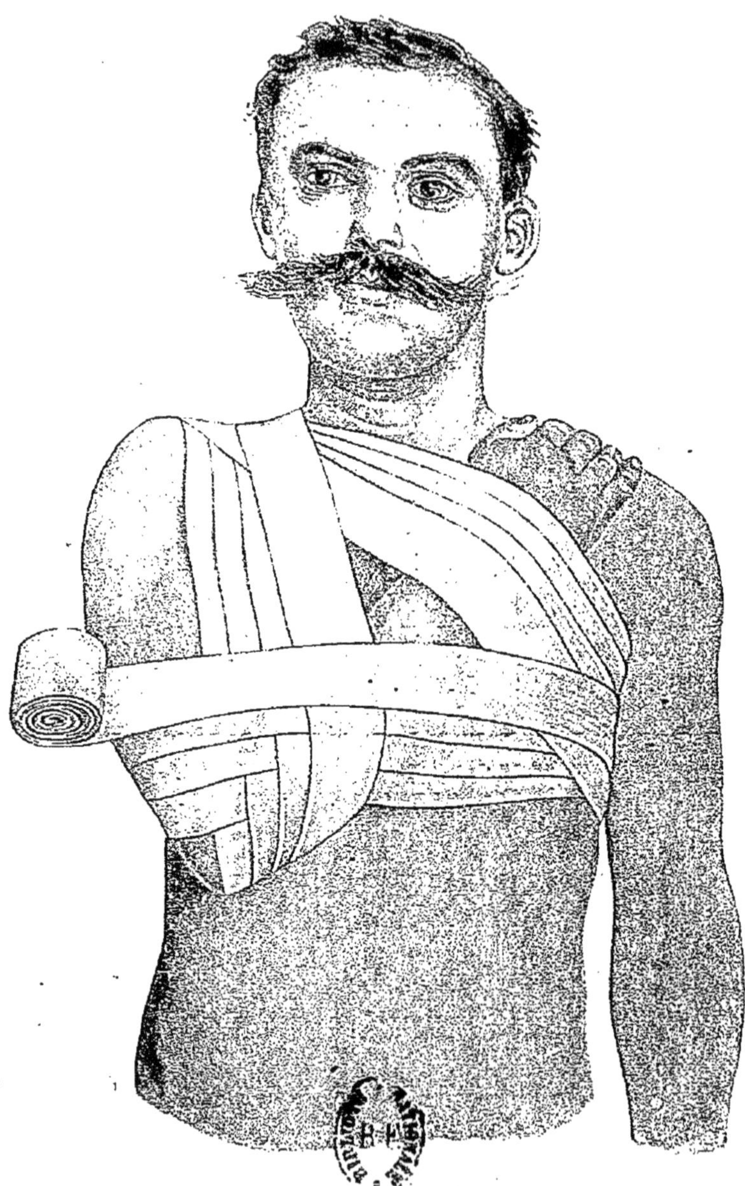

Bandage de Velpeau modifié par Dulles.

PLANCHE LX.

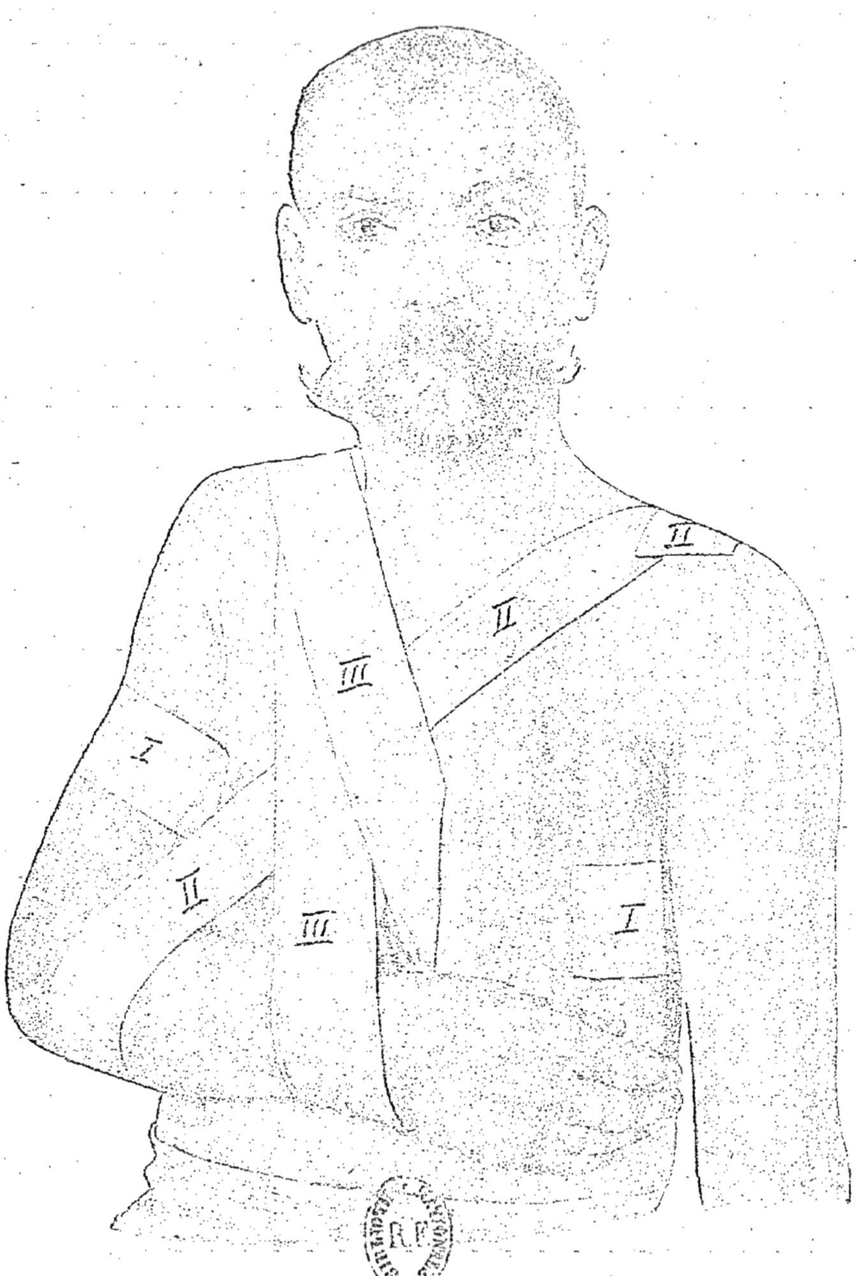

Bandage de Sayre.

PLANCHE LXI.

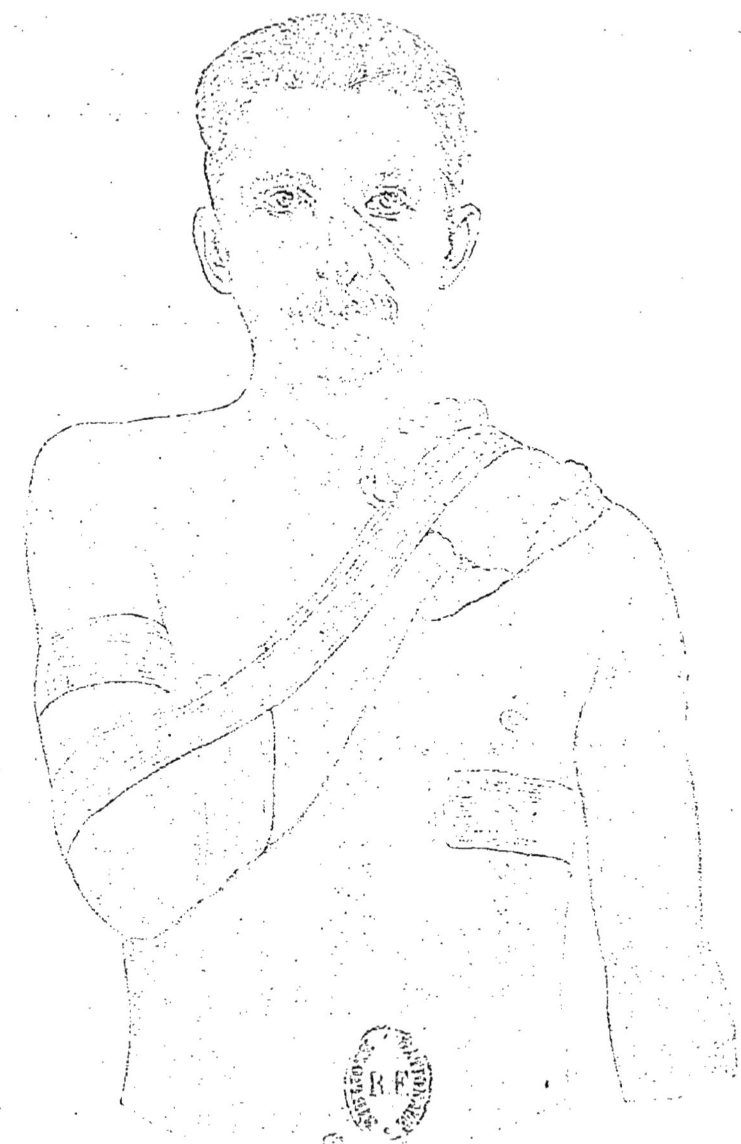

Modification de Schœnborn pour le bandage en diachylon de Sayre.

Planche LXII.

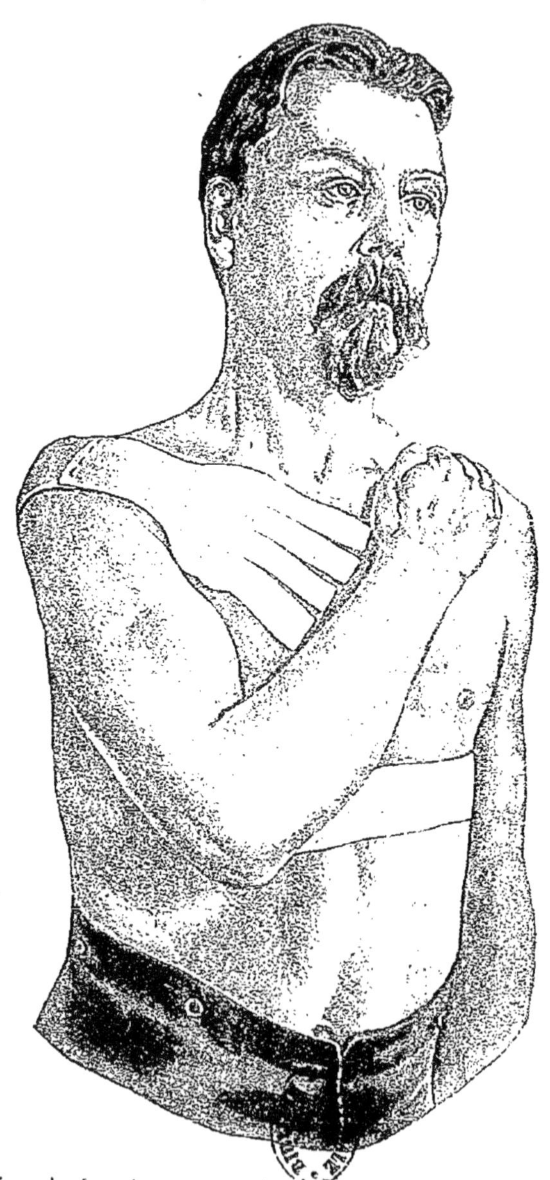

Modification de Landerer pour le bandage en diachylon de Sayre.

par le dos à l'aisselle. On recommence jusqu'à enveloppement complet de la poitrine et du bras, de façon que les tours passant obliquement par la poitrine de l'aisselle à l'épaule aillent en descendant, tandis que ceux qui entourent le bras vont de l'acromion vers le cou et que les circulaires entourant le thorax et le bras montent du coude vers l'épaule.

11. — **Bandage en diachylon de Sayre** (Pl. LX).

Le bandage employé de préférence aujourd'hui pour fixer le bras au thorax, en cas de lésion de la ceinture scapulaire, est le bandage en diachylon de Sayre.

Il est appliqué au moyen de trois longues bandes de diachylon, larges d'environ deux à trois doigts.

La *première* bande est collée sur le bord externe du sillon bicipital interne du bras que l'on veut immobiliser, puis menée légèrement en spirale en arrière et en haut sur la face externe du bras, sur le dos, sous l'aisselle du côté sain, enfin collée solidement sous le mamelon. Ce premier tour relève l'épaule et la tire fortement en arrière.

La *deuxième* bande a également pour fonction le relèvement de l'épaule. Elle va obliquement sur la poitrine de l'épaule saine à l'avant-bras fléchi à angle droit, contourne le coude et de là retourne obliquement par le dos au point de départ sur l'épaule saine.

L'extrémité de la *troisième* bande est collée directement sur la place de la fracture, descend en avant du thorax, entoure le poignet et revient à l'endroit de la fracture. Elle sert de point d'appui à la main, mais avant tout exerce une pression directe sur les fragments.

12. — **Bandage en diachylon de Sayre, modifié par Schœnborn** (Pl. LXI).

Schœnborn n'emploie que deux bandes de diachylon. Il applique la première comme Sayre, mais, au lieu de la coller à la peau, il fixe avec une épingle son extrémité enroulée en forme de boucle autour du bras. Celui-ci est alors placé en position de Velpeau. La seconde bande est collée d'une manière analogue à celle du bandage de Velpeau sur le bord radial de l'avant-bras juste au-dessous du coude, enroulée autour de celui-ci comme la boucle de Velpeau en évitant l'épitrochlée et collée sur l'épaule saine. Le dos et la paume de la main qui s'appuie sur l'épaule doivent être soigneusement capitonnés d'ouate.

13. — Bandage en diachylon de Sayre, modifié par Landerer (Pl. LXII).

Landerer n'applique pas le commencement de la bande sur le bras, mais sur l'épaule malade elle-même. La première bande employée par lui comprend trois parties : l'une est une pièce de diachylon, grande environ comme la main, et dont le bord est divisé en forme d'éventail ; en avant de celle-ci est cousue une bande élastique de 20 à 30 centimètres de long, et à celle-ci est encore unie une bande de diachylon longue de 60 à 80 centimètres et large de 5 à 6 centimètres.

Après avoir mis dans l'aisselle un coussin d'ouate fortement tordu, la bande ainsi composée est collée par son extrémité, en forme de main, juste sur la région claviculaire, de façon pourtant que le fragment ne supporte aucune traction.

La bande est ensuite menée sur le haut de l'épaule, fortement tendue et dirigée, comme la première bande de Sayre, vers la face antérieure du thorax. Là-dessus vient s'ajouter la deuxième bande de Sayre et celle-ci est fixée par des tours de bande.

II. — BANDAGES PLEINS.

Les bandages pleins ont été employés autrefois surtout par Gerdy et Mayor. Dernièrement, ils ont été de nouveau recommandés par d'Esmarch comme bandages d'urgence pour les blessures de guerre. Pratiquement, ils sont em-

PLANCHE LXIII.

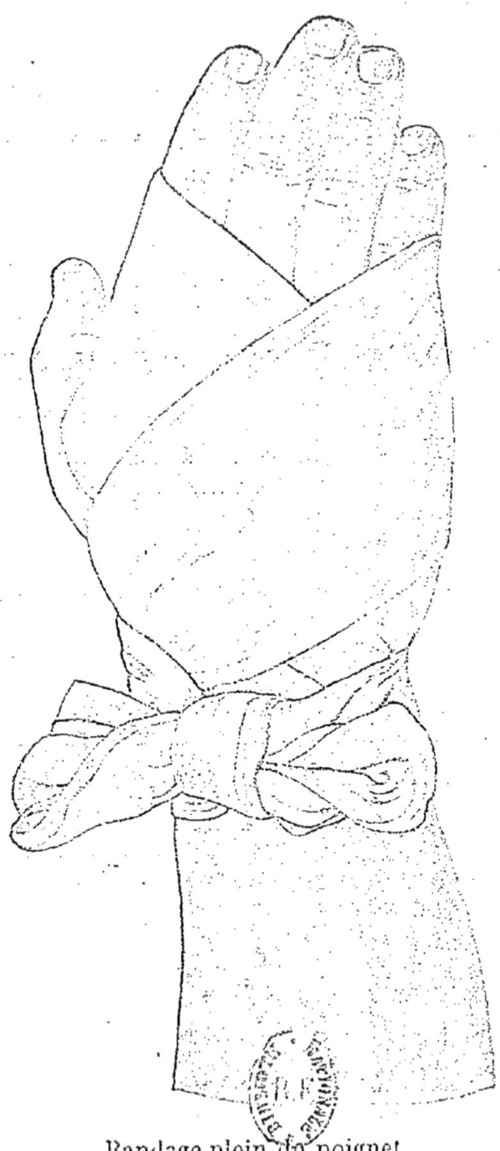

Bandage plein du poignet.

Planche LXIV.

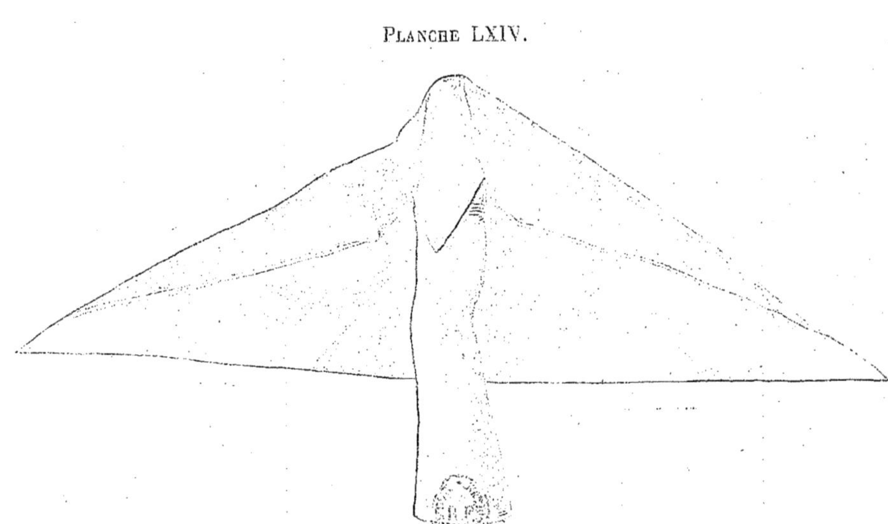

Bandage plein pour toute la main (commencement du bandage).

PLANCHE LXV.

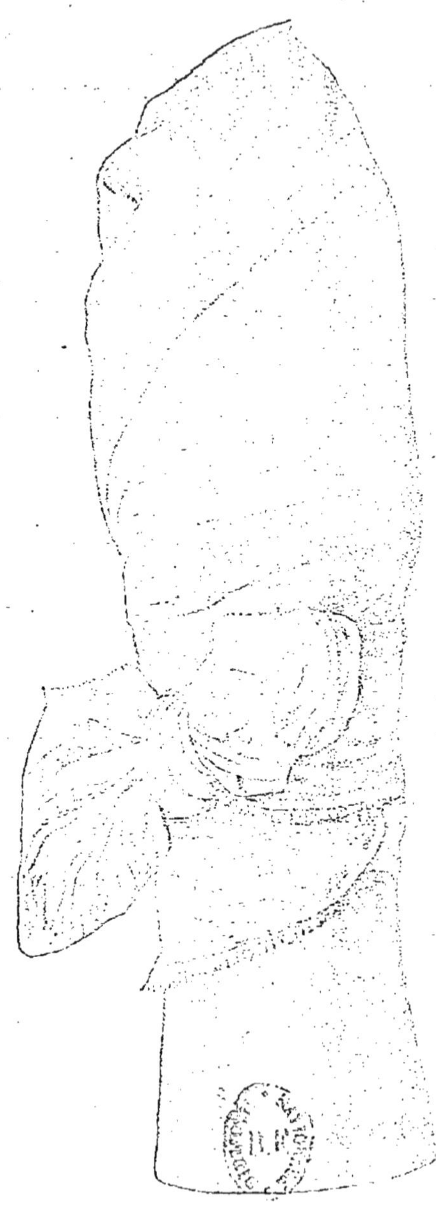

Bandage plein pour toute la main (bandage terminé).

PLANCHE LXVI.

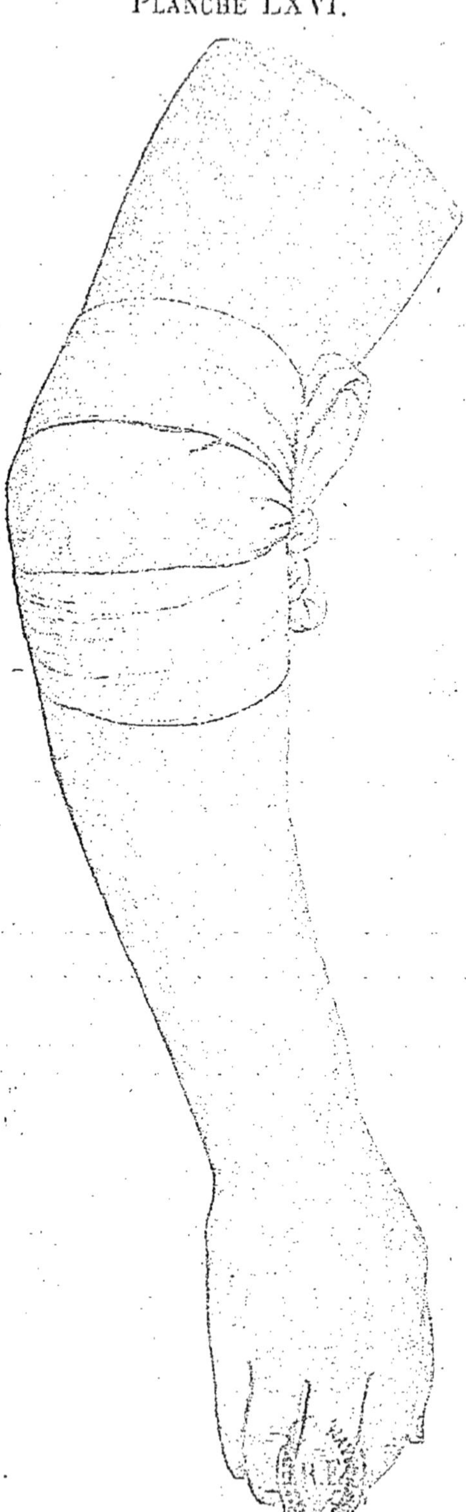

Bandage plein du coude.

ployés comme bandages d'urgence, car des mouchoirs, des serviettes propres, etc., se trouvent facilement partout.

Pour appliquer un bandage plein, on emploie une pièce de linge de forme *triangulaire* ou *quadrangulaire* ou pliée en forme de *cravate*.

La pièce de linge ou écharpe triangulaire a la forme d'un triangle rectangle. L'*angle droit* de ce triangle est appelé le *sommet*; les deux angles aigus se nomment les *extrémités*.

La pièce de linge quadrangulaire est généralement un carré de 1 mètre de côté. Si on divise une pièce semblable suivant la diagonale, on obtient la taille usuelle d'une écharpe triangulaire.

Comme étoffe, on emploie la laine, le coton ou encore la soie noire. L'écharpe triangulaire recommandée par d'Esmarch et qui sert à faire les principaux bandages pleins décrits, est en calicot.

I. — Bandages pleins du membre supérieur.

1. — Bandage plein du poignet (Pl. LXIII).

L'écharpe triangulaire est pliée en cravate. Le milieu de celle-ci est appliqué transversalement sur le creux de la main à la racine des doigts. Les deux extrémités sont ensuite croisées sur le dos de la main, conduites vers le poignet et enroulées autour de lui. Ces extrémités seront nouées sur la face dorsale du poignet.

2. — Bandage plein de toute la main (Pl. LXIV et LXV).

L'écharpe triangulaire étant déployée horizontalement, on applique au-dessus d'elle la face palmaire de la main, de façon que l'extrémité inférieure de l'avant-bras repose sur le milieu du plus long côté de la pièce de linge, tandis que la pointe des doigts regarde vers l'angle droit. Celui-ci est alors rabattu sur le dos de la main jusqu'à l'avant-bras; les deux extrémités sont croisées sur le dos de la main, menées vers le poignet et enroulées autour de lui en un circulaire, enfin nouées sur la face dorsale de l'articulation (Pl. LXV).

3. — Bandage plein du coude (Pl. LXVI).

Le milieu de l'écharpe triangulaire pliée en cravate est appliqué sur la face postérieure du coude, les deux extrémités sont conduites autour de l'avant-bras comme pour un *spica descendant du coude* et enfin nouées sur le pli du coude.

4. — Bandage plein de l'épaule (Pl. LXVII).

Pour recouvrir l'épaule, le mieux est d'employer deux écharpes triangulaires.

La première est appliquée sur l'épaule de façon que son angle droit regarde vers le cou, pendant que le grand côté vient se placer sur la face externe du bras. On plie ce côté sur lui-même une ou deux fois, jusqu'à ce qu'on arrive à peu près à la hauteur de l'insertion du deltoïde. On enroule alors les deux extrémités en cercle autour du bras, sur le côté externe duquel on les noue.

La deuxième écharpe pliée en cravate est appliquée par son milieu dans le creux de l'aisselle opposé. Puis les deux extrémités sont menées sur l'épaule malade et nouées là sur l'angle droit de la première écharpe. Enfin, cet angle droit est rabattu sur le nœud et fixé avec une épingle de sûreté.

5. — Grand plein triangulaire soutenant le bras (Pl. LXVIII).

La pièce de linge employée le plus souvent pour le bras est l'écharpe triangulaire.

Pour l'appliquer au bras droit, on prend une extrémité du triangle dans la main droite, son angle droit dans la main gauche, et on applique alors l'écharpe sur le thorax de façon que l'extrémité saisie vienne se placer sur

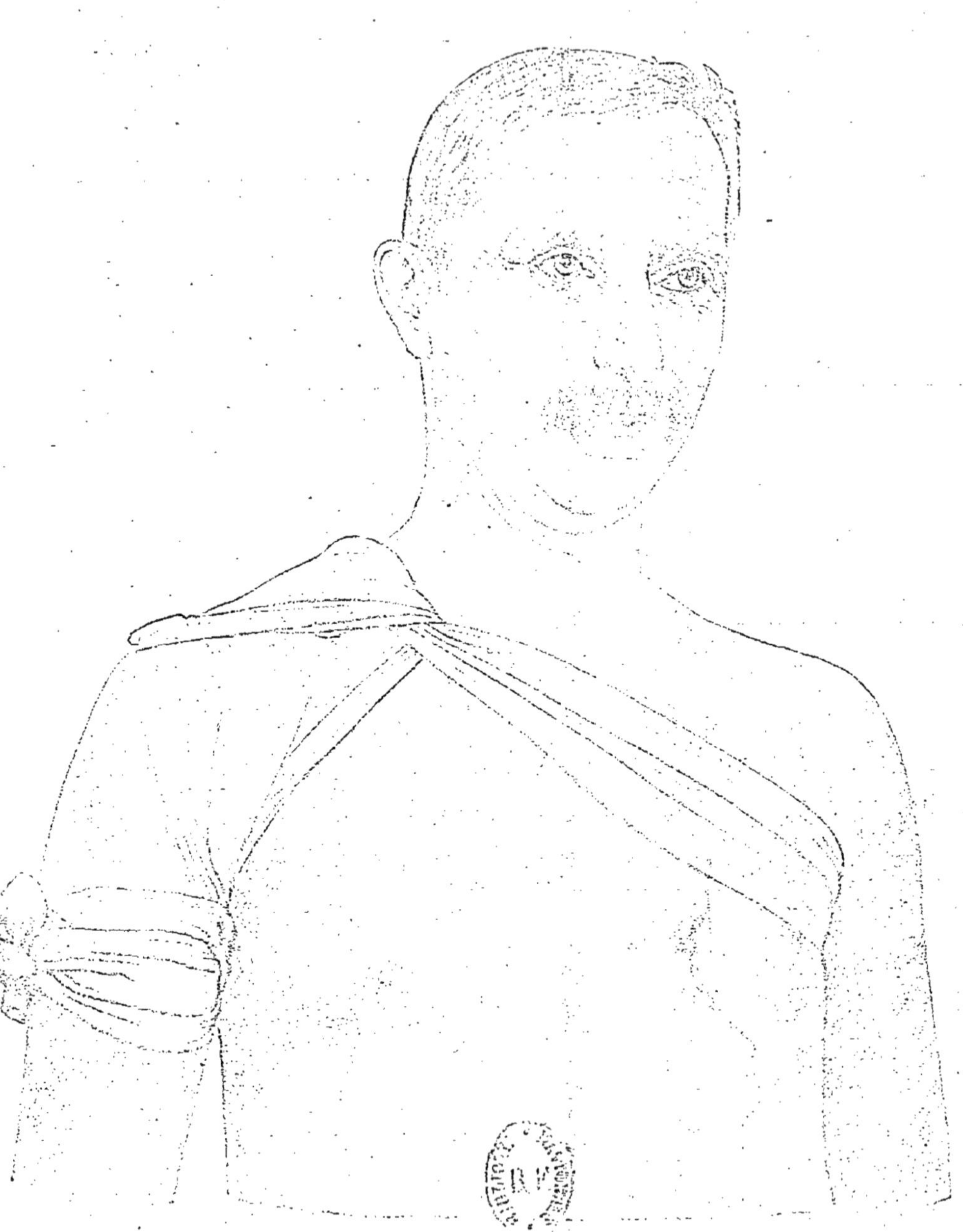

Bandage plein de l'épaule.

PLANCHE LXVIII.

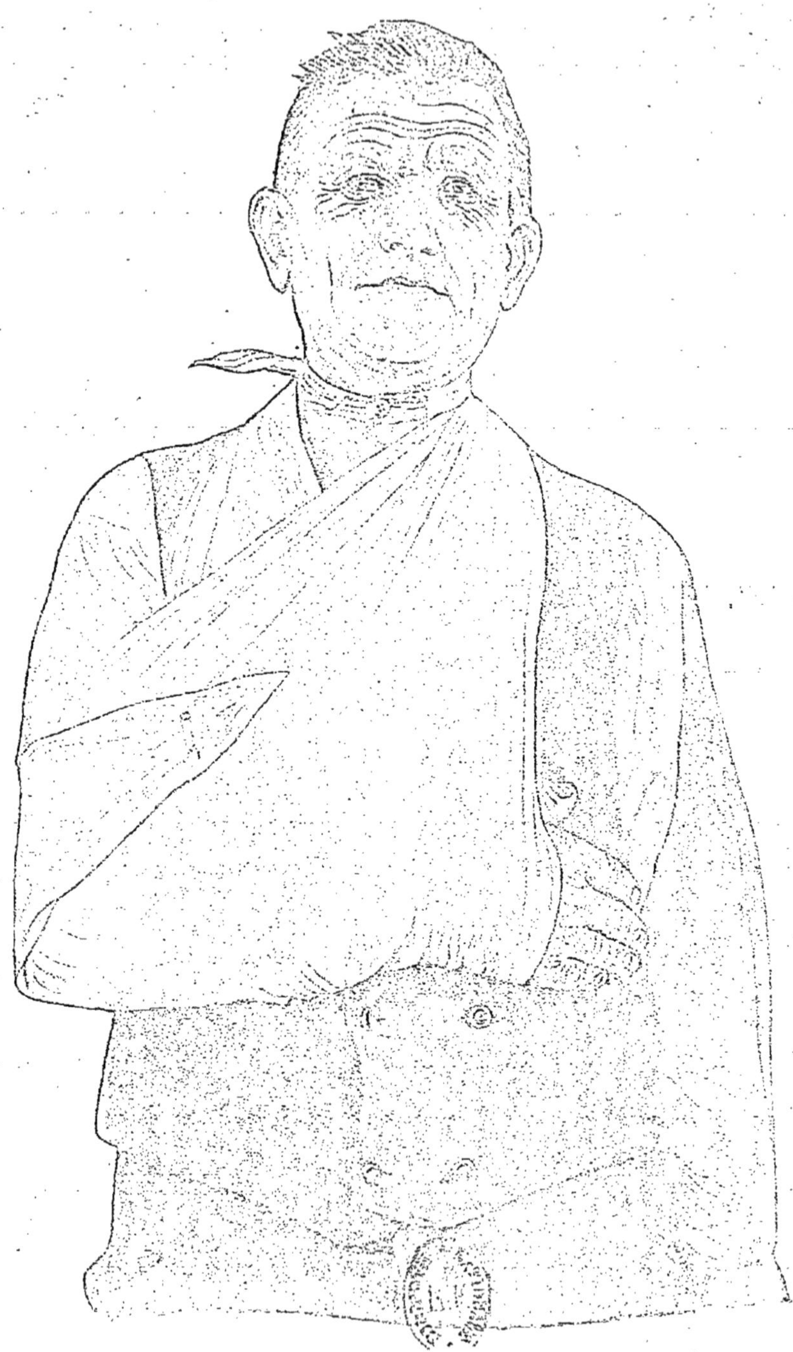

Grand plein triangulaire soutenant le bras.

PLANCHE LXIX.

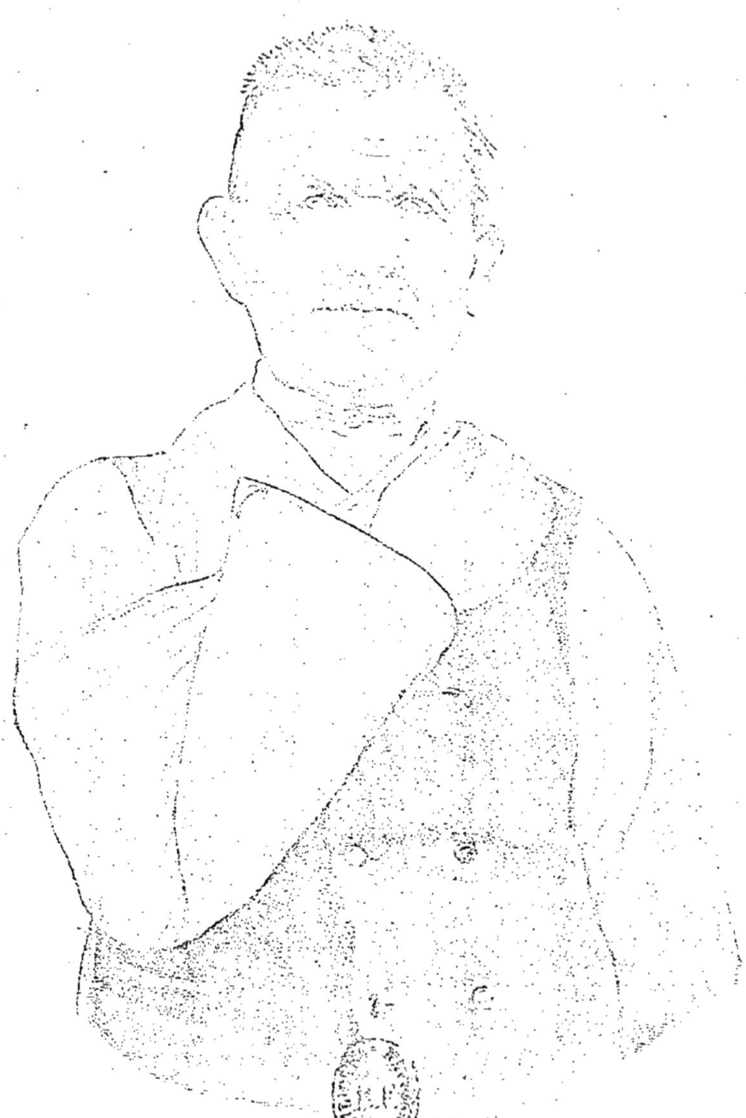

Grand plein triangulaire relevant le bras.

PLANCHE LXX.

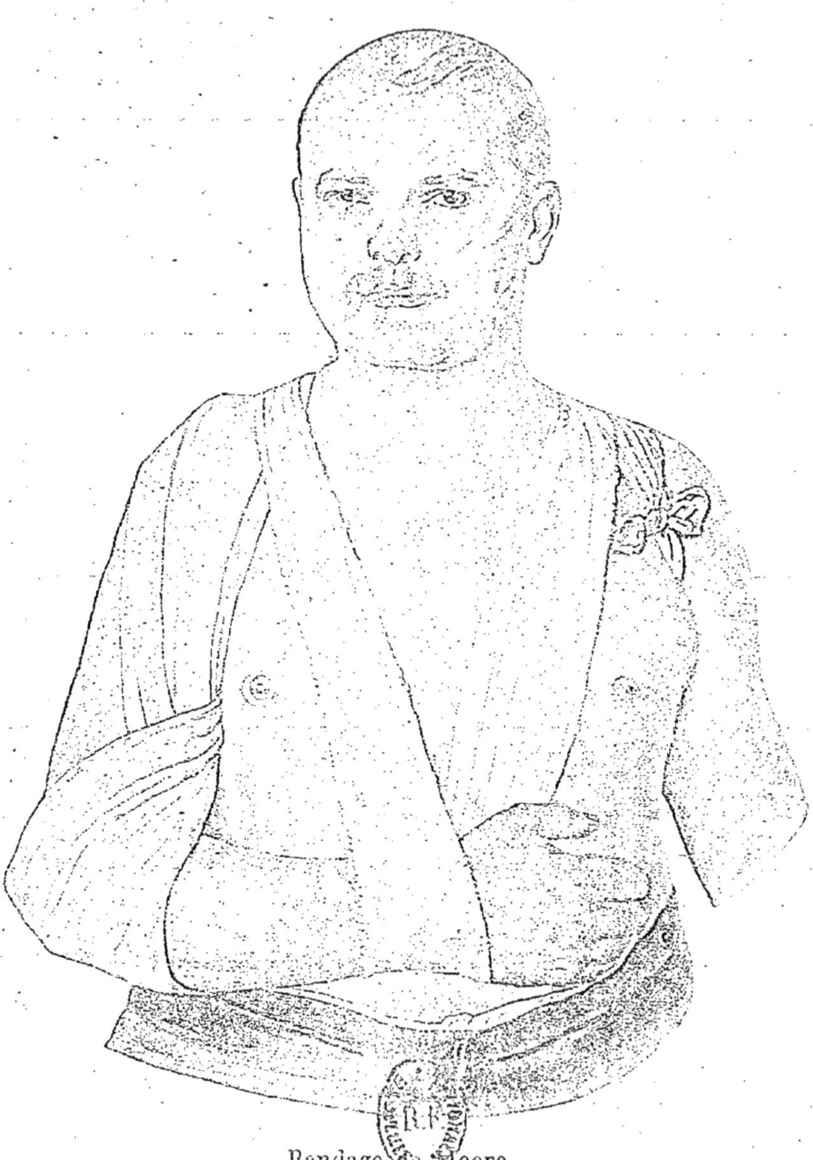

Bandage de Moore.

l'épaule droite et l'angle droit dans le creux de l'aisselle du même côté. On applique ensuite le bras fléchi à angle droit sur l'écharpe, de façon que la main se trouve sur le milieu de la base et le coude au-dessous de l'angle droit. On saisit maintenant l'extrémité qui pend contre le corps, on la fait monter devant l'avant-bras vers l'épaule gauche et on la noue sur la nuque avec l'extrémité amenée par-dessus l'épaule droite.

Si l'avant-bras est bien placé dans l'écharpe, l'angle droit de celle-ci qui déborde le coude en arrière est rabattu en avant, après qu'on a achevé de le plier et fixé là avec une épingle de sûreté.

6. — **Grand plein triangulaire devant relever le bras** (Pl. LXIX).

Si l'écharpe ne doit pas seulement soutenir le poids du bras, mais aussi relever le coude, on donne au bras la position de Velpeau et on fait placer par le patient la main du côté malade sur l'épaule saine.

Puis on applique le bandage de la façon suivante : on place l'écharpe triangulaire en avant de la poitrine, de façon que le long côté se trouve sur la face externe du thorax du côté malade, le milieu de ce côté étant à peu près au niveau du creux de l'aisselle, et que l'extrémité supérieure arrive sur l'épaule malade. L'angle droit regarde vers le côté sain. On met le bras sur l'écharpe en position de Velpeau, on relève sur le coude l'extrémité pendant contre le corps, on la mène sur l'épaule saine et on la noue sur la nuque avec l'extrémité conduite par-dessus l'épaule malade. L'angle droit est relevé autour de l'avant-bras et fixé avec une épingle de sûreté à l'extrémité conduite sur l'épaule malade.

7. — **Bandage de Moore** (Pl. LXX).

Moore a indiqué une façon très pratique de remplacer le grand plein triangulaire, notamment pour les fractures de la clavicule. Une écharpe pliée en forme de cravate, large à peu près comme la main et de longueur convenable, est appliquée sous le coude juste par le milieu, et par la face postérieure de celui-ci menée en avant sur l'épaule. L'autre extrémité passe sur la face antérieure du coude, puis va vers le dos s'unir à la première extrémité qui a passé sur l'épaule. Une petite écharpe soulève légèrement l'avant-bras.

8. — **Petite écharpe** (Pl. LXXI).

Sous le nom de *petite écharpe*, ou encore de *bande de soutien* pour un bras malade, on entend une pièce de linge pliée en cravate, qui, étant attachée sur la nuque, embrasse dans son extrémité inférieure en forme de boucle l'avant-bras fléchi à angle droit et appliqué contre le corps.

9. — **Écharpe quadrangulaire** (Pl. LXXII).

Ce bandage s'applique avec une écharpe quadrangulaire; pour cela, on prend dans chaque main une des deux extrémités supérieures de l'écharpe qu'on laisse pendre en bas, on se place du côté malade, on applique dans l'aisselle de ce côté le bord commun aux deux extrémités susdites et on noue celles-ci sur l'épaule saine. Puis on place contre le corps le bras fléchi à angle droit, on saisit les deux extrémités inférieures et on les mène également vers le côté sain où on les noue. Il existe alors sur le dos du malade un repli vide que l'on mène autour de l'épaule blessée, puis en avant sur la poitrine où on l'attache solidement.

II. — Bandages pleins du membre inférieur.

1. — **Bandage plein du cou-de-pied** (Pl. LXXIII).

Le milieu d'une écharpe pliée en cravate est appliqué transversalement sur le milieu de la plante du pied ; on

PLANCHE LXXI.

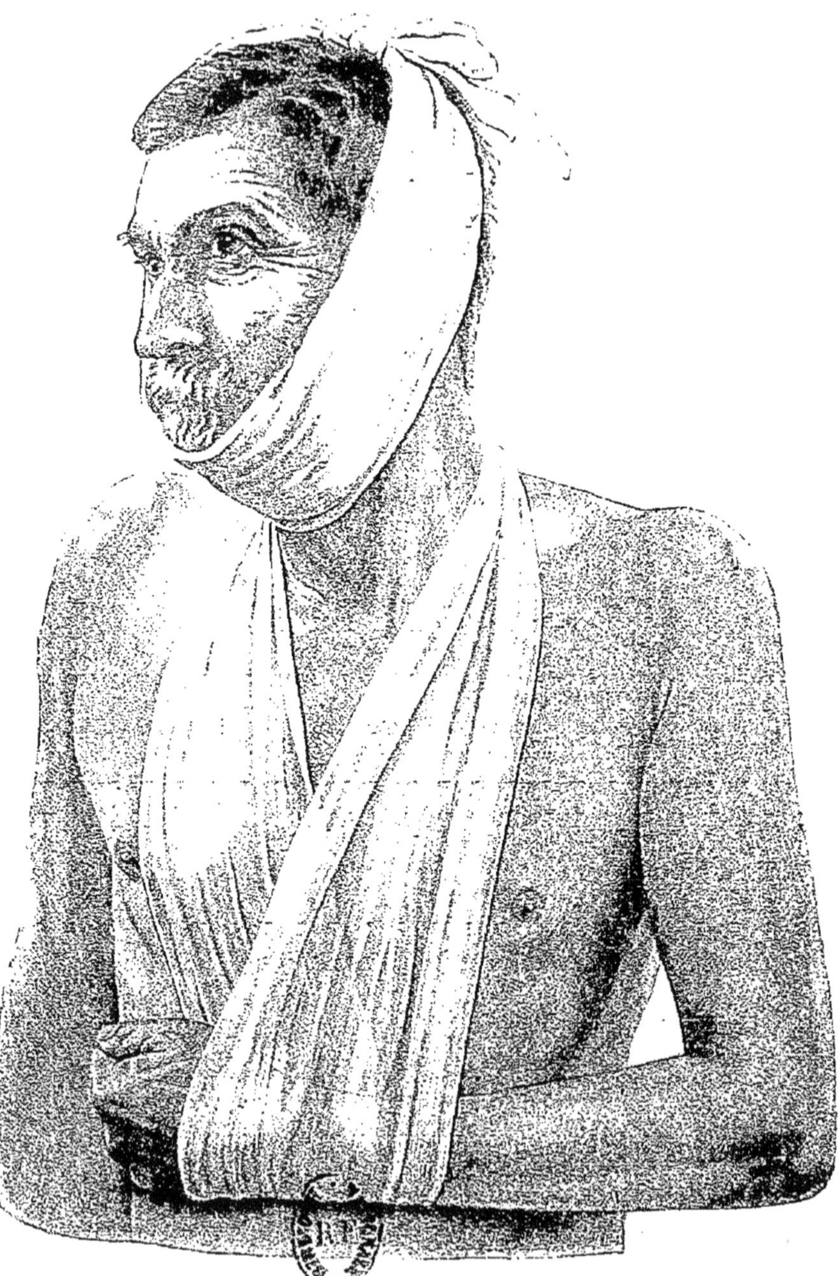

Petite écharpe et bandage plein de la joue et de l'oreille.

PLANCHE LXXII.

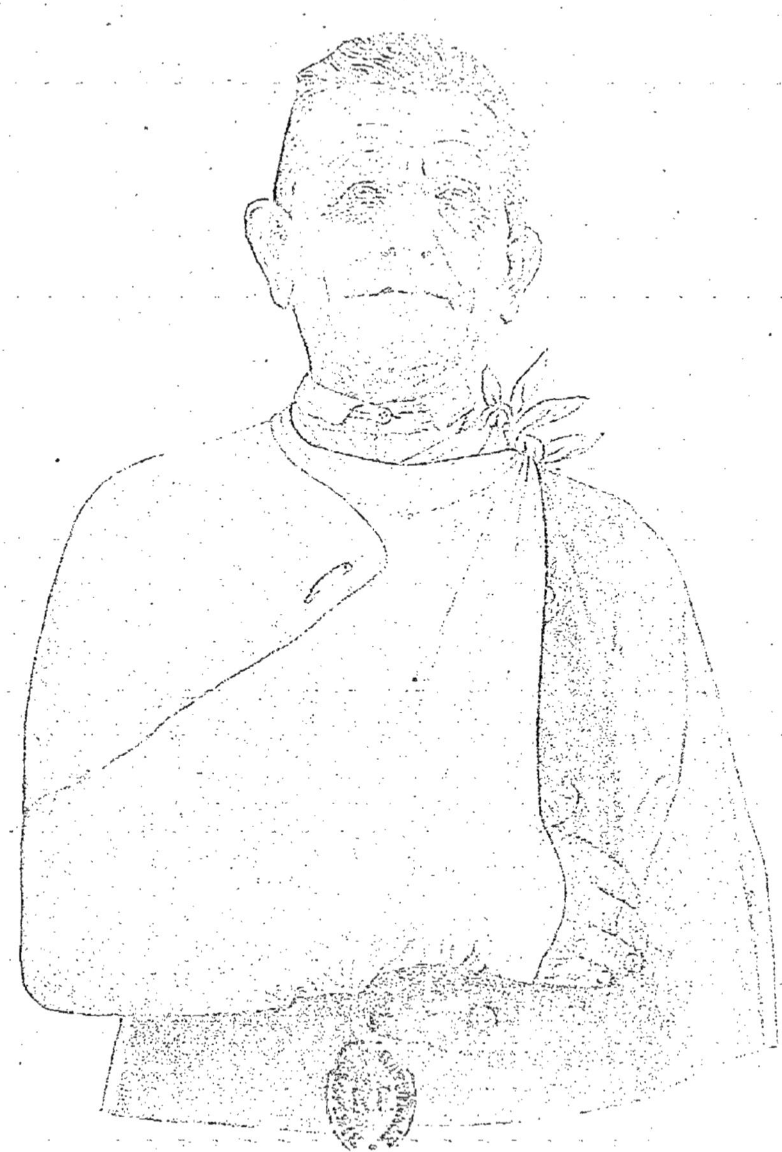

Écharpe quadrangulaire.

PLANCHE LXXIII.

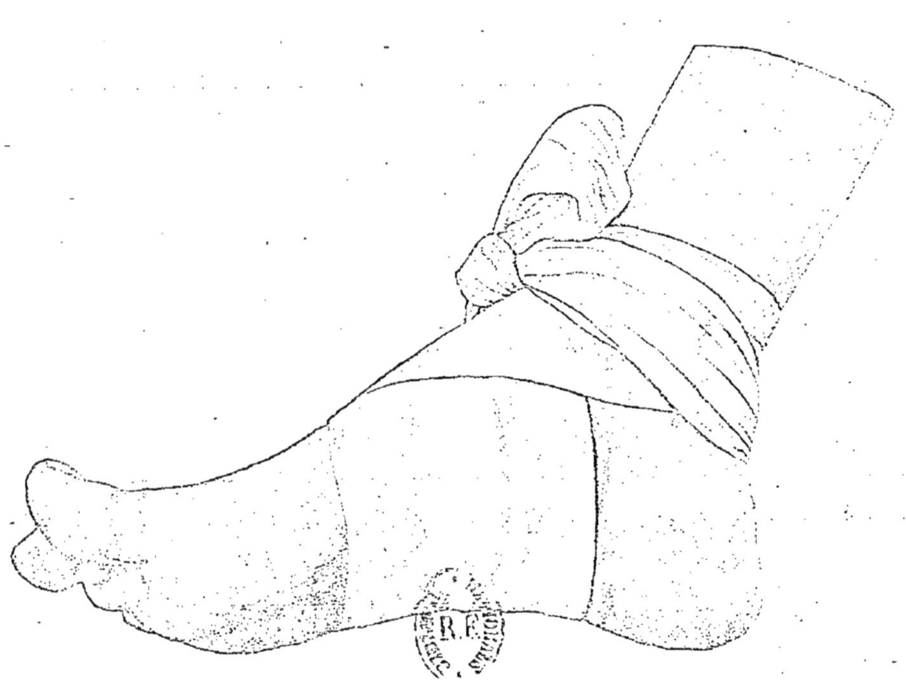

Bandage plein du cou-de-pied.

Planche LXXIV.

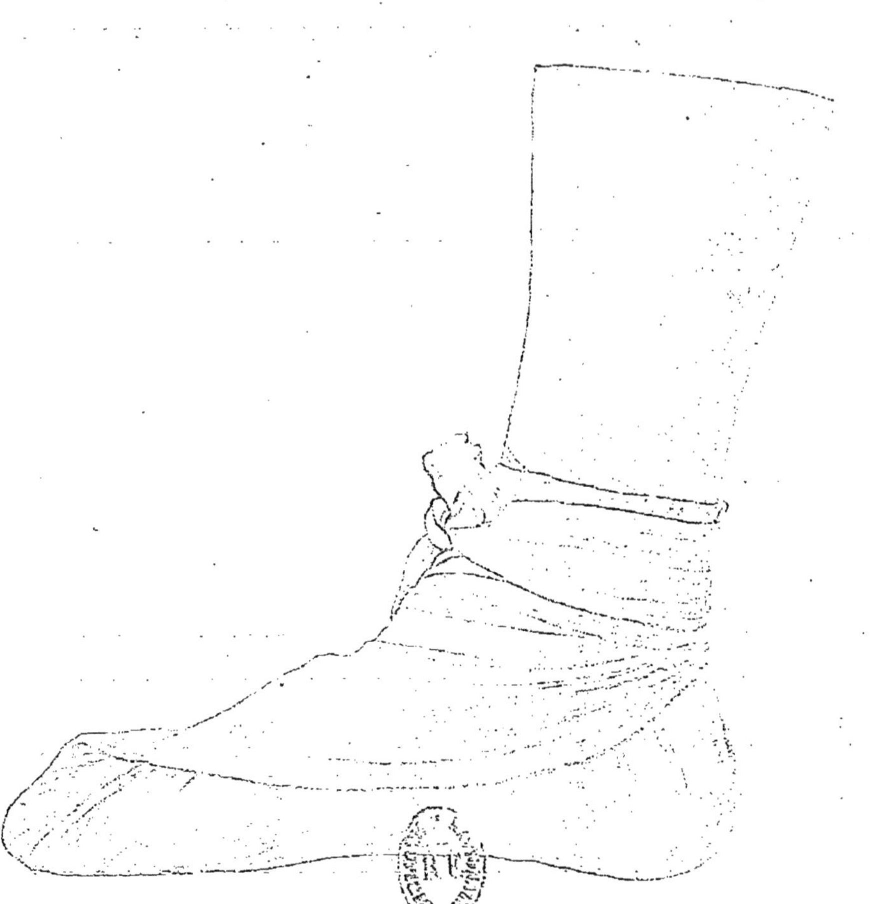

Bandage plein de tout le pied.

Planche LXXV.

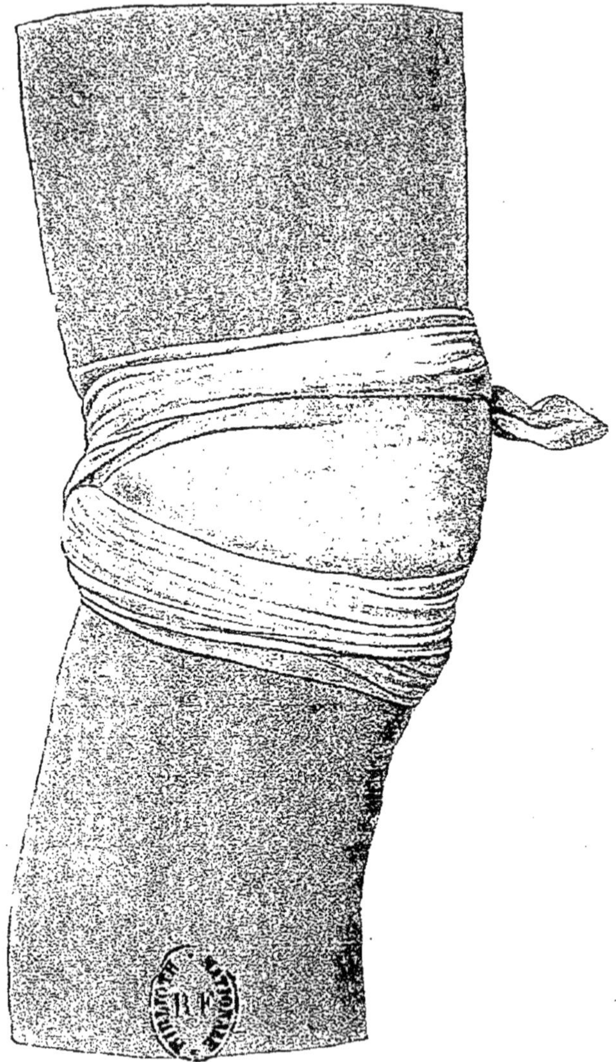

Bandage plein du genou.

PLANCHE LXXVI.

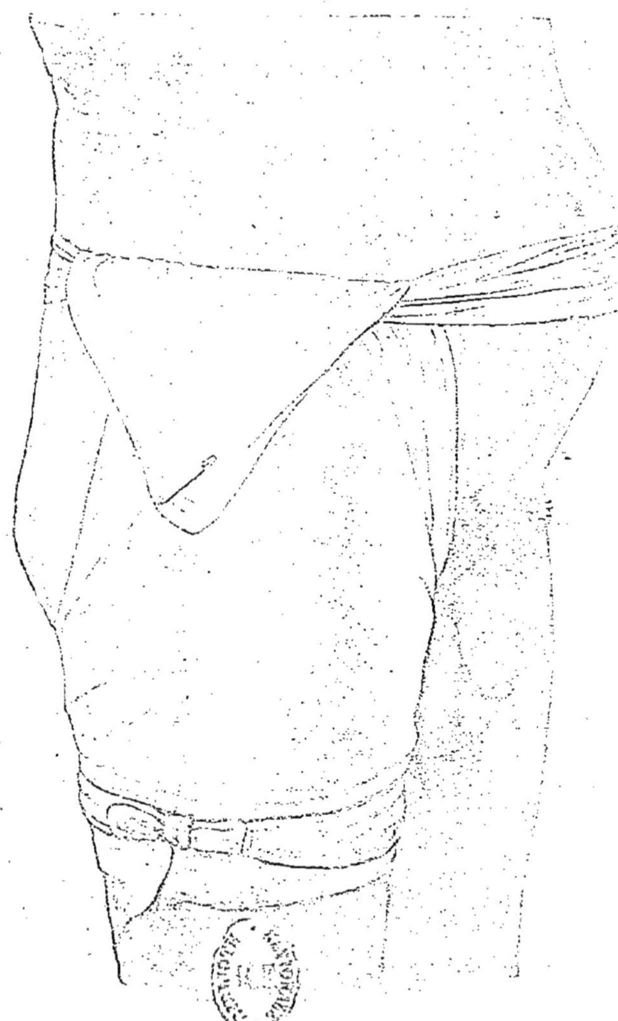

Bandage plein de la hanche.

croise les deux extrémités sur sa face dorsale et on les mène vers l'extrémité inférieure de la jambe où, après un circulaire autour des malléoles, on les attache sur la face antérieure du membre.

2. — Bandage plein de tout le pied (Pl. LXXIV).

On place le pied malade sur une écharpe triangulaire, de façon que l'angle droit de celle-ci regarde en avant, tandis que sa base se trouve en arrière vers le tendon d'Achille. On rabat l'angle droit sur les orteils et sur le dos du pied jusqu'à la jambe, on prend les deux extrémités, on les croise sur le dos du pied, on les mène vers la jambe, on fait un circulaire autour des malléoles et on noue sur la face antérieure de la jambe.

3. — Bandage plein du genou (Pl. LXXV).

On applique sur la rotule le milieu de l'écharpe pliée en cravate, on mène les deux extrémités comme dans un spica descendant du genou autour de la cuisse et de la jambe et l'on termine dans le creux du jarret.

4. — Bandage plein de la hanche (Pl. LXXVI).

Pour faire le mieux possible ce bandage plein de la hanche, il faut deux écharpes.

On place la *première* sur la face externe de la cuisse, de façon que l'angle droit regarde vers le tronc et le plus long côté vers le pied. On replie deux ou trois fois ce bord inférieur, on mène les deux extrémités circulairement autour de la cuisse pour les nouer sur la face externe de celle-ci.

La *deuxième* écharpe, pliée en cravate, est menée circulairement autour de l'abdomen, un peu au-dessous de l'ombilic, de façon à croiser l'angle droit de la première écharpe. Cet angle droit est alors rabattu en bas et fixé par une épingle de sûreté.

III. — Bandages pleins de la tête.

1. — Bonnet triangulaire (Pl. LXXVII).

Le bonnet triangulaire sert à recouvrir la voûte du crâne.

Le milieu du long côté d'une écharpe triangulaire est appliqué sur le front juste au-dessus des sourcils, tandis que l'angle droit pend sur la nuque. On prend les deux extrémités du long côté et on les enroule juste au-dessus des oreilles jusqu'à l'occiput où elles recouvrent l'angle droit, puis on les ramène vers le front sur le milieu duquel on les noue. On rabat alors l'angle droit sur le haut de la tête et on le fixe là au bonnet avec une épingle.

Inversement on peut appliquer le bonnet triangulaire en plaçant le milieu du long côté de l'écharpe sur l'occiput, au-dessous de la protubérance occipitale, tandis que l'angle droit pend devant le front. Les deux extrémités sont alors menées autour du front et nouées au-dessous de la protubérance occipitale, tandis que l'angle droit est rabattu sur le front et fixé sur le haut de la tête.

2. — Bonnet quadrangulaire (Pl. LXXVIII).

Outre la voûte du crâne, le bonnet quadrangulaire recouvre aussi les oreilles et une partie des joues.

On plie une écharpe quadrangulaire de façon à produire un grand et un petit carré, le bord du premier dépassant le second d'environ la largeur de la main. On applique l'écharpe ainsi pliée sur la voûte du crâne, de manière que le bord supérieur, appartenant au petit carré, atteigne juste les sourcils, tandis que le bord inférieur, répondant au grand carré, pend sur le visage. On saisit alors les deux angles supérieurs du petit carré, on tire dessus jusqu'à ce que le bonnet s'applique bien à la tête et on les mène en arrière sur la nuque où on les noue.

PLANCHE LXXVII.

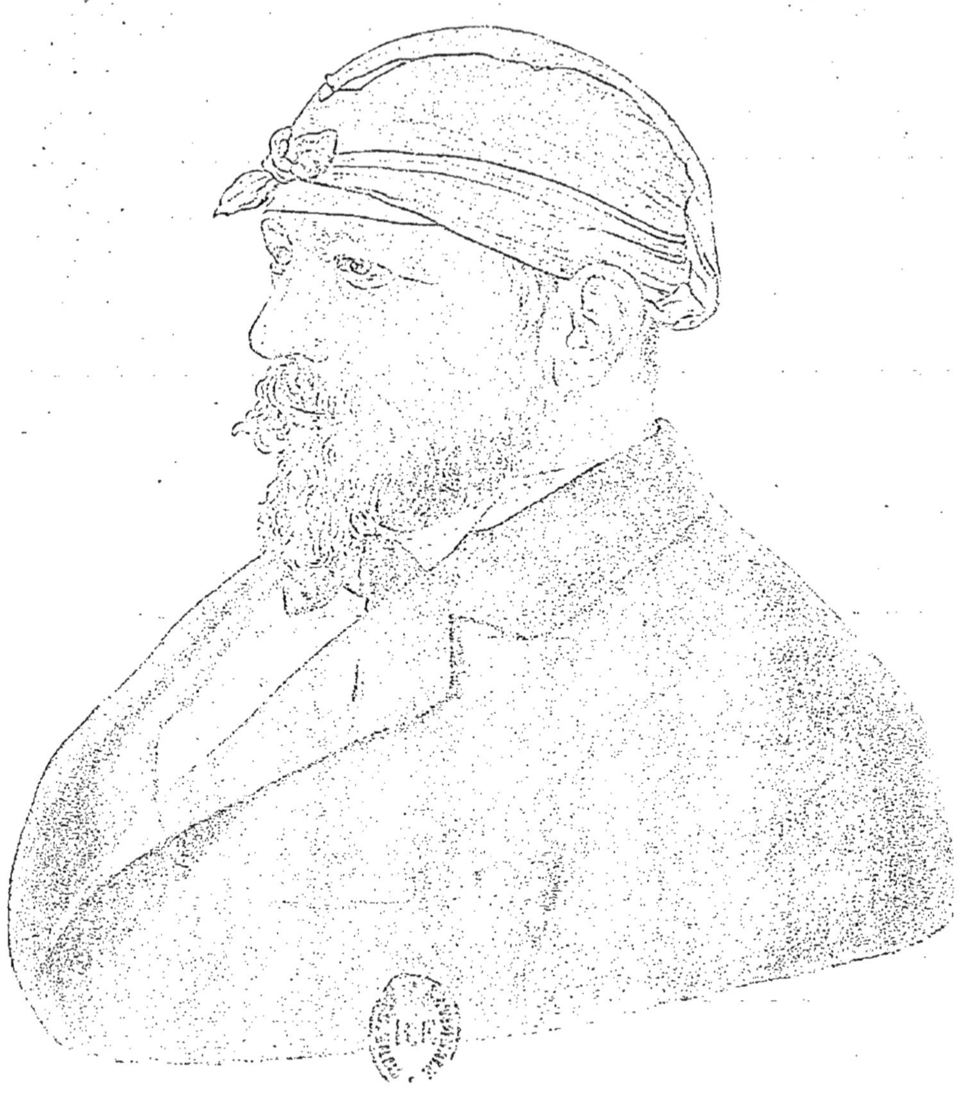

Bonnet triangulaire.

PLANCHE LXXVIII.

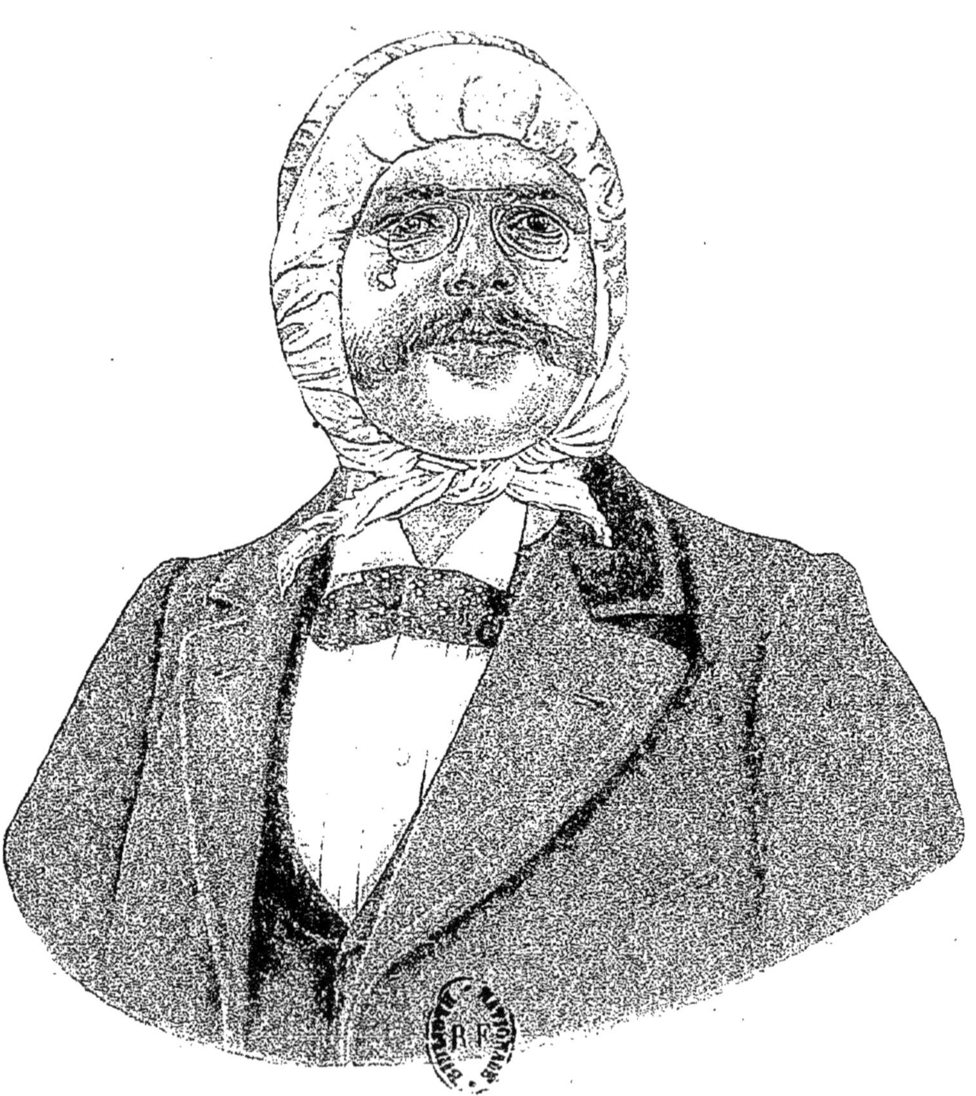

Bonnet quadrangulaire.

PLANCHE LXXIX.

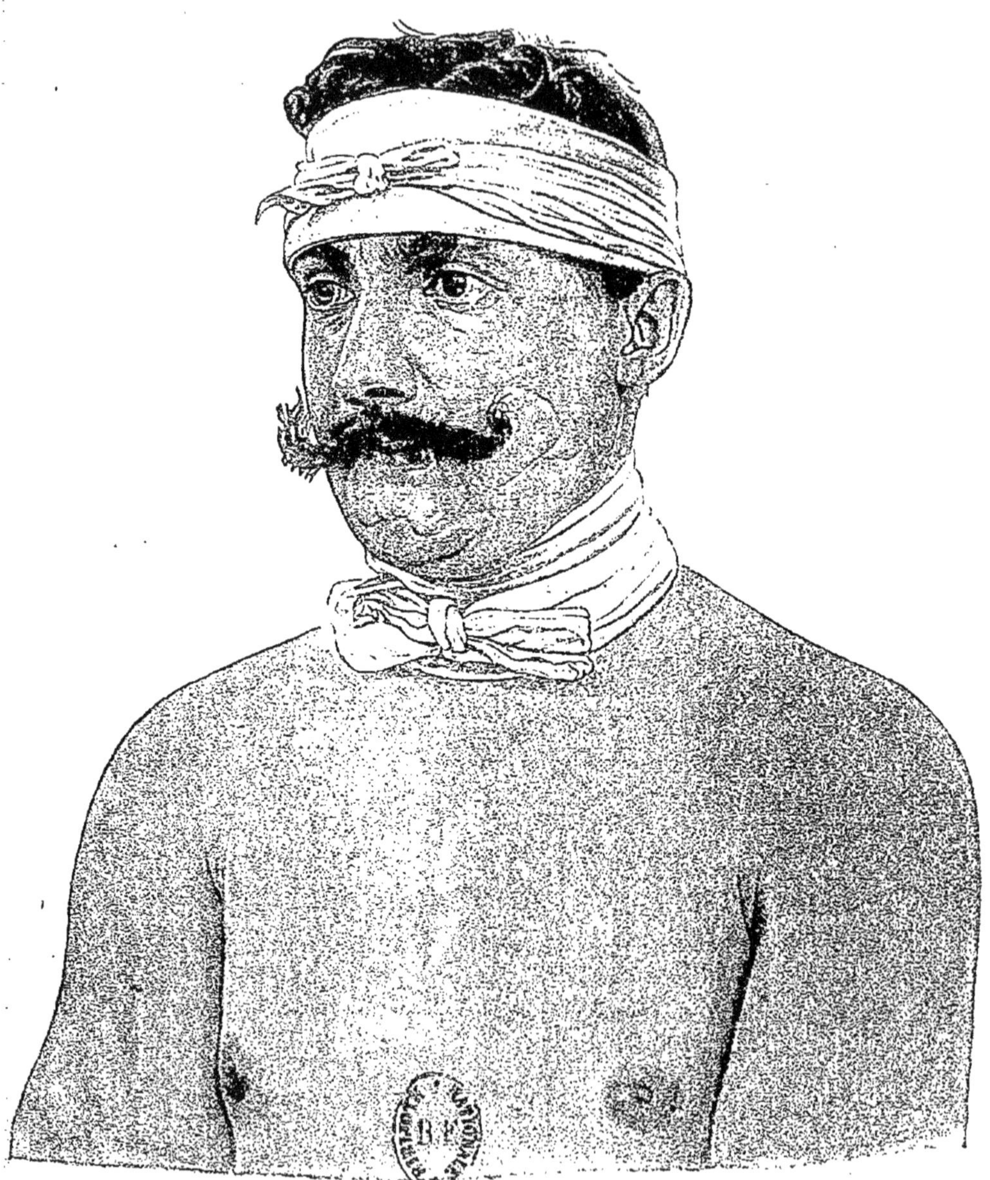

Bandages pleins du front et du cou.

PLANCHE LXXX.

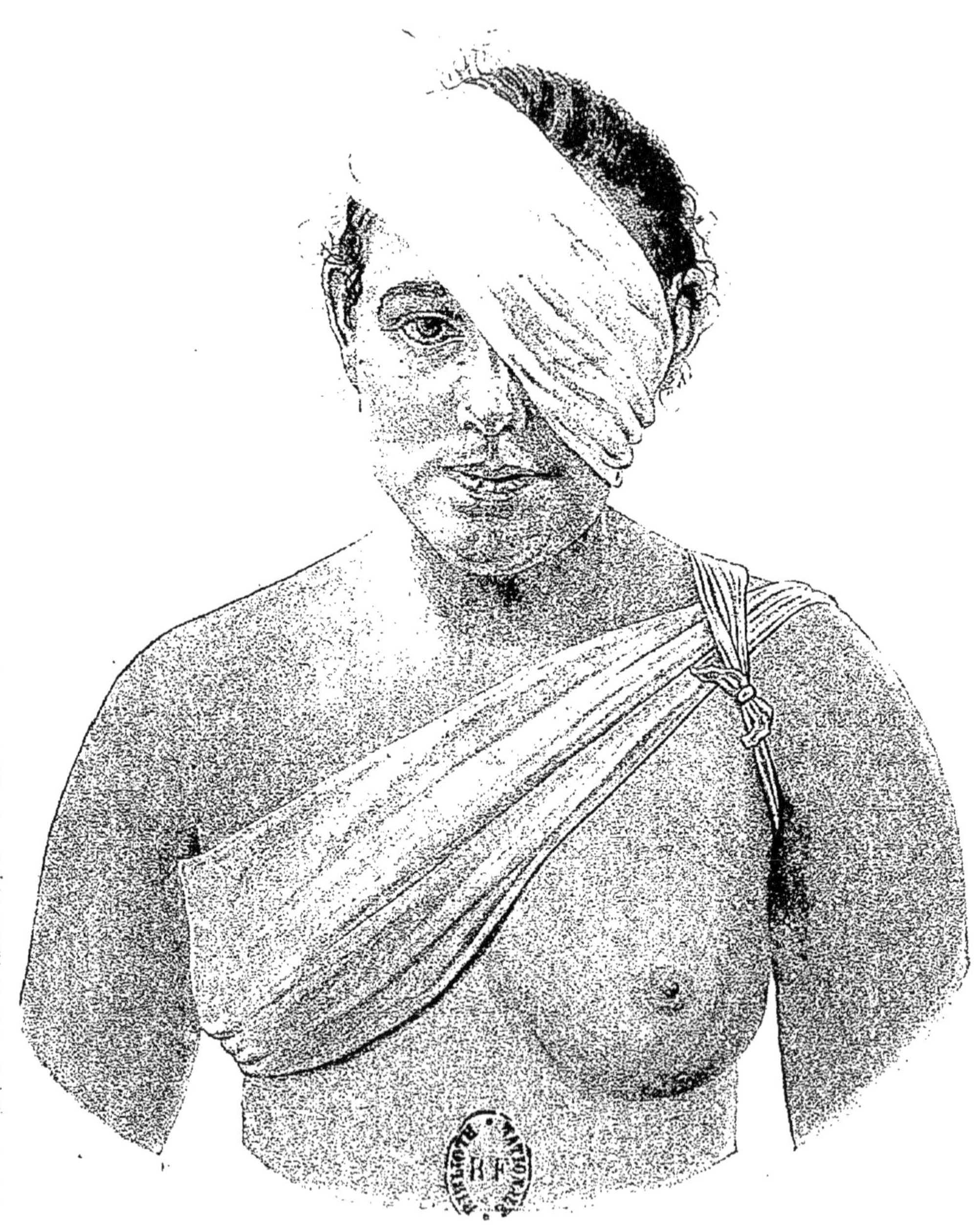

Bandages pleins pour l'œil et pour le sein.

3. — Bandage plein du front, bandage frontal (Pl. LXXIX).

On applique le milieu de la cravate sur le front, on mène les deux extrémités en arrière vers la nuque, au-dessous de la protubérance et on les ramène vers le front où on les noue.

4. — Bandage plein de l'œil (Pl. LXXX).

Le milieu de l'écharpe pliée en cravate est appliqué obliquement sur la glabelle, une extrémité est menée par-dessus l'œil à recouvrir et l'autre sur le côté opposé de la tête jusqu'à la nuque où on les noue.

5. — Bandage plein de la joue et de l'oreille (Pl. LXXI).

Le milieu de l'écharpe pliée sur elle-même est placé sous le menton; les deux extrémités sont menées l'une devant l'oreille ou sur elle, la seconde derrière l'autre oreille jusque sur le haut du crâne où on les noue.

6. — Bandage plein du cou (Pl. LXXIX).

Le milieu de l'écharpe pliée en cravate est placé en avant sur la ligne médiane du cou, les deux extrémités sont menées circulairement autour de lui et nouées en avant sur la ligne médiane.

IV. — Bandages pleins du sein et du tronc (Pl. LXXX).

Le milieu de l'écharpe largement pliée en forme de cravate est appliqué sous la mamelle de façon à la relever. Les deux extrémités sont menées obliquement à l'épaule opposée et autour d'elle en huit de chiffre. On noue sur le haut de l'épaule.

V. — Bandage plein des parties sexuelles (Pl. LXXXI et LXXXII).

A la partie inférieure du tronc, l'écharpe triangulaire sert comme bandage pour les parties génitales. Le long côté embrasse en avant le bassin à peu près au niveau de l'ombilic. L'angle droit est tiré entre les cuisses ; enfin les trois extrémités sont nouées sur le dos (Pl. LXXXI).

Une autre manière de faire ce bandage est d'employer deux écharpes. La première est attachée circulairement autour de l'abdomen comme une ceinture. La deuxième, pliée largement en cravate, est placée entre les cuisses, et nouée au circulaire en avant et en arrière ou fixée à lui par une épingle de sûreté.

PLANCHE LXXXI.

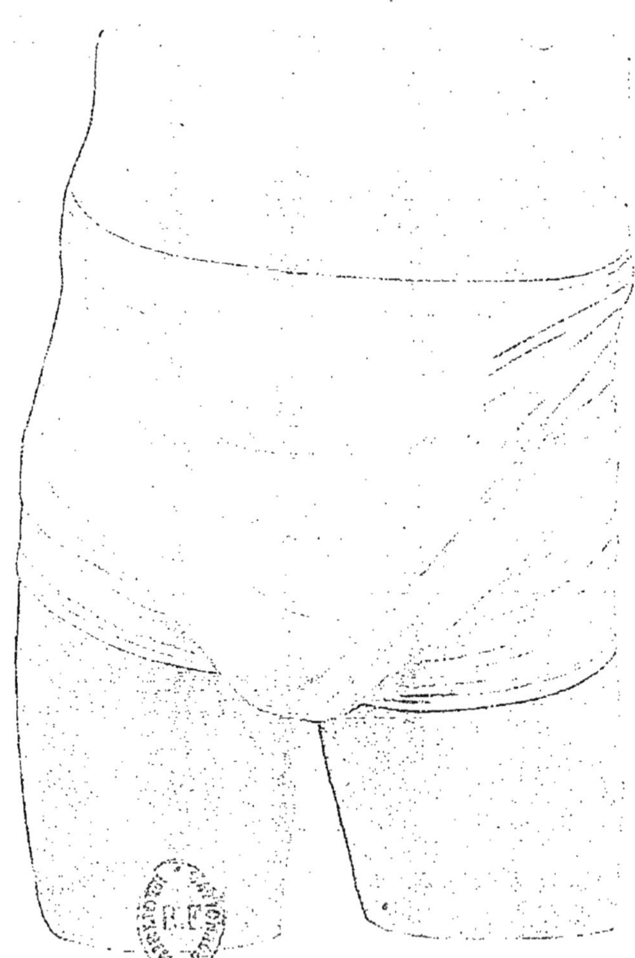

Bandage plein de l'abdomen.

Planche LXXXII.

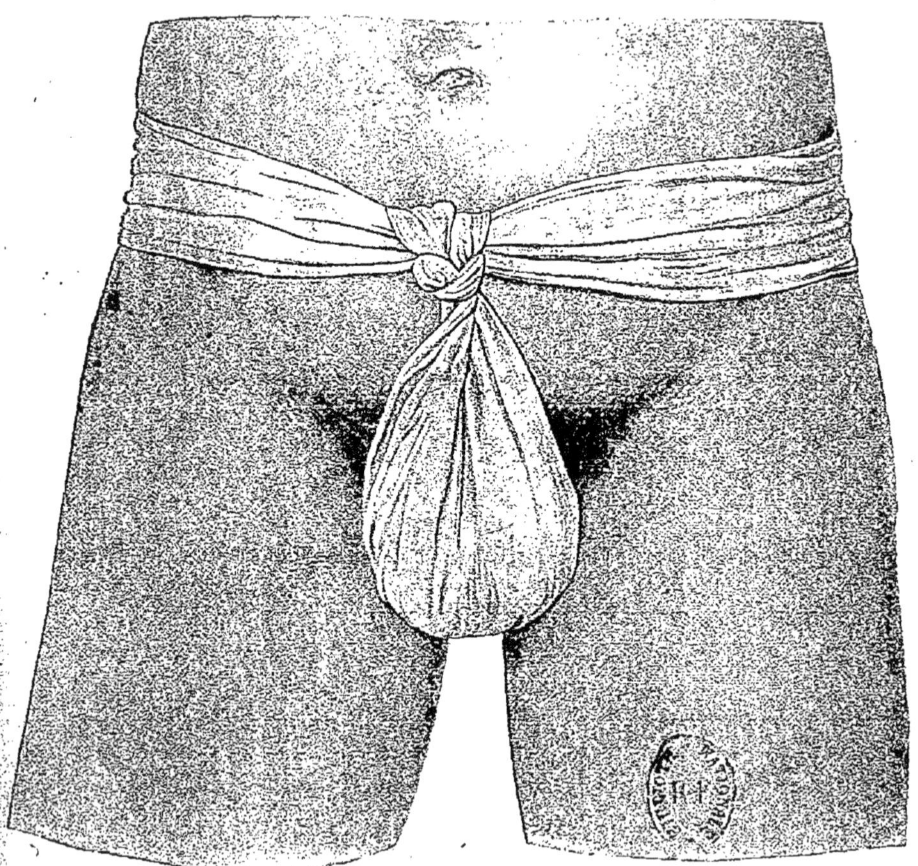

Bandage plein des parties sexuelles.

DEUXIÈME PARTIE

PANSEMENTS POUR PLAIES

I. Petits pansements.

Les plaies où l'on ne veut appliquer aucun pansement régulier, notamment les petites blessures survenant journellement, peuvent être protégées contre l'infection extérieure par l'application de *taffetas d'Angleterre*, ou de *papier taffetas*, ou d'un morceau de *diachylon*, ou de l'un des emplâtres ou pommades préparés suivant les indications d'Unna avec du sublimé, de l'oxyde de zinc, de l'iodoforme, de l'acide salicylique.

Pour que ces substances adhèrent, il faut que la plaie ne saigne plus et que ses environs soient complètement secs.

Cette dernière condition est aussi nécessaire si l'on veut recouvrir une petite plaie avec du *collodion* que l'on applique au moyen d'un pinceau ou sur un peu d'ouate. Si l'on emploie le collodion pour les doigts, il ne faut pas l'y appliquer *circulairement*, car de graves troubles de nutrition pourraient facilement résulter de l'ischémie produite par la compression.

Le *pansement à la gaze iodoformée collodionnée* s'applique en recouvrant la plaie d'un morceau de gaze iodoformée de dimensions correspondantes et en fixant les bords de celui-ci avec le collodion. Sur ce premier morceau de gaze, on applique une série de couches semblables, les bords seuls doivent être chaque fois enduits de collodion.

Le milieu du pansement doit rester libre pour livrer passage à un suintement possible.

Pour enlever le collodion de la peau, le mieux est d'employer l'éther acétique. Les morceaux restants s'enlèveront surtout en lavant avec de l'éther ou de la thérébentine.

La façon d'appliquer les petits pansements est indiquée par la planche LXXXIII.

Nous voyons là la pointe du doigt recouverte par du *diachylon*, du *collodion* et un *doigtier*.

Au petit doigt, nous voyons le *doigtier de Neff* en tricot.

Sur le dos de la main, nous voyons le diachylon appliqué en forme d'*étoile*, ou de *rondelle coupée radiairement*, ou en forme dite de *croix de Malte*, c'est-à-dire de carré à coins entaillés.

La *pâte de cérat de Schleich* est faite de cire jaune fondue et traitée par l'ammoniaque pour qu'on puisse la mélanger à un volume et demi ou deux d'eau. On obtient ainsi un onguent crémeux, neutre, qui ne doit plus renfermer d'ammoniaque. Cette pâte sert à recouvrir les plaies, notamment les brûlures. Si on la mélange de peptone, d'oxyde de zinc, de gomme et d'amidon, on a une excellente substance à pansement, au moyen de laquelle on peut coller de la gaze sur une plaie, car elle sèche complètement en quelques minutes.

Le pansement à la gélatine *à base de zinc* d'Unna possède aussi une action remarquable sur certaines formes de plaies. Nous décrivons l'application de ce pansement pour le traitement d'un ulcère de jambe.

Après avoir soigneusement savonné et lavé tout le membre, on applique sur lui et sur l'ulcère une couche épaisse de cette gélatine au zinc chauffée :

Oxyde de zinc............	ãã 10 grammes.
Gélatine pure............	
Glycérine...............	ãã 40 —
Eau distillée............	

Appliquer à chaud.

On saupoudre l'ulcère d'iodoforme ou bien on y applique soit une couche d'ouate, soit de la gaze iodoformée ou au sublimé. On enroule là-dessus une bande de tarlatane ordinaire (bande bleue) roulée en deux globes égaux, plongée dans l'eau, et qu'on applique de la façon suivante sur la jambe enduite et non encore sèche : le malade est assis, sa jambe élevée, en face du médecin. Celui-ci prend les deux globes et place la partie de la bande qui les unit sur le côté de la jambe opposé à l'ulcère ; elle y adhère aussitôt. Les deux globes sont alors menés en avant de manière à se croiser sur l'ouate qui recouvre l'ulcère ; les mains, en arrivant là, échangent entre elles les deux globes, les tirent fortement de façon à diminuer notablement le pourtour de la jambe au niveau de l'ulcère et vont croiser de nouveau en arrière les deux globes, soit au-dessus, soit au-dessous de l'ulcère, mais toujours du côté opposé. Les deux mains échangent là encore les globes, les serrent et les mènent en avant pour les croiser à une autre place, et on continue ainsi jusqu'à ce qu'on ait recouvert de ces tours entre-croisés toute la partie malade et enduite de la jambe, et toujours au moins depuis le milieu du pied jusqu'au mollet.

Une seconde bande de tarlatane mouillée est aussitôt appliquée sur la première, de façon à remplir les places insuffisamment recouvertes par celle-ci et à consolider tout le pansement par des tours en spirale se recouvrant successivement. Cette deuxième bande peut être à deux globes comme la première ou à un seul comme d'ordinaire. Unna applique de préférence, pour commencer, une bande à deux globes dont il roule ensuite chaque extrémité de son côté jusqu'au bout.

Le pansement durcit rapidement d'une façon parfaite et peut rester de deux à quatre jours suivant l'abondance du suintement.

Les douleurs provoquées par la marche et le contact du pied avec le sol diminuent rapidement, si bien que le malade n'est jamais obligé d'interrompre ses occupations. Plus on aura serré le pansement en l'appliquant, et meilleur sera le résultat quand on l'enlèvera. On doit toujours le serrer autant que le malade peut le supporter sur le moment.

Si l'abondance du suintement diminue, on peut laisser ce pansement jusqu'à huit jours.

Pour appliquer correctement la bande, qui adhérera solidement partout grâce à l'enduit préalablement placé sur la jambe, il faut tendre la peau saine vers l'ulcère, qui est ainsi diminué, car la rétraction est ensuite impossible.

Le pansement gélatineux au zinc permet l'évaporation à la surface de la peau et est aussi perméable aux suintements de la plaie. Il est aisé de l'enlever en le mouillant simplement avec de l'eau chaude.

II. — Grands pansements.

La génération actuelle d'étudiants ne voit traiter les plaies dans les hôpitaux que par la méthode *aseptique* et ne se doute guère de la transformation apportée depuis trente ans par la méthode de Lister. Nous ne voulons pas développer ici dans tous ses détails l'histoire du traitement des plaies par Lister.

Nous n'avons à décrire que les *méthodes de pansement*. Nous sommes pourtant d'avis qu'il faut familiariser le jeune médecin avec les modifications qu'a éprouvées le procédé de Lister depuis son apparition.

Nous décrirons donc d'abord le pansement typique de Lister, pour parler ensuite de ses transformations successives et des causes qui l'ont amené à sa forme actuelle.

1. — Pansement typique de Lister.

Dans le pansement typique de Lister venait d'abord sur la plaie même le *silk-protective* (taffetas ciré recouvert d'un mélange de : une partie de dextrine, deux parties d'amidon, seize parties d'une solution phéniquée à 5 p. 100) ; là-dessus une *compresse mouillée*, ou *compresse perdue* (gaze phéniquée humide, de six épaisseurs, un peu plus grande que la plaie) ; puis venait la *gaze antiseptique* à sept épaisseurs, formée d'une pièce de gaze de coton, blanc ou non, longue de 6 mètres sur 1 mètre de

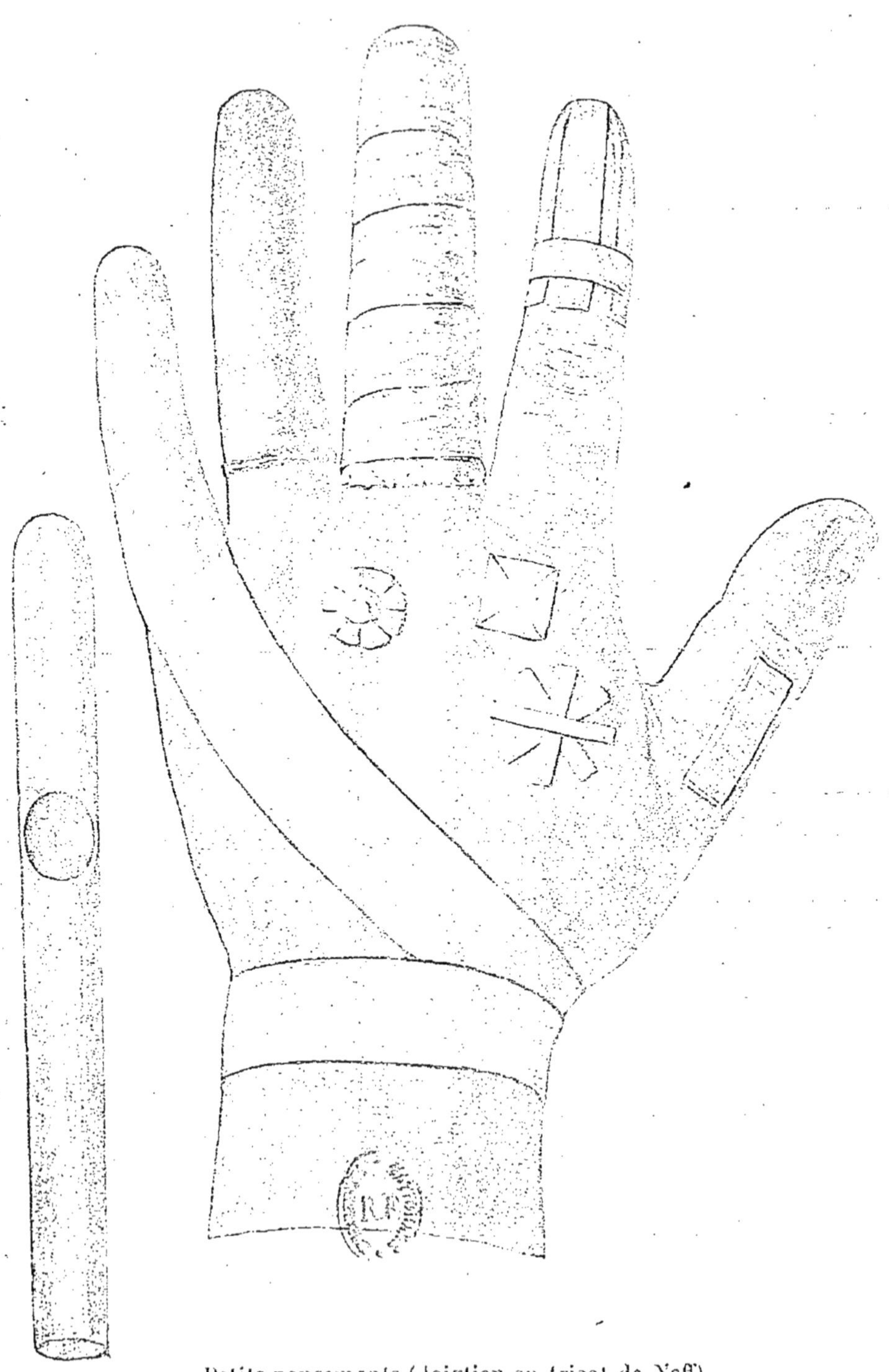

Petits pansements (doigtier en tricot de Neff).

large, chauffée pendant deux à trois heures dans l'eau bouillante, puis déployée et recouverte du mélange suivant : une partie d'acide phénique cristallisé, cinq de résine, sept de paraffine ; comme quatrième plan était appliqué le *makintosh*, fait de coton caoutchouté et imperméable (le Makintosh est maintenant remplacé d'ordinaire par la *batiste de Billroth* ou la gutta-percha laminée) ; comme cinquième plan, la *gaze à huit épaisseurs*. Là-dessus enfin venaient des *bandes* de calicot et de gaze, imbibées d'acide phénique à 5 p. 100, ou parfois des *bandes élastiques*.

Pendant qu'on appliquait le pansement de Lister, un vaporisateur à main ou à vapeur envoyait une solution d'acide phénique à 2 et 1/2 p. 100 sur tout le territoire du pansement.

2. — Modifications apportées au pansement de Lister.

Volkmann modifia d'abord ce pansement typique de Lister en appliquant sur ses bords une couche d'ouate hydrophile, pour empêcher l'entrée des microorganismes en ce point. Lister lui-même avait cherché à obtenir l'occlusion du bord du pansement en y appliquant encore une bande élastique après l'avoir terminé.

Le changement qu'on apporta ensuite au pansement typique de Lister fut qu'on chercha à remplacer l'acide phénique toxique servant à imprégner la gaze. C'est ainsi que Ranke employa le thymol, Maas l'acétate d'alun, de Mosetig l'iodoforme, Kocher le bismuth, de Bergmann le sublimé, Maas la glycérine au sublimé et au chlorure de sodium, Socin l'oxyde de zinc, Lister lui-même l'essence d'eucalyptus et le *sel dit d'Alembroth* (chlorure d'ammonium, 1 ; sublimé, 2,5) pour remplacer l'acide phénique, en recommandant d'autre part la gaze au thymol, la gaze au sublimé, la gaze iodoformée, etc.

Les seules ayant conservé une importance pratique dans le traitement habituel des plaies sont la *gaze au sublimé* et la *gaze iodoformée*, les autres n'étant employées, en règle générale, que dans des cas exceptionnels.

Dans ces dernières années, toute une série d'antiseptiques, ainsi que les gazes correspondantes, ont été recommandés, sans avoir pu cependant se répandre d'une façon générale, comme la gaze au crésyl, au lysol, au dermatol, à l'europhène, au lorétin, au naphtol, au nosophène.

Une autre modification du pansement de Lister provint du remplacement de la gaze même. Lister lui-même employa dans certains cas, au lieu de gaze, le *lint boriqué*, c'est-à-dire du lint ordinaire plongé dans une solution chaude d'acide borique à saturation et séché ensuite à l'air. De Bruns recommanda en première ligne l'ouate hydrophile, Thiersch l'ouate salicylée, de Bergmann l'ouate au sublimé, de Mosengeil et Bardeleben le jute phéniqué, Bardeleben le jute au chlorure de zinc, Thiersch le jute salicylé, Juillard les éponges désinfectées et plongées dans une solution phéniquée à 3 p. 100, Morosow le chanvre ou l'étoupe appelée aussi *oacum*, Weljaminoff l'étoupe goudronnée, Arton l'étoupe au baume du Pérou, Makuschina le lin, Kirchner la charpie au sublimé, Lucas-Championnière l'ouate de tourbe, Esmarch et Neuber la mousse de tourbe pour servir à matelasser, Schede le tissu de verre, Kümmel la cendre de houille en coussins, Leisrink et Hagedorn la mousse des bois, Hagedorn la pâte de mousse et les lames en feutre de mousse, P. Bruns l'ouate de bois au sublimé, Romberg l'ouate de cellulose, Kümmel le coton et la charpie de bois, Escher la sciure de bois, Port les copeaux frais, Beduin le papier à filtre sans colle, Gedeke le papier au sublimé.

Le *renouvellement* du pansement, dans la méthode de Lister, est nécessaire en règle générale dès le lendemain de l'opération et doit se faire ensuite tous les deux ou trois jours.

Ce changement fréquent était un désavantage marqué du procédé de Lister. Avant tout il était en opposition avec le principe sur lequel Lister même avait fortement insisté, la nécessité du *repos* absolu des plaies pour leur guérison. C'est vers le ménagement de ce repos que toute une série de chirurgiens, parmi lesquels on peut citer Esmarch, Neuber et Maas, tournèrent leurs efforts. C'est ainsi que l'on arriva au *pansement définitif.*

Le principe de cette méthode est que le premier pansement appliqué immédiatement après l'opération ou la blessure doit rester en place jusqu'à guérison complète de la plaie. Celle-ci est recouverte d'un protective sur lequel on applique la substance employée pour le pansement et le champ opératoire, immobilisé aussi bien que possible, est placé au repos.

Les conditions de réussite du pansement définitif étaient une antisepsie irréprochable, une hémostase absolue, des fils et un matériel de sutures résorbables, l'absence d'anfractuosités dans la plaie, une issue pour le suintement sans tubes à drainage, et enfin un matériel de pansement qui, outre la présence d'un antiseptique suffisant, possédât une puissance d'absorption aussi élevée que possible.

Les premiers pansements définitifs appliqués de cette manière eurent un grand succès. Non seulement les plaies opératoires, mais aussi de graves blessures, telles que les fractures compliquées, guérissaient sous un seul pansement.

Mais cette sorte de pansement avait encore un grand inconvénient. On le recouvrait d'une couche de gutta-percha laminée et l'on rendait ainsi l'évaporation du suintement impossible. Il en résultait sous le pansement de très légers eczémas et, en outre, les pansements restant longtemps, notamment aux membres inférieurs, empruntaient rapidement à l'épiderme macéré une odeur pénétrante.

Ces deux inconvénients furent bientôt évités par l'abandon de la gutta laminée ou des substances imperméables. Neuber et Bruns notamment enseignaient que le pansement définitif doit être aussi un *pansement sec.*

Un autre progrès, accompli seulement dans ces dernières années, fut le passage de l'*antisepsie* à l'*asepsie.*

Quand on eut appris que les meilleures conditions pour la guérison des plaies était d'opérer autant que possible à l'abri de l'air et surtout des contacts infectieux, on s'aperçut aussi rapidement qu'il était inutile d'ajouter au matériel de pansement une substance antiseptique. Si l'on a réellement opéré d'une façon aseptique, il est inutile de recouvrir la plaie d'une substance antiseptique, il suffit d'un pansement *aseptique* qui a l'avantage d'éviter toute irritation de la plaie. On peut obtenir de deux manières l'asepsie du matériel de pansement. On peut le faire *chauffer* dans une marmite ordinaire ; mais on a alors le désavantage d'une extrême sécheresse ; ou bien l'on emploie pour le stériliser un jet de *vapeur d'eau*.

La méthode la plus récente fait usage d'un appareil particulier appelé *stérilisateur*. On a construit toute une série de stérilisateurs de ce genre. Les appareils de Schimmelbusch, de Braatz, de Adnet, du Dr Goupinel, de Redard, et d'autres encore présentent à peu près la même valeur pour un usage pratique. Ces appareils permettent de *stériliser* chaque fois le matériel de pansement avant l'opération ou avant d'appliquer le pansement.

Pour que les praticiens puissent avoir en réserve un matériel de pansement aseptique, les fabriques se chargent actuellement de la stérilisation. Les substances servant au pansement doivent d'abord être empaquetées de la façon dont on les expédiera, et stérilisées ensuite.

Pour pouvoir y arriver, Gleich avait d'abord recommandé dans la clinique de Billroth de stériliser le matériel de pansement à la *chaleur sèche* dans des boîtes de carton fermées.

Puis Turner et Crupin construisirent un appareil où l'on arrivait à stériliser par la *vapeur d'eau* les substances contenues dans les boîtes de carton fermées.

Plus récemment enfin Dührssen a présenté des pansements isolés, stérilisés, antiseptiques et aseptiques dans des capsules de fer-blanc de grandeur variée ; on trouve dans ces capsules des compresses iodoformées, de l'ouate et des bandes stérilisées.

La *meilleure substance pour les pansements* aseptiques est *incontestablement* la gaze simple (mousseline). Mais employée seule, elle est trop chère pour les grands pansements ; on n'applique donc sur la plaie même qu'une couche de gaze et on place là-dessus un appareil de pan-

PLANCHE LXXXIV.

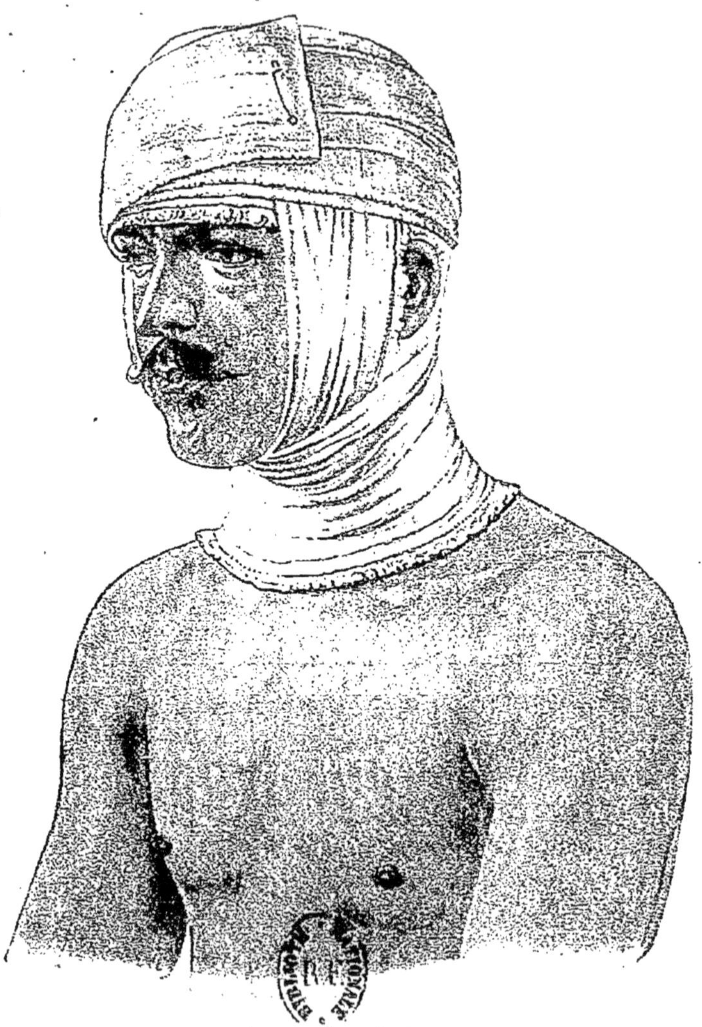

Pansement de la tête.

PLANCHE LXXXV.

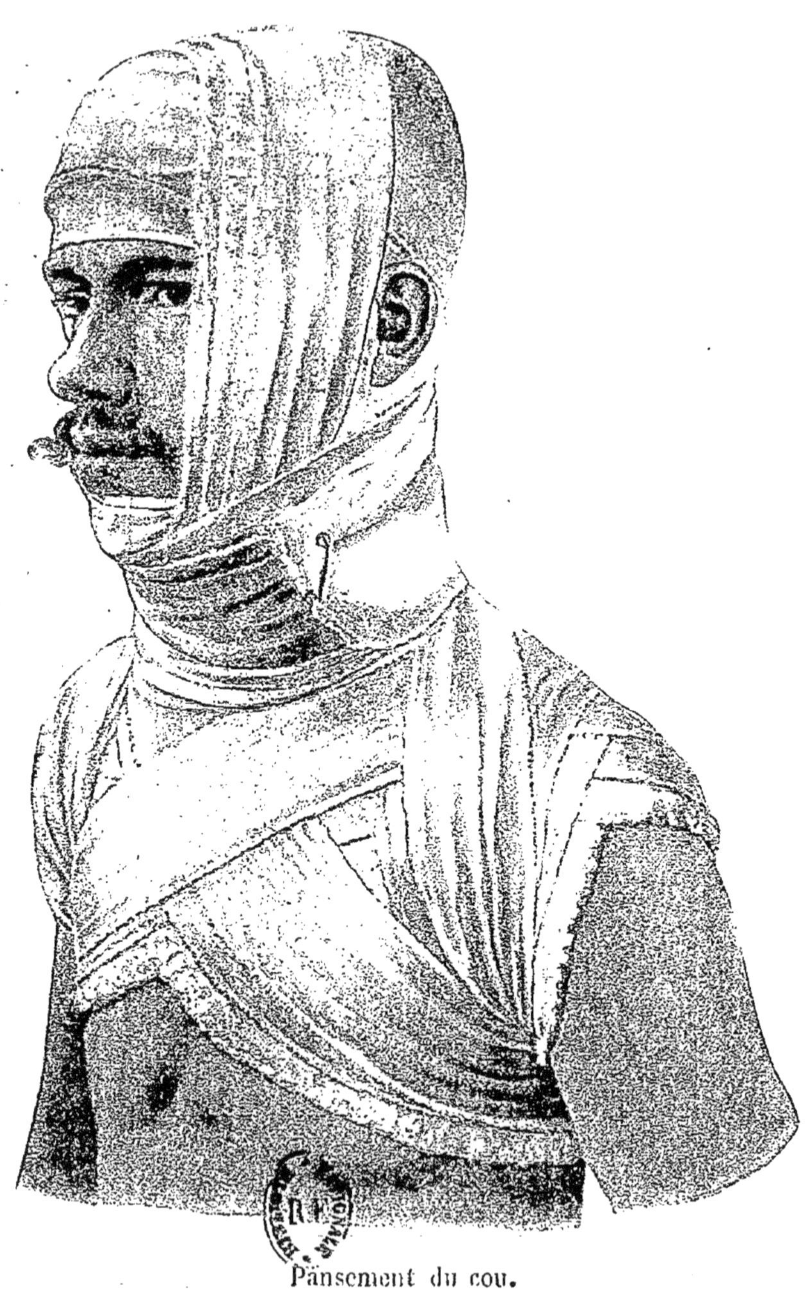

Pansement du cou.

sement de prix plus modéré, mais ayant aussi de bonnes propriétés d'absorption et séchant facilement; les pansements à la mousse notamment (mousse de tourbe, ouate de mousse, pâte de mousse), et aussi l'ouate de bois sont d'un emploi très répandu.

Une modification importante du pansement aseptique est de chercher d'après la méthode de Schede à obtenir la *guérison des plaies sous la croûte humide formée par le sang*. Après une opération rigoureusement aseptique, on laisse la cavité opératoire se remplir de sang, on met là-dessus un protective, puis un pansement aseptique.

Le protective est destiné à empêcher l'évaporation du sang dans la plaie, le pansement à pouvoir activer au contraire l'évaporation et le desséchement du sang qui, trop abondant, aurait pénétré le bandage. Cette méthode convient particulièrement aux opérations sur les os, notamment dans les cas de nécrose.

Une autre modification de la méthode aseptique consiste dans le *tamponnement à la gaze iodoformée*, recommandé surtout par Kocher et Bergmann. On l'exécutera en remplissant la plaie avec de la gaze iodoformée, puis en retirant cette gaze après un temps plus ou moins long, trois à huit jours, de façon à laisser la plaie se réunir secondairement ou bourgeonner par ses parties profondes. Cette méthode s'emploie surtout dans les opérations d'affections tuberculeuses de la peau, des ganglions, des articulations et des os, dans toutes celles où une hémostase absolue est impossible, et dans celles intéressant la bouche, le nez, le rectum et le système uro-génital. Au lieu de gaze iodoformée, on emploie aujourd'hui, dans tous les cas où l'on ne juge pas utile l'action de l'iodoforme, la gaze stérilisée pour les tamponnements. On n'a pas ainsi à redouter d'intoxication par l'iodoforme.

III. — Grands pansements des diverses parties du corps.

Après avoir appris à connaître les principes suivant lesquels on doit appliquer les pansements antiseptiques ou aseptiques, nous voulons décrire la façon dont il faut poser les grands pansements aseptiques sur les diverses parties du corps. On ne peut naturellement en donner un schéma exact. Celui qui s'est bien assimilé chacun des bandages types pourra aussi appliquer sans difficulté ces grands pansements s'il sait varier suivant les cas les bandages types donnés précédemment pour les diverses parties du corps.

Il faut admettre en règle générale qu'on applique d'abord sur la plaie une couche simple de gaze stérilisée : si l'on continue le pansement avec de la gaze, on place sur ce premier plan d'autre gaze pliée irrégulièrement, dite *gaze chiffonnée*. Là-dessus vient de l'ouate hydrophile stérilisée et on entoure le tout de bandes de mousseline.

Si l'on craint un léger déplacement de celles-ci, on peut les recouvrir d'une bande empesée, dite *bande bleue*.

Si, pour continuer le pansement, on prend, au lieu de gaze, de la mousse de tourbe par exemple, on applique un coussin de celle-ci sur la couche de gaze et on enroule ensuite la bande autour. Ces coussins de mousse de tourbe ont l'avantage de procurer aussi un bon soutien à la partie du corps qu'ils recouvrent.

Il est aussi très important pour l'application des grands pansements de faire prendre par le malade à ce moment la position qu'il devra ensuite adopter dans son lit. Si l'on ne suit pas cette règle, on éprouvera très souvent des insuccès, par exemple au cou, à la poitrine, au ventre et aussi aux extrémités.

1. — **Pansement de la tête** (Pl. LXXXIV).

Le pansement de la tête doit être appliqué de façon à recouvrir toute la voûte du crâne.

Pour envelopper ainsi la tête, on commence par un circulaire autour de l'occiput et du front et on fait passer les tours de bande comme ceux du chevestre simple ou double.

Quand le pansement est fini, les circonvolutions de la bande ne recouvrent pas seulement la voûte du crâne, mais passent aussi devant les oreilles, sous le menton et autour du cou.

2. — Pansement du cou (Pl. LXXXV).

Après les opérations ou les blessures du cou, on matelasse bien le pansement jusque sur la poitrine et sous les aisselles.

Les tours de bande fixant le pansement n'embrassent pas seulement le cou, mais recouvrent aussi plus bas, comme pour une étoile de la poitrine et du dos, les deux épaules et le thorax ; à la partie supérieure, pour empêcher le glissement du pansement en bas, quelques circulaires embrassent le front et l'occiput. On fait ces circulaires en menant la bande partie du menton sur le haut de la tête en passant devant l'oreille et en gagnant ensuite la nuque au-dessous de la protubérance occipitale externe.

Avant de terminer le pansement du cou, on place sur les tours les plus élevés du menton un morceau de gutta laminée et on enveloppe celui-ci avec les derniers tours de bande. On rabat sur le cou et le menton ce morceau de gutta et l'on empêche ainsi le pansement d'être sali par les aliments ou la boisson.

3. — Pansement de la poitrine (Pl. LXXXVI).

Si nous prenons comme exemple l'application d'un pansement après une amputation du sein, on couvre la plaie de la substance employée pour les pansements, on matelasse l'autre sein et le creux de l'aisselle, les bords du pansement en haut et en bas, ordinairement avec de l'ouate ; on matelasse également l'aisselle du côté opéré avec de la gaze chiffonnée ou de l'ouate et on entoure aussi la partie supérieure du bras du même côté avec un peu d'ouate. On fixe d'abord avec des circulaires le pansement à la partie supérieure du corps et au sein et on entoure ensuite d'un spica descendant l'épaule et la partie supérieure du bras.

Quand l'épaule est recouverte, on fait encore quelques circulaires autour de la poitrine et à la partie inférieure du pansement.

Pour que le bandage soit convenablement terminé, il faut appliquer les derniers tours de bande pendant que la malade est en position horizontale. Si elle est assise pendant ce temps, on verra inévitablement la bande s'écarter du tronc sitôt que la malade sera couchée dans son lit.

4. — Pansements de la partie inférieure du corps (Pl. LXXXVII et LXXXVIII).

Jusqu'à ces dernières années, on enveloppait le corps, après les laparotomies, de pansements d'une grandeur extraordinaire. On ne le fait plus actuellement. Une mince couche de gaze stérilisée est appliquée sur la plaie suturée et ses bords sont fixés soit avec du diachylon, soit par un badigeonnage de collodion. Pourtant, si l'on veut exercer une compression avec le pansement, il faut fixer la gaze avec des circulaires, et pour empêcher ceux-ci de se déplacer, mener aussi plusieurs fois la bande comme pour un spica descendant autour des deux hanches et des cuisses.

On se facilite beaucoup l'application de la bande en glissant un support sous le bassin. Les supports qu'il faut recommander surtout sont ceux de Volkmann et de Czerny. Le dernier a l'avantage de se laisser placer plus haut et plus profondément (Pl. LXXXVII).

En cas de nécessité, deux mains vigoureuses d'aides peuvent aussi soulever par-dessous le bassin.

Mais, quel que soit le support choisi, on doit toujours veiller à ce que les omoplates et la tête soient soutenues par des coussins à une hauteur correspondante.

Pour pouvoir soutenir le tronc en même temps que le bassin, Ollier a indiqué un appareil fort pratique qu'on peut utiliser pour toutes les tailles. On se rend compte suffisamment de sa forme et de la façon de l'employer par la planche LXXXVIII.

PLANCHE LXXXVI.

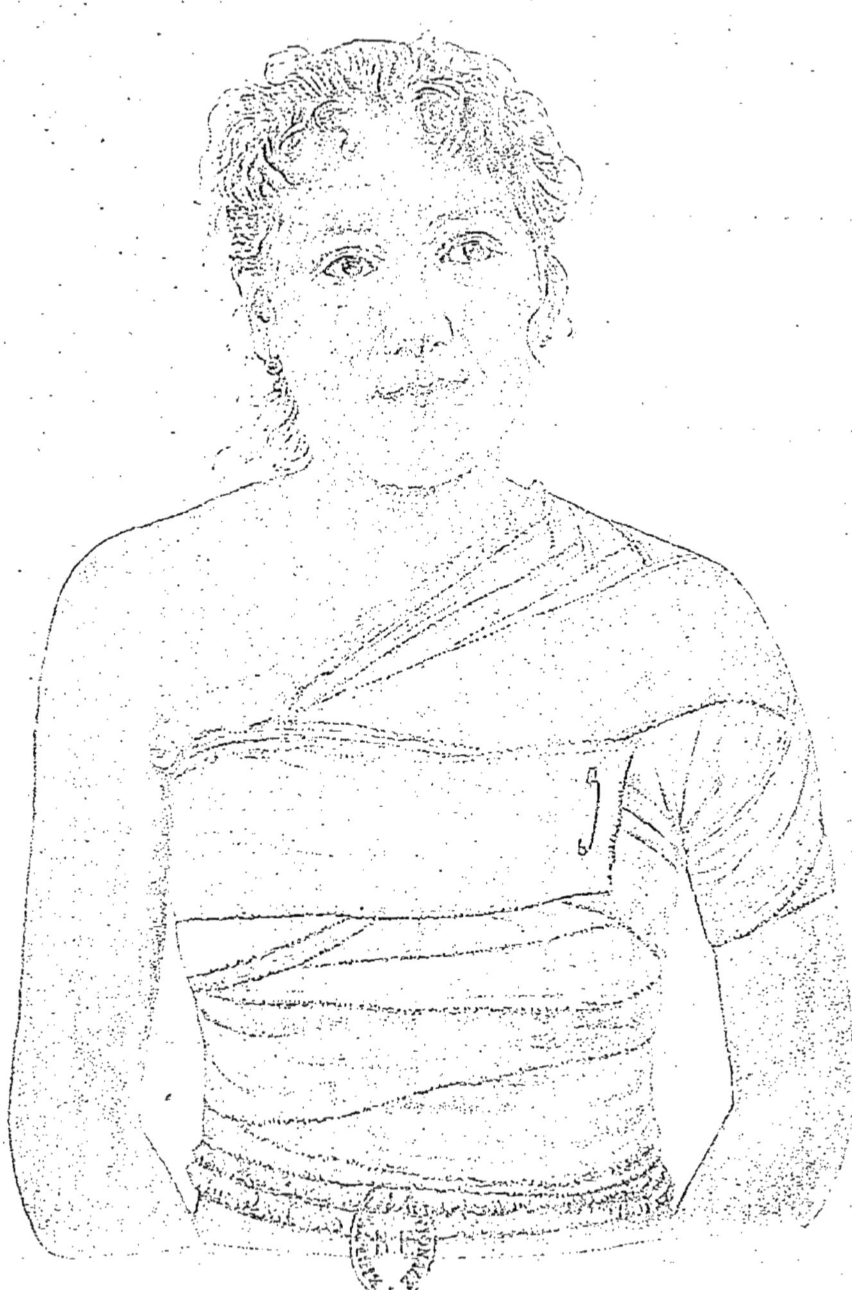

Pansement de la poitrine.

PLANCHE LXXXVII.

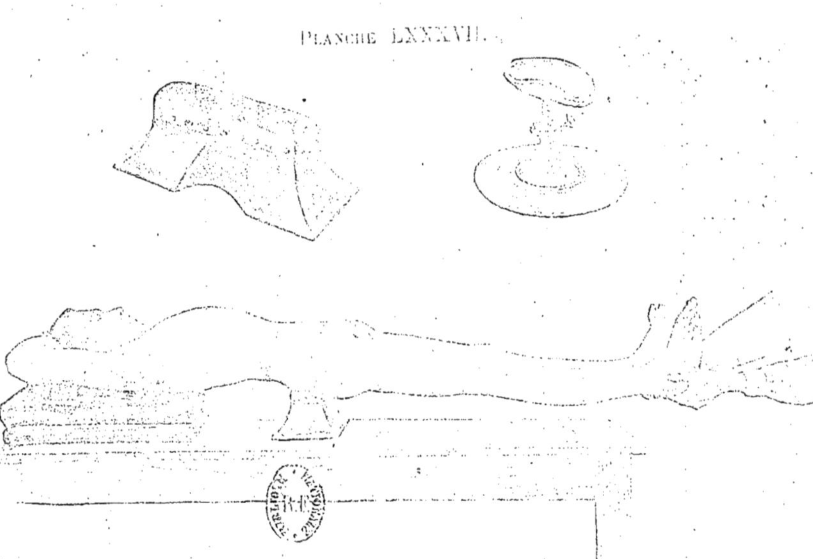

Position du malade pour l'application d'un pansement à la partie inférieure du corps. *a*, Pelvi-supports de Volkmann ; *b*, de Czerny.

PLANCHE [illegible].

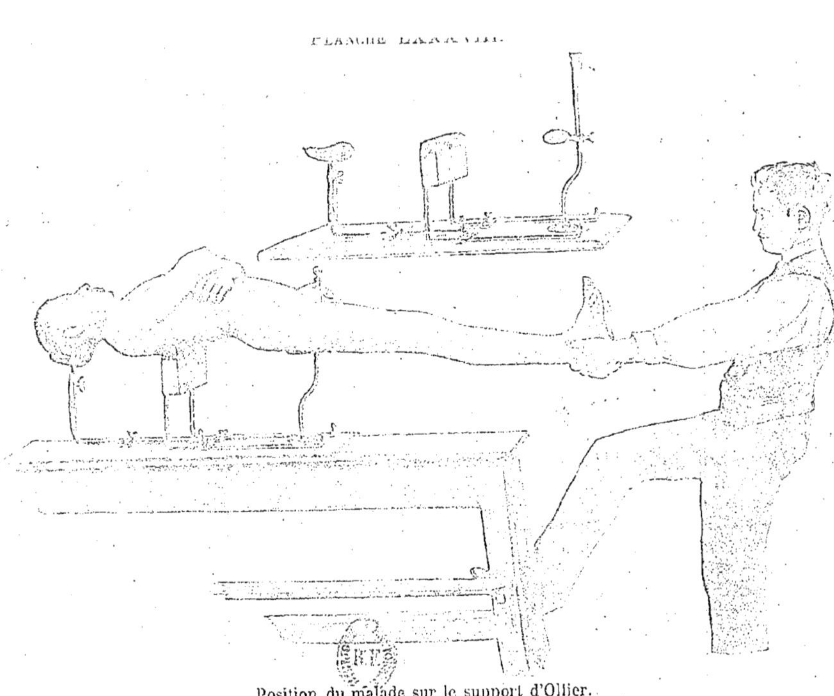

Position du malade sur le support d'Ollier.

PLANCHE LXXXIX.

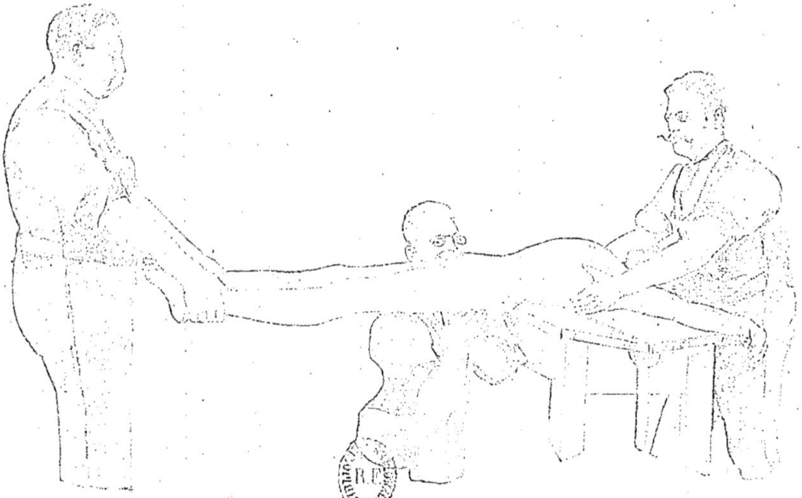

Soutien du bassin par un aide.

PLANCHE XC.

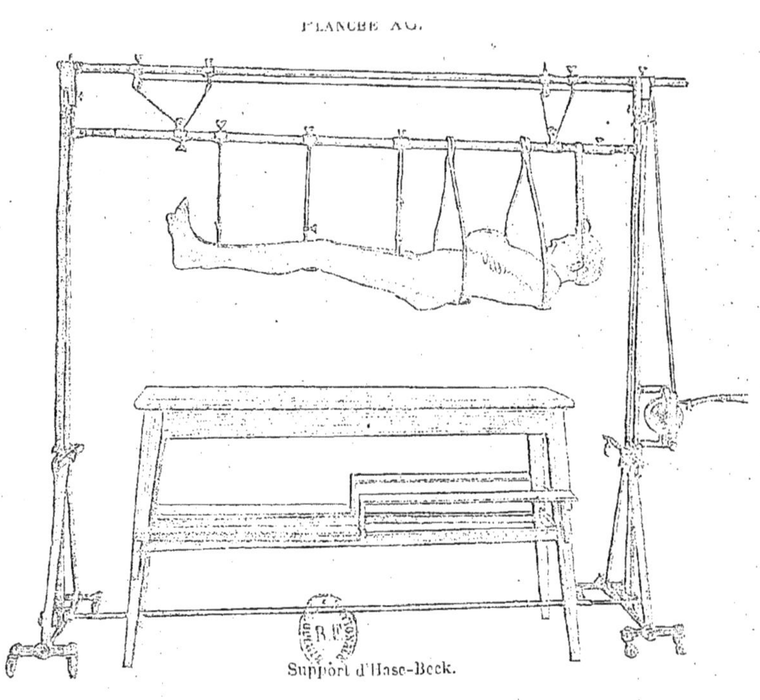

Support d'Hase-Beck.

5. — Pansements du bassin (Pl. LXXXIX, XC et XCI).

On a très souvent à appliquer les pansements du bassin. Nous les employons après les opérations de la hanche, de la région inguinale, comme après les extirpations de ganglions et les cures de hernies, après les opérations sur le sacrum, le testicule, etc.

Pour pouvoir appliquer correctement ces pansements, il faut d'abord donner au malade une bonne position. On y arrive de différentes façons. Ou bien on soulève le bassin et l'on glisse dessous, comme il vient d'être dit, un support de Volkmann ou de Czerny ou l'appareil d'Ollier, ou bien on place le malade en travers sur la table d'opération, de façon qu'il ne repose sur celle-ci que par la partie supérieure du corps.

Pour qu'il ne glisse pas, un aide doit le saisir par le thorax de chaque côté sous les aisselles avec la main appliquée à plat et le pouce en abduction; un second aide tient les deux jambes écartées; enfin il faut encore un troisième aide pour soutenir le bassin (Pl. LXXXIX). Cette position est incommode surtout chez les adultes et fatigante pour les aides. Aussi a-t-on construit divers appareils qui permettent de soulever le malade de la table d'opération sans nécessiter les mains des aides, et cela sans recouvrir le champ opératoire. Le plus connu et le plus recommandable de ces appareils est le support pour malades construit par *Hase-Beck* (Pl. XC).

Comme le montre la planche, dans cet appareil, le soulèvement du malade se fait par plusieurs pinces qui saisissent le haut du corps, pendant que le bassin lui-même et les membres inférieurs sont soutenus par des supports en T.

Le malade est alors élevé avec une manivelle. Cet appareil rend des services tout à fait importants, il ne gêne aucunement le malade et permet au médecin d'agir avec une extrême facilité.

Quand on a soulevé le bassin d'une façon ou d'une

autre, de manière à pouvoir s'en approcher commodément, il faut toujours protéger les deux épines iliaques antéro-supérieures au moyen d'une épaisse couche d'ouate.

Dans chacune de ces couches d'ouate, on fait un trou de façon que l'ouate entoure bien l'épine. Puis on couvre la plaie d'un morceau simple de gaze, on met là-dessus de la gaze chiffonnée et enfin on matelasse les parties molles depuis le milieu de la cuisse jusqu'à l'ombilic. On enveloppe le tout au moyen d'un spica inguinal double. Il faut mettre un soin tout particulier à bien appliquer le bord inférieur du pansement sur les cuisses, le bord qui se trouve au niveau de l'aine contre les grandes lèvres ou le scrotum, enfin le bord supérieur sur le tronc. A la dernière de ces régions, il ne faut pas trop serrer les tours de bande qui pourraient couper.

Chez les enfants, il faut veiller attentivement à ce que le pansement ne soit pas aussitôt imprégné par l'urine et les excréments. La meilleure manière de le protéger contre l'urine est de fixer, quand on a terminé, deux larges pièces de batiste de Billroth répondant à la région inguinale et à la face interne de la cuisse, au moyen de deux fortes bandes ; la batiste de Billroth doit de chaque côté descendre jusqu'au genou. Pour éviter une souillure par les excréments, il faut toujours coucher les petits enfants opérés à la hanche ou dans l'aine et munis du pansement ci-dessus décrit, dans un lit de Phelps (Pl. XCI). Sous ce lit peut être facilement placé le bassin et les excréments ne risquent pas de salir le pansement.

6. — Pansement du périnée (Pl. XCII).

Après les opérations sur le périnée de l'homme ou de la femme, on met ordinairement le malade, pour appliquer le pansement, dans la position de la taille, c'est-à-dire qu'un support glissé sous le bassin le soulève, tandis que les deux jambes sont maintenues par les aides, les cuisses étant fléchies. C'est dans cette position qu'on applique d'abord la gaze sur la plaie périnéale, en ayant soin chez l'homme de faire relever le scrotum.

Planche XCI.

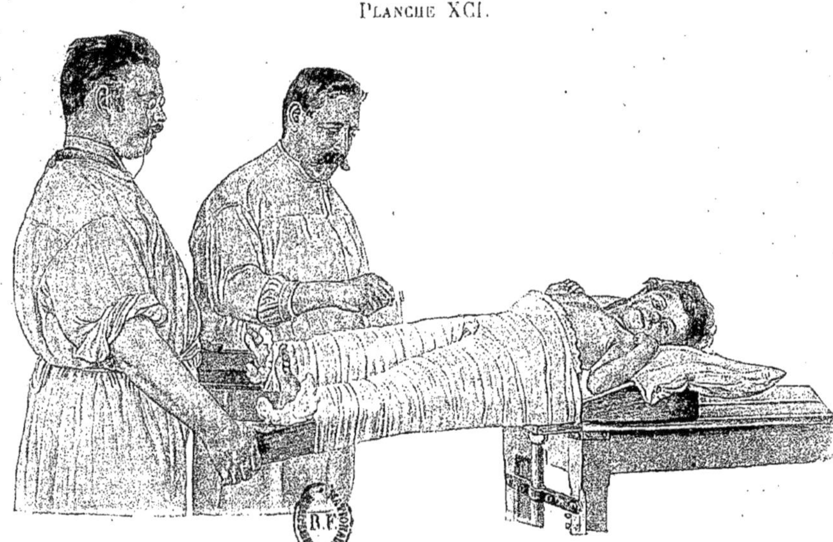

Position du malade sur un lit d'immobilisation de Phelps.

Planche XCII.

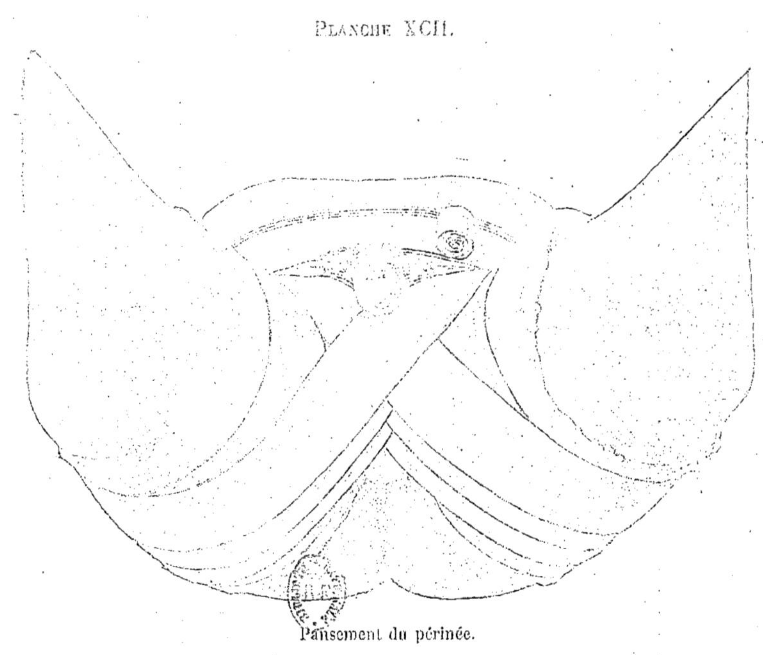

Pansement du périnée.

Sur cette première couche, on applique de la gaze chiffonnée et on matelasse ensuite ordinairement avec de l'ouate. Ce matelas d'ouate embrasse en outre le tiers supérieur de chaque cuisse et la partie inférieure du tronc; puis le pénis et le scrotum sont aussi soigneusement garnis, de façon que la couche d'ouate passe sur la ligne médiane et sur le pénis.

On fait alors en premier lieu un spica inguinal double régulier, puis des tours en huit de chiffre autour des deux hanches, de manière à former un spica juste sur le milieu du périnée. Les tours de bande, partant de l'épine iliaque antéro-supérieure d'un côté, vont donc sous le scrotum ou la vulve, derrière la cuisse opposée et sur l'épine iliaque antéro-supérieure correspondante, puis de la même façon sur le périnée, derrière la cuisse du premier côté et sur l'épine d'où l'on est parti. En enroulant ces derniers tours de bande, on doit veiller à ne pas serrer la racine du pénis.

Le pansement fini, on assure la position correcte des bandes sur le périnée en les fixant encore entre elles au moyen d'une épingle de sûreté.

Il faut enfin veiller à ce que l'orifice anal soit parfaitement libre; pour éviter que le pansement ne soit souillé par les matières, on glisse sous les tours de baude se croisant en arrière un petit morceau de batiste de Billroth ou de gutta-percha laminée et on le rabat en haut.

Chez la femme, on ajoute un semblable appareil de protection sur le bord supérieur du pansement périnéal pour l'empêcher d'être sali par les sécrétions vaginales; chez les hommes, pour appliquer cette batiste de Billroth, on y découpe un trou à travers lequel on passe le pénis.

7. — Pansements des membres.

Le pansement des membres ne présente d'ordinaire aucune difficulté.

On donne au membre la position voulue, on applique le pansement et on fixe généralement le membre dans cette position par un bandage contentif.

TROISIÈME PARTIE

APPAREILS DE SOUTIEN

Les appareils de soutien sont employés d'une part pour le traitement des inflammations, d'autre part pour le traitement des blessures des membres ; ils jouent un rôle notamment dans le traitement des fractures où ils ont surtout pour but d'empêcher, par une position favorable du membre, l'exagération du déplacement des fragments jusqu'à ce qu'un appareil à fractures définitif puisse être appliqué.

On peut répartir ces appareils en divers groupes.

1. — Coussins.

Les coussins employés dans la pratique journalière sont de formes variées.

Nous avons d'abord les coussins de *balle*, remplis de *balle d'avoine* ou de *millet*, les coussins de *paille* hachée et de *sable*. On ne remplit les coussins qu'à moitié, de façon qu'ils s'appliquent bien sur le membre. Une variété de coussins de sable est le sac de sable, rempli généralement en forme de saucisse et servant de soutien pour un membre opéré ou blessé.

D'autres coussins étaient faits autrefois suivant une forme déterminée et bourrés de crins de cheval ou de varech.

Comme type de cette variété de coussins, on peut citer pour le membre supérieur le coussin de Desault, le

PLANCHE XCIII.

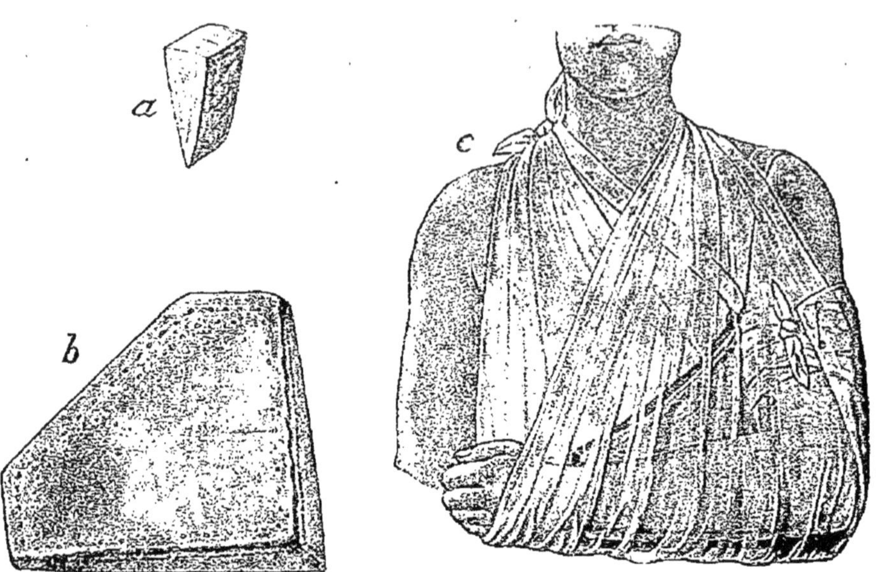

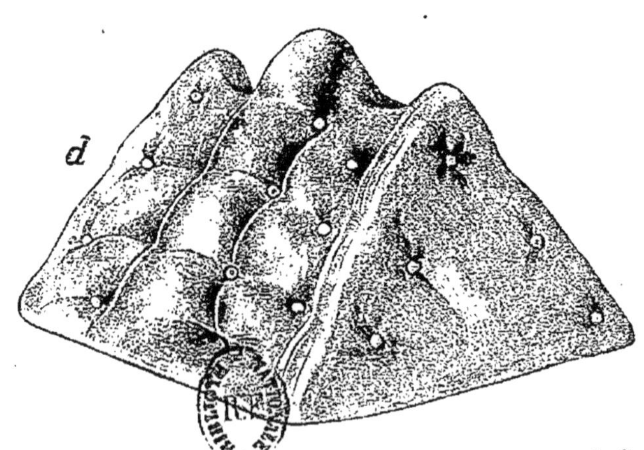

a, Coussin de Desault ; *b* et *c*, Coussin de Stromeyer ; *d*, Coussin de Dumreicher.

PLANCHE XCIV.

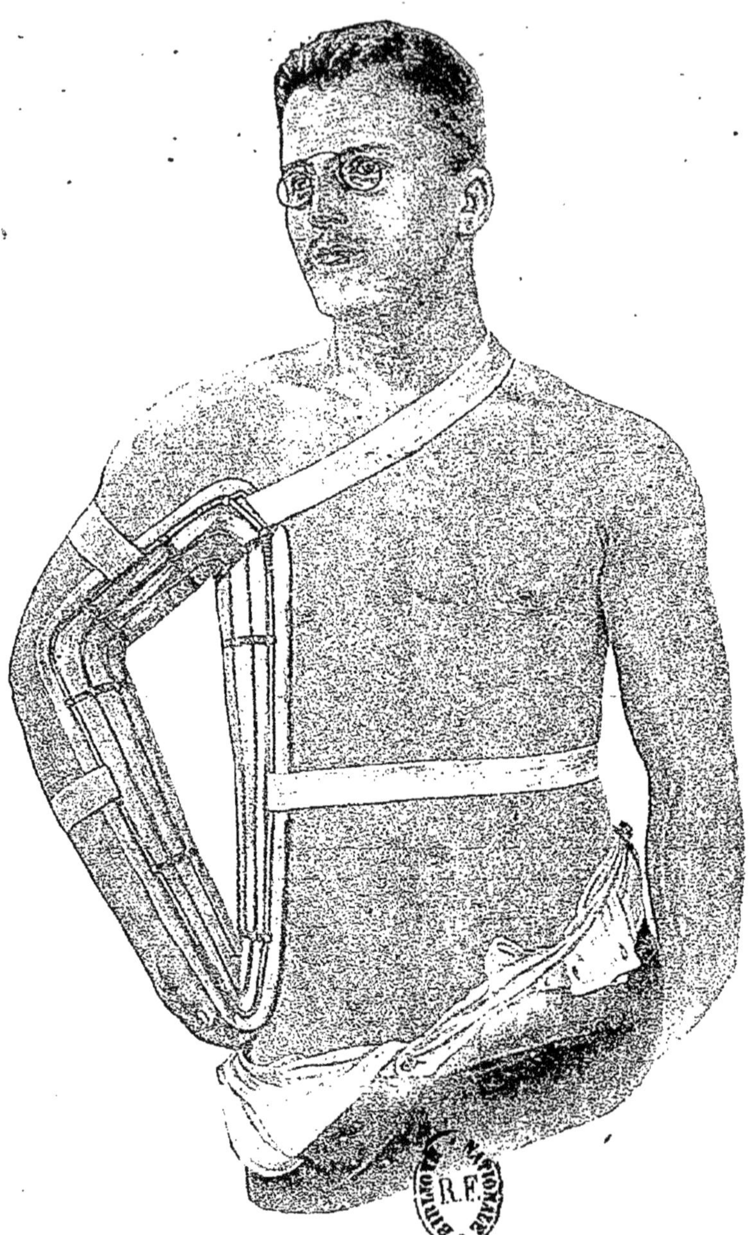

Triangle de Middeldorpf.

Planche XCV.

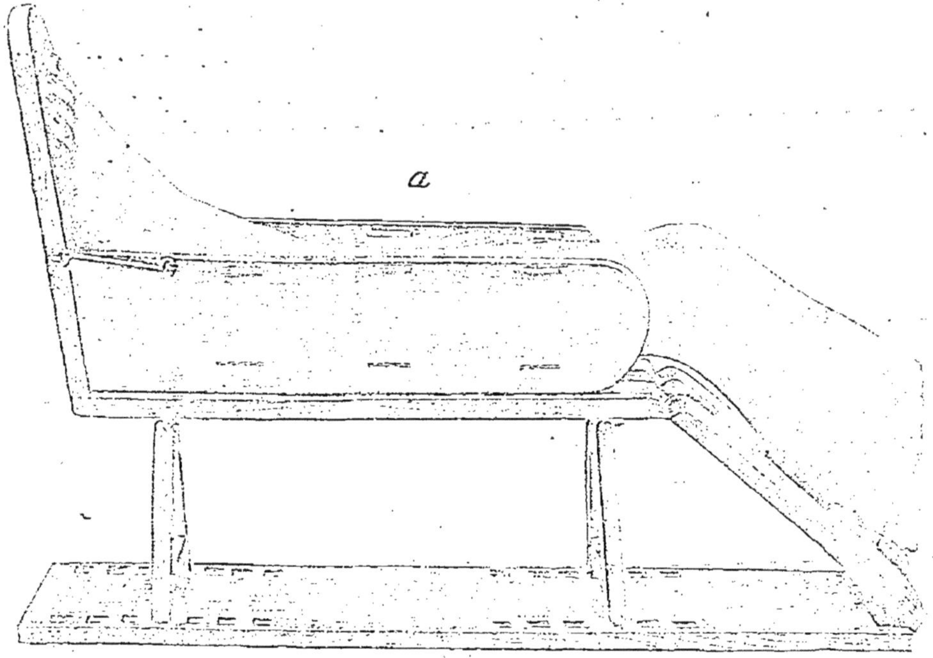

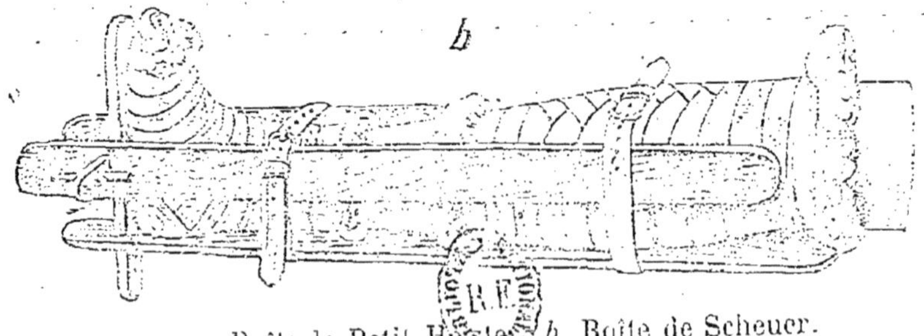

a, Boîte de Petit-Heister; *b*, Boîte de Scheuer.

PLANCHE XCVI.

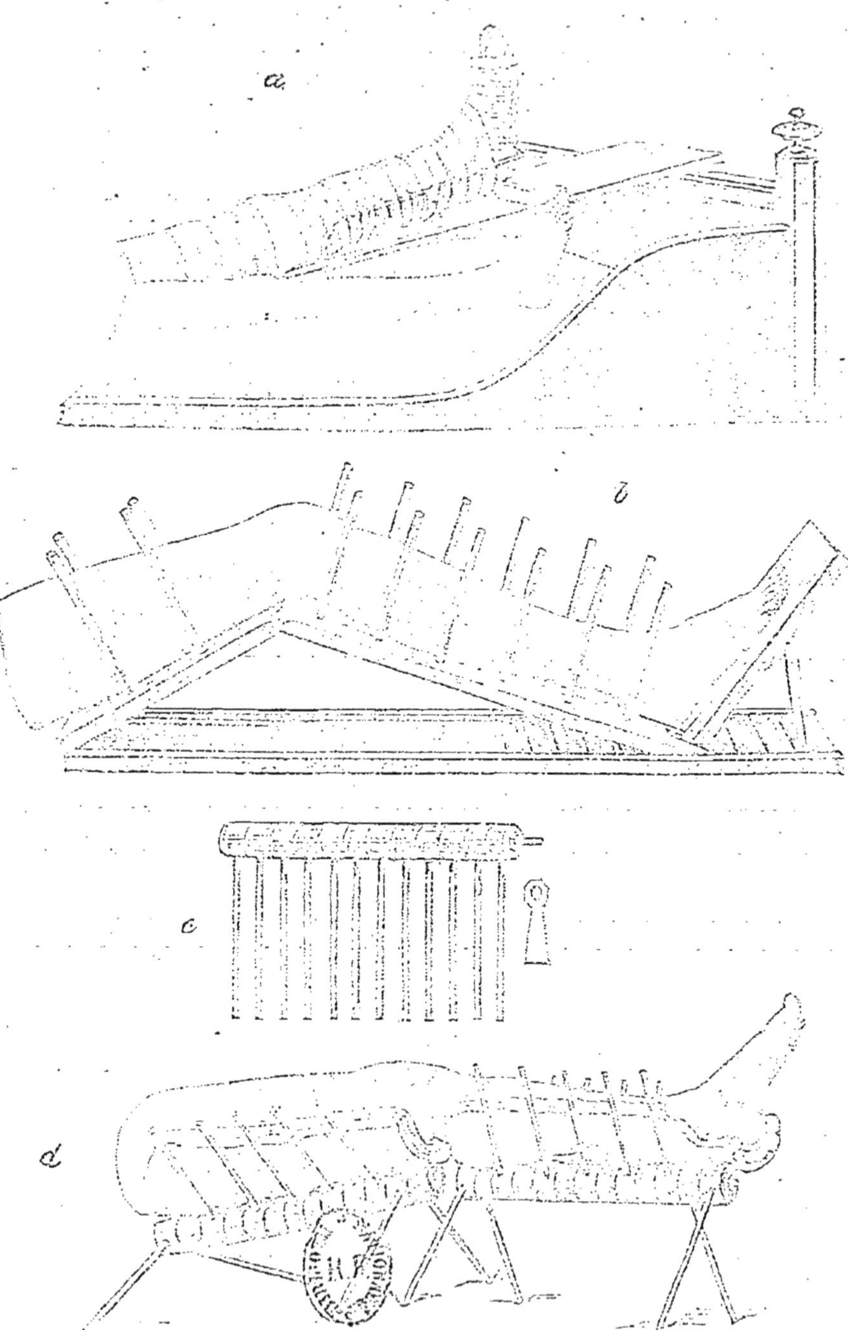

a, Plan incliné simple ; *b*, Plan incliné double ; *c* et *d*, Support à barres de Vialla.

coussin de Stromeyer et le triangle de Middeldorpf, et pour le membre inférieur le coussin de V. Dumreicher.

Nous avons déjà appris à connaître le *coussin de Desault* (p. 30) au sujet du bandage de Desault (Pl. XCIII *a*).

Le *coussin de Stromeyer* (Pl. XCIII *b* et *c*) est employé pour les blessures de la ceinture scapulaire et du bras. C'est un coussin triangulaire, à extrémités arrondies, dont l'épaisseur augmente en allant de la base amincie vers l'angle droit. L'extrémité supérieure arrondie se place dans le creux de l'aisselle, l'inférieure au poignet, l'angle droit sous le coude malade. Par une bande menée sur l'épaule saine, on fixe d'abord le coussin au thorax, puis le bras fléchi à angle droit est appliqué au corps par-dessus le coussin et fixé ainsi au thorax par une bande. Sur le tout vient encore une écharpe triangulaire ordinaire et le bras possède ainsi un bon point d'appui.

Le *triangle de Middeldorpf* (Pl. XCIV) sert à maintenir en abduction un bras fracturé. Un coussin de crin triangulaire est appliqué par sa base contre le côté latéral du tronc ; des ceintures cousues aux deux extrémités de la base fixent le coussin au thorax. Le bras et l'avant-bras sont alors appliqués sur les deux petits côtés du triangle, de façon que le coude réponde exactement à l'angle droit. Le bras est ensuite fixé au coussin dans cette position par des bandes. Pour éviter un œdème du bras, celui-ci doit être soigneusement enveloppé, avant d'être uni au coussin, depuis la pointe des doigts jusqu'à l'épaule.

Actuellement, on préfère au coussin un cadre triangulaire. Ce cadre est formé de trois gouttières, en bois ou en fil de fer, destinées à recevoir d'un côté le bras et l'avant-bras, de l'autre à s'appliquer sur la partie latérale du thorax. Il s'emploie de la même façon que le coussin. Le cadre est fixé au thorax soit par des ceintures, soit par des bandes, et le bras est attaché au triangle de la façon décrite plus haut.

Le *coussin de V. Dumreicher* pour le membre inférieur

est un coussin rembourré cunéiforme, destiné à recevoir la jambe, dans les fractures de cuisse (Pl. XCIII *d*).

2. — Boîtes (Pl. XCV).

Par boîtes, suivant leur forme la plus simple et la plus ancienne, on entend des caisses allongées, quadrangulaires, ouvertes en haut, recevant la jambe dans toute sa longueur et matelassées pour permettre une position commode de la jambe depuis le talon jusqu'au genou. Le support du pied et les côtés de la boîte peuvent se relever ou se rabattre.

Les plus connues sont la boîte de Petit-Heister et celle de Scheuer.

A la boîte de Petit-Heister est ajouté, outre la caisse proprement dite, un pied servant à l'élever ou à l'abaisser et aussi un support pour la cuisse qui forme un angle obtus avec le fond de la boîte (Pl. XCV *a*).

La boîte de Scheuer est très simple, consistant, outre la planche du pied, en trois attelles de bois unies par un simple jeu de coulisses et se fixant à la jambe par des bandes ou des courroies (Pl. XCV *b*).

3. — Plan oblique à inclinaison simple ou double (Pl. XCVI).

Le plan *oblique à inclinaison simple* (*plan incliné simple*) sert simplement à maintenir la jambe élevée. La façon la plus simple d'obtenir cette position élevée est de glisser dessous un coussin, ou une chaise renversée, ou encore une planche placée obliquement (Pl. XCVI *a*).

Le plan *oblique à inclinaison double* (*plan incliné double*) maintient la jambe, pour en relâcher les muscles, dans une légère flexion de la hanche et du genou. Si la partie supérieure de l'appareil est plus longue que la cuisse, du malade, on peut aussi s'en servir pour exercer une extension sur la cuisse : tandis que le poids du corps attire celle-ci en bas, une traction en sens opposé est pratiquée à l'extrémité supérieure de la jambe.

D'Esmarch a complété dans ce but le plan incliné double par une série de barreaux, environ de la grosseur du doigt, qu'on introduit à des distances déterminées dans des trous du bord de l'appareil. Ils forment un bon soutien pour le membre, permettent de matelasser, et en cas de besoin on peut les enlever ou les remettre (Pl. XCVI *b*).

Le *support à barres de Vialla* pour la jambe ressemble à l'appareil d'Esmarch ; il est formé d'un grand nombre de baguettes de bois longues d'environ 30 centimètres et d'une pièce de fer munie d'un écrou (Pl. XCVI *c* et *d*). Les baguettes, solidement fixées à des disques percés, sont passées sur le barreau de fer aplati à son extrémité inférieure et peuvent alors être fixées par l'écrou dans la situation que l'on veut.

4. — Cerceaux.

Les cerceaux sont en bois ou en métal ou formés par l'union de deux pièces et servent à protéger une partie du corps, en général le pied, contre le poids de la couverture. Ils peuvent encore servir à porter une vessie de glace ou à suspendre un membre.

Les cerceaux sont ordinairement des barres de bois auxquelles sont ajoutés par intervalles des arceaux de fer.

5. — Lits d'immobilisation (Pl. XCI).

L'ancien appareil de Renz, qui servait à maintenir en abduction une jambe fracturée, a été transformé récemment en *lit de Phelps*. Ce lit de Phelps, souvent employé en orthopédie, nous sert, comme il a déjà été dit, à coucher de jeunes enfants opérés à la hanche ou ayant une fracture de cuisse. On fait faire, d'après la forme et la grandeur du corps, une boîte en bois dont les côtés sont un peu plus hauts qu'une coupe sagittale du tronc. Les parties destinées aux jambes présentent l'écartement convenable. Sur les parois latérales sont faites aux endroits voulus des échancrures pour les bras. Au niveau de la région anale se trouve dans le fond du lit une échancrure ovalaire. Le matelassage se fait au moyen d'un coussin de crin de même forme que le lit et s'appliquant à lui ; on le recouvre de taffetas ciré au niveau de l'échancrure anale pour l'empêcher d'être mouillé et sali. Sur le coussin, nous plaçons encore, dans toute l'étendue du lit, une mince couche d'ouate hydrophile. Le lit prêt, l'enfant y est couché et attaché par des bandes. On fixe autour des cuisses une couche d'étoffe imperméable pour les protéger contre l'urine (Pl. XCI).

Ce lit a de très grands avantages. On peut y porter les enfants partout ; en outre, la défécation et la miction sont extrêmement facilitées, puisqu'il n'est pas nécessaire de soulever chaque fois les enfants avec leur pansement pour les mettre sur le bassin et qu'il suffit de glisser tout simplement celui-ci sous l'échancrure anale.

6. — Gouttières simples ou doubles en fil de fer (Pl. XCVII).

Les gouttières de fil de fer ont d'abord été recommandées par Mayor, puis perfectionnées par Roser et Amédé Bonnet notamment.

La *gouttière simple de Mayor* est formée d'un cadre en fort fil de fer tendu d'un réseau de fil de fer plus fin. On la matelasse soit d'une faible épaisseur de crin, soit d'ouate (Pl. XCVII *a*).

Roser fit pour les membres inférieurs des gouttières en trois pièces, pour pouvoir les adapter plus facilement suivant la dimension des membres (Pl. XCVII *b*).

En unissant deux gouttières et en ajoutant une pièce pour le bassin, Amédé Bonnet (1) constitua sa gouttière bien connue où l'on peut placer facilement les jambes et le bassin (Pl. XCVII *c*).

(1) A. Bonnet, *Traité de thérapeutique des maladies articulaires.* Paris, 1853, et *Nouvelles méthodes de traitement des maladies articulaires*, 2e édition. Paris, 1860.

Planche XCVII.

a

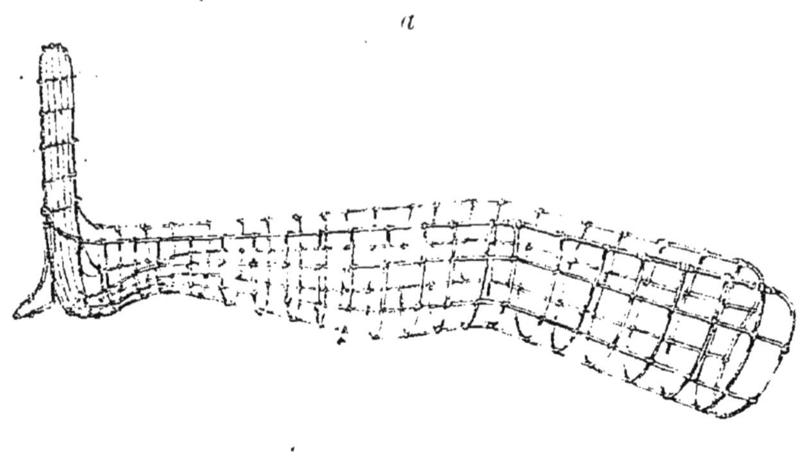

b

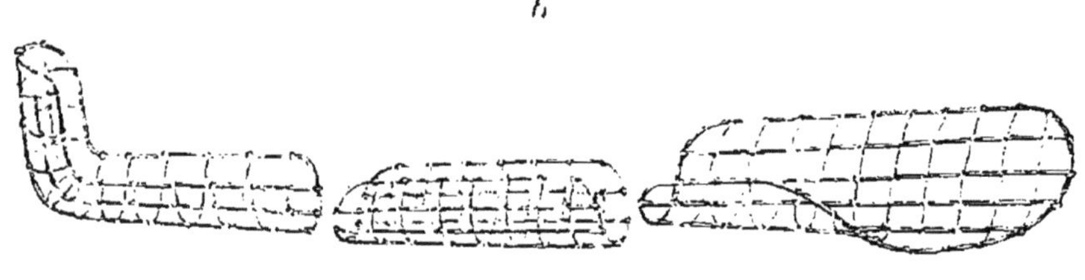

c

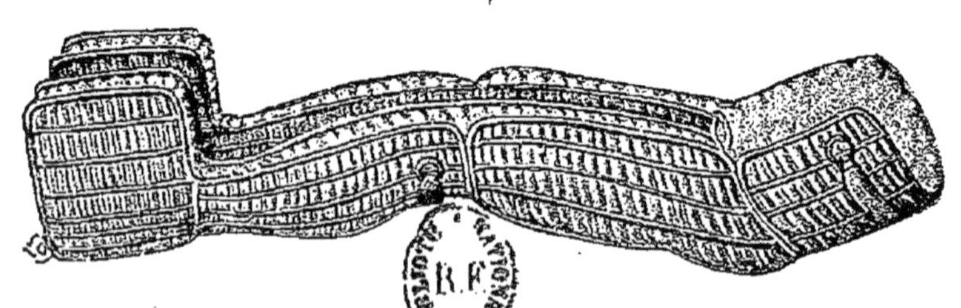

a, Gouttière de Mayor ; *b*, Gouttière de Roser ; *c*, Gouttière de Bonnet.

Planche XCVIII.

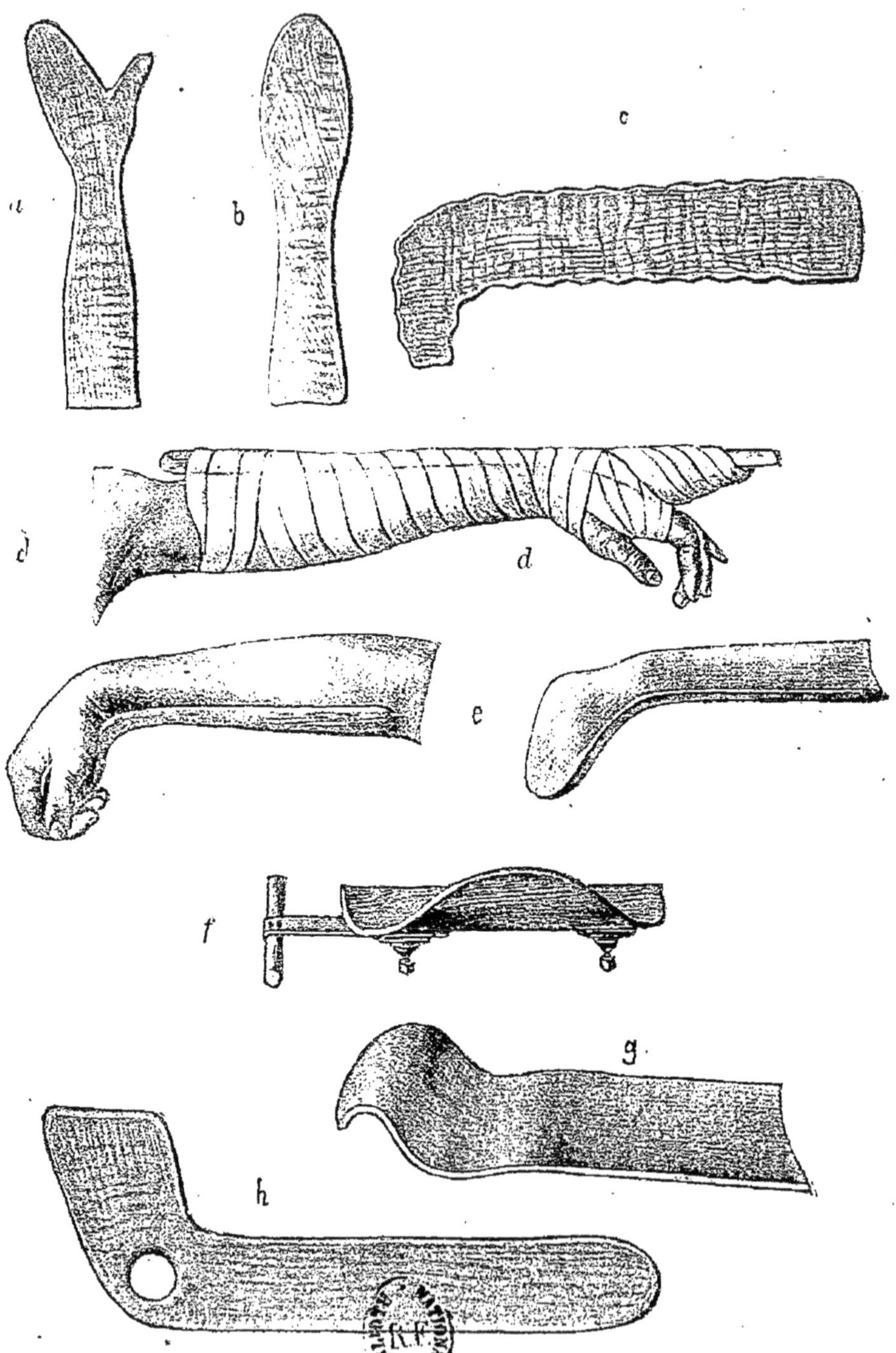

a et *b*, Planchettes pour la main, de Stromeyer ; *c*, Attelle en pistolet de Nélaton ; *d* Attelle dorsale de Roser pour les fractures classiques du radius ; *e*, Attelle de Schede ; *f*, Attelle de Carr ; *g*. Attelle de Cooper ; *h*, Attelle de Stromeyer.

PLANCHE XCIX.

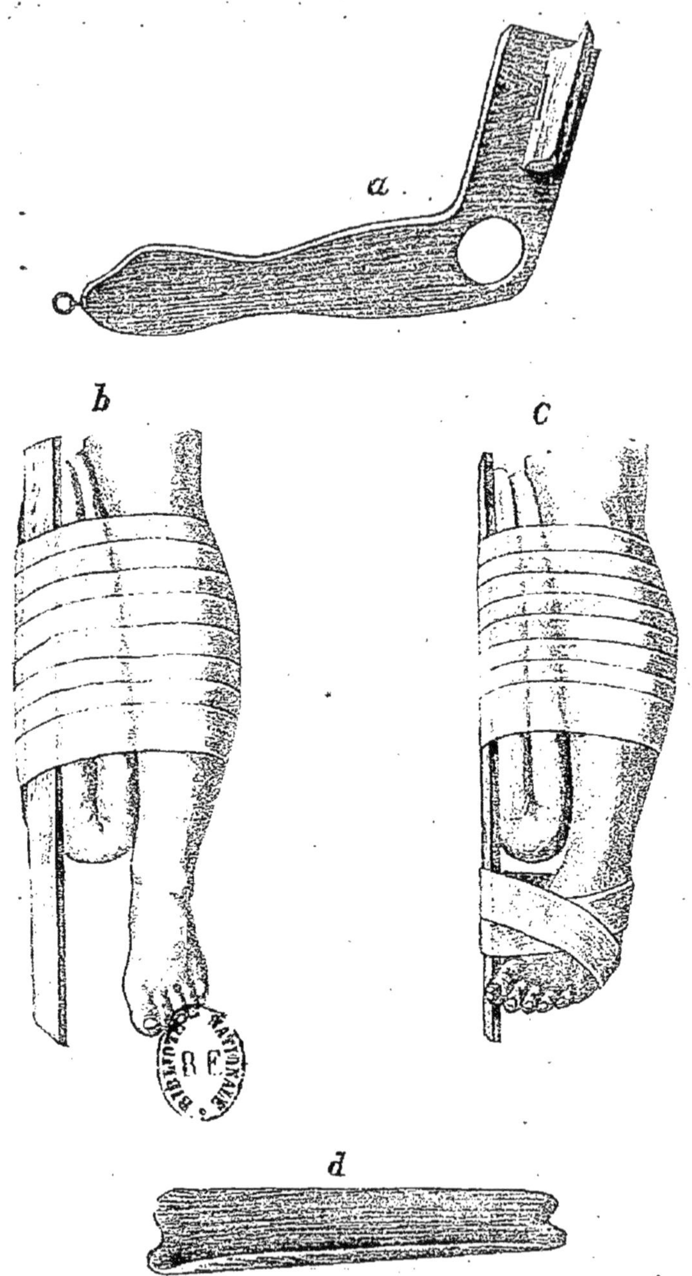

a, Attelle à suspension de Volkmann; *b* et *c*, Attelle de Dupuytren pour fracture malléolaire ; *d*, Attelle pour le genou, de Volkmann.

PLANCHE C.

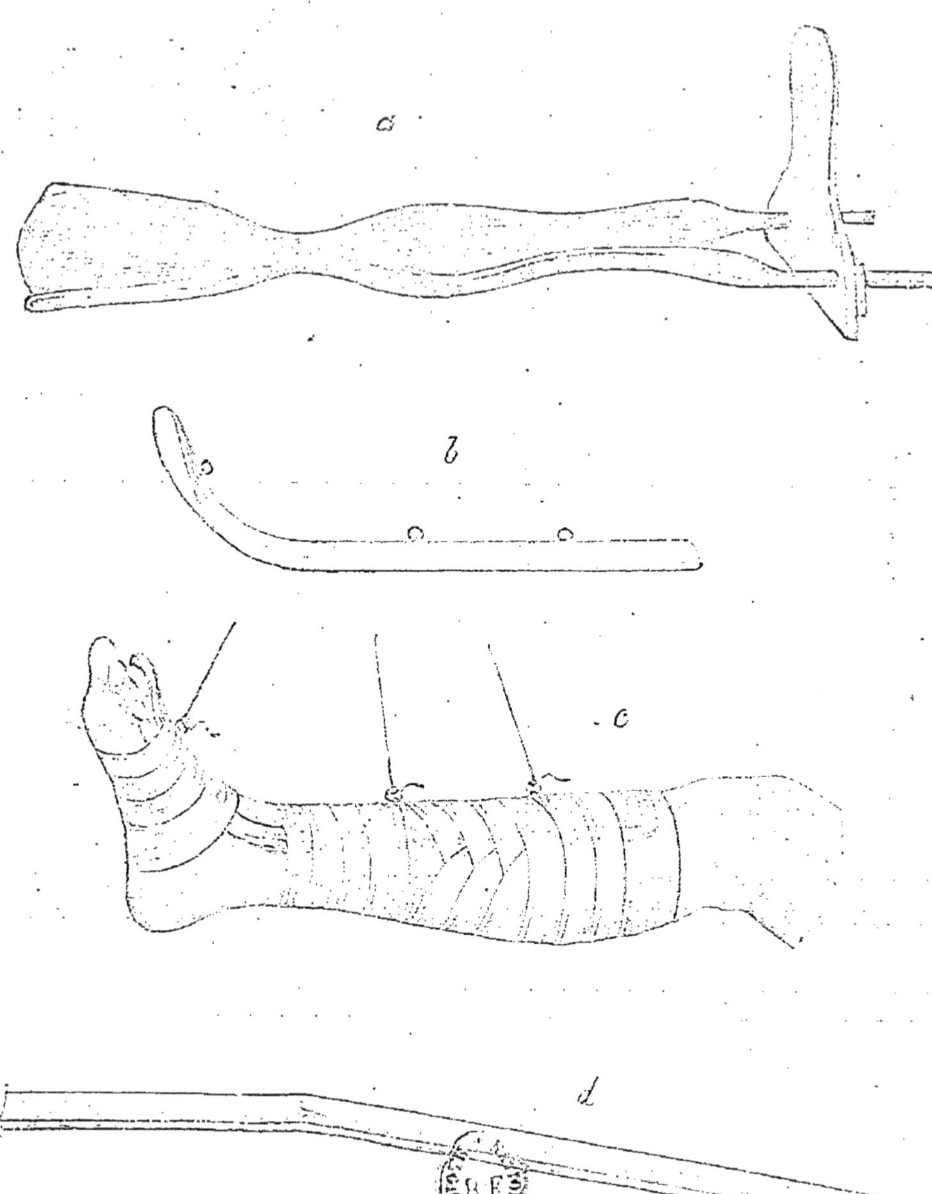

a, Attelle de Watson; b et c, Attelle dorsale de Volkmann pour la jambe
d, Attelle d'abduction pour la hanche, de König.

QUATRIÈME PARTIE

APPAREILS D'IMMOBILISATION

Les appareils d'immobilisation servent à fixer les diverses parties du corps, et trouvent un emploi extrêmement varié, car ils peuvent aussi bien immobiliser les membres enflammés et opérés que les maintenir lorsqu'ils sont fracturés.

Les principes suivants président à l'emploi des appareils d'immobilisation.

1° On doit, en règle générale, dès avant l'application de l'appareil, donner au membre *la position* où l'on veut qu'il soit plus tard fixé ;

2° Les appareils contentifs doivent être *matelassés*. Il faut faire attention surtout à ce que le décubitus n'ait pas lieu sur les saillies osseuses ;

3° L'appareil ne doit pas être trop lâche, car il ne remplirait pas son but ;

4° Mais il ne doit pas être non plus trop serré. Notamment il ne faut en aucun endroit faire autour du membre un lien circulaire en tirant trop fort sur la bande, car il en résulterait aisément une stase veineuse et même la gangrène de la partie liée ;

5° L'appareil doit toujours dépasser l'articulation située au-dessus et celle située au-dessous de la partie du corps à immobiliser, car en n'y renfermant qu'une articulation on ne peut obtenir une immobilité parfaite ;

6° L'appareil d'immobilisation doit être soigneusement surveillé, pour pouvoir être immédiatement changé s'il survient des phénomènes dangereux. Ceux-ci peuvent être : des douleurs violentes et continues, ou bien le gonflement et la coloration violacée de la partie périphérique du membre restée à découvert, les doigts et les orteils par exemple.

On divise les appareils contentifs en *appareils à attelles*, appelés aussi *amovibles*, et en appareils *durcissants* ou encore *inamovibles*.

I. — APPAREILS A ATTELLES

Les attelles sont des instruments de forme variée, solides, servant au soutien d'une partie quelconque du corps et pouvant en outre être employés pour divers autres usages, tels que le maintien dans une position favorable, la suspension, l'extension et la contre-extension des membres.

Nous allons étudier les différents appareils à attelles.

I. — Attelles en bois.

Les attelles sont faites en bois de diverses espèces, mais surtout en bois de bouleau, de chêne, de tilleul, de sapin, de noyer et d'érable.

Les attelles en bois les plus employées sont les suivantes :

1. — Attelles pour le membre supérieur.

Pour le membre supérieur, nous avons d'abord les diverses attelles de la main et de l'avant-bras ; elles sont faites en bois léger et matelassées d'ouate.

Planchettes Stromeyer. — Pour l'immobilisation de la main, on emploie de simples *planchettes pour la main* (Stromeyer) avec ou sans attelle particulière pour le pouce (Pl. XCVIII *a*, *b*).

Attelles en pistolet de Nélaton. — Elles servent à maintenir une fracture du radius (Pl. XCVIII *c*).

Elles ont été perfectionnées par Schede, et la main ne se trouve plus seulement renversée sur l'attelle vers le cubitus, mais aussi en flexion palmaire (Pl. XCVIII *e*).

Appareil de Nélaton pour la fracture de l'extrémité inférieure du radius. — [Pour les fractures de l'extrémité inférieure du radius, Nélaton a conseillé l'appareil suivant (fig. 3). On applique sur la face dorsale du carpe et sur le fragment inférieur du radius deux ou trois compresses graduées placées transversalement. D'autres compresses graduées sont appliquées à la face palmaire de l'avant-bras, parallèlement à l'axe du membre; l'extrémité inférieure de ces compresses est repliée de façon à former un bord assez épais qui doit se trouver à 1 centimètre environ au-dessus de la saillie transversale que forme le fragment supérieur.

On place alors deux attelles, l'une dorsale, l'autre palmaire, que l'on fixe avec une bande. L'attelle dorsale, préalablement garnie d'ouate, s'appuie en haut sur l'avant-bras, en bas sur les compresses transversales qui recouvrent le fragment inférieur; elle ne dépasse pas ces compresses. L'attelle palmaire, qui descend jusqu'au milieu de la main, repose sur les compresses antérieures et agit ainsi sur le fragment supérieur

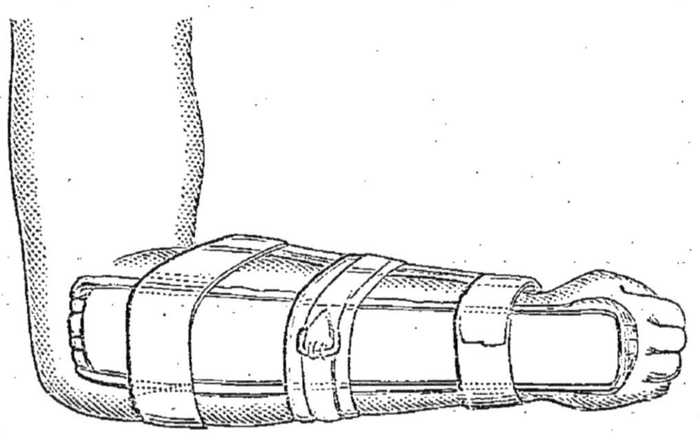

Fig. 3. — Appareil pour fracture de l'extrémité inférieure du radius.

qu'elle repousse en arrière, tandis que l'attelle dorsale repousse en avant le fragment inférieur. Il est bon d'échancrer en dehors l'extrémité de l'attelle palmaire pour éviter la compression de l'éminence thénar. Il faut aussi toujours laisser toute liberté aux doigts et leur faire exécuter chaque jour des mouvements de flexion et d'extension pour éviter les ankyloses qui peuvent survenir très rapidement chez les adultes.

Si la déviation de la main du côté radial est très prononcée, Nélaton conseille d'adjoindre à son appareil l'attelle cubitale de Dupuytren, coudée à son extrémité inférieure et que l'on fixe en dedans du membre fracturé ; on empêche ainsi l'abduction de la main.

Actuellement, on remplace généralement la bande roulée avec laquelle Nélaton fixait les attelles par des bandelettes de diachylon ou des courroies.

Dumesnil a légèrement modifié cet appareil en employant des attelles plus longues ; celles-ci descendent jusqu'à l'extrémité des doigts ; on applique alors une cravate dont le milieu embrasse le bord radial de la main et dont les extrémités, passant sur les deux faces de la main, vont se réfléchir sur le bord cubital des attelles et reviennent par-dessus celles-ci pour être nouées ensemble en dehors. On peut ainsi corriger la déviation de la main, sans employer l'attelle de Dupuytren.]

On emploie aussi pour le traitement des fractures du radius : l'*attelle dorsale de Roser*, l'*attelle de Carr*, et l'attelle *de Cooper*.

Attelle de Roser. — Pour appliquer l'attelle dorsale de Roser, on place une attelle en bois bien matelassée allant du coude jusqu'au bout des doigts, en passant sur la face dorsale de l'avant-bras, de façon que la main pende en flexion palmaire. Entre cette attelle et le dos de la main est alors placée de l'ouate en forme de coin. Puis l'attelle est fixée au bras par une bande, les doigts restant libres (Pl. XCVIII *d*).

Attelle de Carr. — C'est une petite attelle de bois sur laquelle est vissée une planche convexe répondant exactement à la concavité du radius, épaisse environ d'un centimètre sur le côté radial, s'aplatissant du côté cubital et descendant devant le poignet. En avant de l'attelle est fixé obliquement en travers un morceau de bois arrondi qui sert de point d'appui à la main. Le malade le saisit de manière que le pouce passe dessous ; puis l'attelle est fixée à l'avant-bras par des bandes (Pl. XCVIII *f*).

Attelles de Cooper. — Elles sont de forme ondulée. Elles présentent une élévation pour le poignet et une pièce pour la main formant un angle léger (Pl. XCVIII *g*).

Attelle de Stromeyer pour le bras. — Elle reçoit le bras tout entier. Elle est régulièrement évidée, coudée à

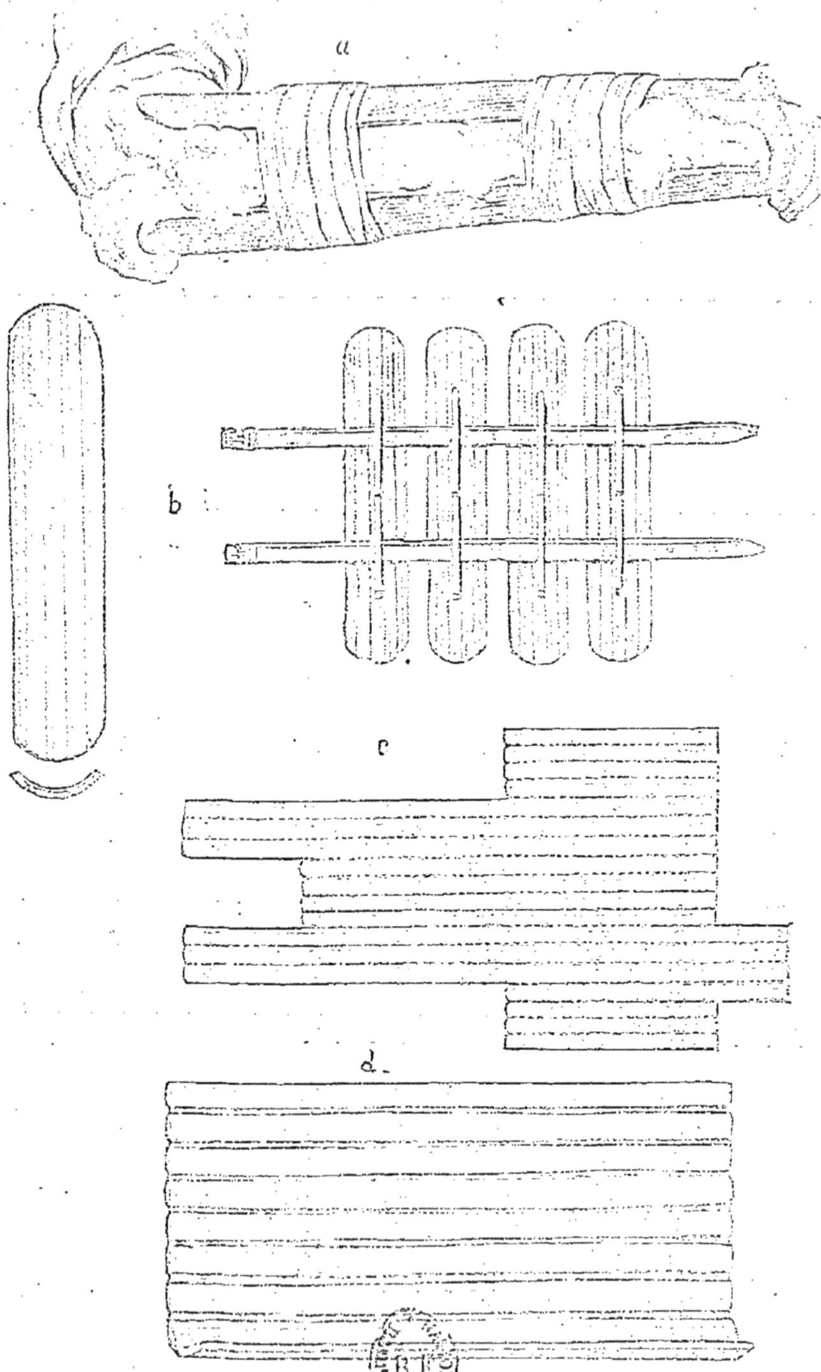

a, Bandage compressif à attelles de Middeldorpf; *b*, Attelles divisées de Gooch; *c*, Attelles de toile de Schnyder; *d*, Attelles découpables d'Esmarch.

Planche CII.

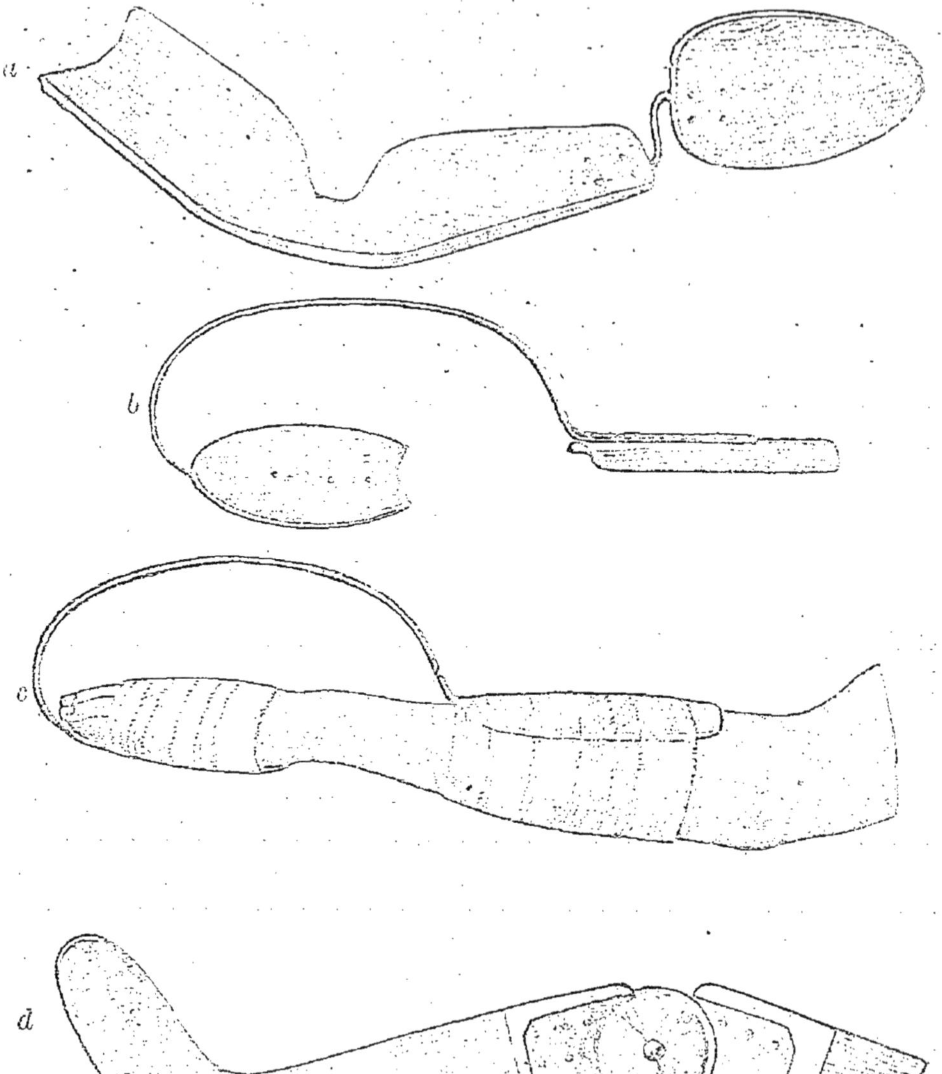

a, Attelles à supination de Volkmann ; *b* et *c*, Attelles pour résection d'Esmarch ;
d, Attelle de Scharf pour la jambe.

angle obtus et présente un trou pour les apophyses de l'avant-bras (Pl. XCVIII *h*).

Attelle à aile ou à suspension de Volkmann. — Elle est munie à sa partie supérieure d'une aile, c'est-à-dire d'une planchette concave placée perpendiculairement, pouvant glisser dans une gouttière et être disposée pour l'un ou l'autre bras ; en outre, à la partie inférieure de l'attelle, est vissé un anneau grâce auquel l'attelle, ainsi que le bras qui lui est fixé, peuvent être suspendus à une potence adaptée sur le lit (Pl. XCIX *a*).

2. — Attelles pour le membre inférieur.

Pour le membre inférieur, on emploie encore les attelles suivantes :

Attelle de Dupuytren. — Elle sert à maintenir le pied en adduction dans les fractures malléolaires ; une attelle plate, allant du genou jusqu'aux orteils étendus, est appliquée sur un épais coussin à la face interne de la jambe ; le coussin va en haut jusqu'à l'extrémité supérieure du tibia, en bas jusqu'à la malléole interne. On attache d'abord l'attelle par-dessus le coussin à la jambe, puis le pied est fixé en forte adduction contre l'attelle par de nombreux tours en huit de chiffre (Pl. XCIX *b* et *c*).

Attelle du genou de Volkmann. — Elle est courte, concave et s'applique dans le creux poplité quand on enveloppe le genou pour empêcher la compression des vaisseaux et des nerfs de la région par la bande (Pl. XCIX *d*).

Attelle de Watson. — Destinée à immobiliser le genou après une résection, elle présente à sa partie inférieure la forme d'un tire-botte ; à la fourche est fixée une planchette pour le pied. La partie de l'attelle qui vient se placer sous le genou est arrondie (Pl. C *a*).

Attelle dorsale pour la jambe de Volkmann. — C'est une gouttière unie, coudée à angle obtus à son extrémité inférieure (Pl. C *b* et *c*).

L'attelle est appliquée sur le dos du pied et la face antérieure de la jambe ; elle présente à sa face supérieure plusieurs anneaux au moyen desquels la jambe peut être commodément suspendue (Pl. C *c*).

Attelle d'abduction pour la hanche, de König. — C'est une attelle en bois, légèrement concave, coudée à angle obtus au niveau de l'articulation, avec une partie ascendante courte pour le thorax et une partie descendante longue pour la cuisse et la jambe (Pl. C *d*).

Les attelles de bois citées jusqu'ici sont *rigides*. Il y a aussi toute une série d'attelles de bois malléables, *flexibles*.

Copeaux d'érable de Middeldorpf. — Les meilleures, qui méritent d'être plus répandues, sont les *copeaux d'érable de Middeldorpf*, larges attelles en érable coupées suivant une très mince épaisseur, humectées d'eau chaude et s'appliquant facilement aux formes du corps. Ces copeaux d'érable conviennent parfaitement à un appareil pour fracture de l'avant-bras. Les copeaux, un peu plus larges que l'avant-bras, sont plongés dans l'eau chaude, appliqués sur la face antérieure et sur la face dorsale de l'avant-bras préalablement matelassées, et sont fixés là avec des bandes de diachylon. Celles-ci laissent à découvert la place de la fracture et peuvent être facilement relâchées ou resserrées (Pl. CI *a*).

Moins employées sont les *attelles divisées de Gooch*, les *attelles de toile de Schnyder* et les *attelles découpables* qu'a inventées Esmarch.

Attelles divisées de Gooch. — Elles consistent en minces planchettes de sapin, coupées suivant des traits parallèles espacés d'un centimètre, superficiels et n'ayant pas traversé toute l'épaisseur; on colle ces planchettes sur du cuir ou de la toile. Elles se laissent facilement appliquer sur le bras ou la jambe, et sont malgré cela très solides (Pl. CI *b*).

Attelles de toile de Schnyder. — Elles sont formées de copeaux de noyer qui sont placés tout près les uns des autres et cousus entre deux pièces de toile (Pl. CI *c*).

Attelles découpables d'Esmarch. — Elles consistent en deux pièces de toile entre lesquelles sont placés, à des intervalles d'environ 5 millimètres, des copeaux de tapissier que l'on colle solidement avec du silicate, de la colle de pâte ou de la colle forte. Ces attelles se laissent facilement appliquer et se coupent avec les ciseaux (Pl. CI *d*).

Si l'on munit des attelles de bois simple d'un étui de fer-blanc à une extrémité, on obtient en les réunissant des attelles de longueur variable pouvant servir pour un membre par exemple (Esmarch). Les attelles de bois peuvent être facilement unies l'une à l'autre par une anse de fer.

Attelles à supination de Volkmann. — La plus connue des attelles ainsi formées est l'*attelle à supination de Volkmann*. La partie destinée à la main est adaptée à angle droit sur le reste de l'attelle, si bien que la main vient se placer en supination sur l'avant-bras (Pl. CII *a*).

Attelles pour résection d'Esmarch. — Elles s'appliquent aussi d'une façon très pratique à la main (Pl. CII *b* et *c*).

Les attelles de bois peuvent encore être unies entre elles par une charnière. On peut en donner comme exemple l'*attelle de jambe de Scharf* qui, appliquée sur le côté du membre, s'étend du bassin au milieu du pied, présentant une charnière au genou et une échancrure pour la cheville (Pl. CII *d*).

3. — Appareil de Scultet.

Parmi les appareils à attelles, l'un des plus pratiques est celui de Scultet. L'appareil de Scultet, servant à l'immobilisation provisoire d'un membre fracturé, était autrefois d'un usage très fréquent.

1° *Appareil de Scultet pour les fractures de jambe.* — On l'utilise encore aujourd'hui, particulièrement pour les fractures de jambe accompagnées de gonflement notable et où l'on ne peut appliquer immédiatement un plâtre ; une autre indication de cet appareil est une contusion des téguments superficiels au niveau d'une fracture pouvant faire craindre la formation d'une escarre et exigeant une surveillance attentive pendant quelques jours.

Il se compose : 1° d'un drap fanon ou porte-attelles large de 80 centimètres et un peu plus long que le membre ; 2° de bandelettes séparées pouvant faire une fois et demie le tour du membre ; 3° de compresses longuettes de dimensions semblables à celles des bandelettes ; 4° de trois attelles, dont deux sont aussi longues que le membre fracturé et dont la troisième, qui sera antérieure, est un peu plus courte ; 5° de trois coussins de balle d'avoine de dimensions semblables à celles des attelles; 6° de trois lacs à boucle devant fixer l'appareil. Il faudra aussi préparer une semelle destinée à empêcher le renversement du pied et un lacs pour fixer celui-ci au pied du lit. L'appareil doit être préparé d'avance, puis glissé sous le membre fracturé.

Pour préparer l'appareil, on dispose d'abord transversalement sur une table les trois lacs à boucle, à 10 centimètres d'intervalle environ, et on les recouvre du drap fanon. Si celui-ci est plus long que le membre, on fait un pli à son bord inférieur.

Sur le drap, on place les bandelettes en commençant par la supérieure ; on pose ensuite la seconde en ayant soin de recouvrir le 1/3 inférieur de la première, et on continue à disposer ainsi les bandelettes jusqu'à deux ou trois doigts de l'extrémité inférieure du drap. On aura soin de placer les bandelettes les plus longues sur les points correspondants aux parties les plus volumineuses du membre. On a donc ainsi une série de bandelettes régulièrement imbriquées, de façon à ne pas gêner la circulation dans le membre qu'elles recouvriront.

Sur les bandelettes enfin on place des compresses longuettes au niveau de la fracture, au nombre de trois en général, imbriquées dans le même sens que les bandelettes. Mais on peut aussi placer des compresses sur toute la longueur du membre et former un second plan, sous-jacent aux bandelettes, et de contact plus doux pour le membre blessé. Ces compresses étant ordinairement doubles, le pli que l'on remarque sur un de leurs bords sera tourné en haut, sauf pour l'inférieure que l'on place en dernier et dont le pli regarde en bas.

Lorsque l'appareil ne doit pas être immédiatement appliqué, on pose de chaque côté une des attelles latérales sur l'extrémité des compresses et des bandelettes, on ramène sur ces attelles le bord du drap fanon et on roule le tout en faisant tourner les attelles sur elles-mêmes vers le milieu de l'appareil. Lorsque les deux bords ne sont plus séparés que par une étroite gouttière, on place dans celle-ci les trois coussins et l'attelle antérieure ; puis le tout est fixé au moyen des lacs. Le tout peut ainsi être transporté sans risque de se déranger et être employé sans perte de temps. L'extrémité inférieure se reconnaît au moyen du pli fait au bord du drap fanon.

Pour appliquer l'appareil, on le déroule et on l'étale sur un coussin qui doit supporter le membre fracturé. On le glisse ensuite au-dessous de ce membre que l'on soulève en prenant soin de ne pas déplacer les fragments ; pour la jambe, par exemple, un aide maintiendra solidement le pied, saisi à pleine main par les métatarsiens et par le talon, tandis qu'un autre aide saisira l'extrémité supérieure du membre. Pour éviter le déplacement des compresses et des bandele tes, qui sont disposées perpendiculairement à l'axe du membre, le mieux est de laisser une attelle latérale partiellement enveloppée par le drap et de glisser l'appareil transversalement sous le membre. Le bord supérieur du drap fanon doit arriver au genou, son bord inférieur dépasser légèrement le talon, tandis que la jambe repose sur le milieu des compresses.

C'est à ce moment qu'il faut faire la réduction de la fracture ; pour cela, tandis qu'un aide pratique la contre-extension sur la cuisse et qu'un second aide exerce une traction sur le pied en le plaçant bien dans l'axe du membre, on pratique la coaptation des fragments. L'extension et la contre-extension doivent être continuées pendant toute la durée de l'application de l'appareil.

La réduction faite, on garnit d'ouate les saillies osseuses et au besoin l'on fait un pansement antiseptique d'une plaie ou d'une région où l'on craint la formation d'une escarre.

Les compresses seront ensuite humectées d'eau ou mieux d'alcool camphré étendu d'eau. Quelques chirurgiens rejettent cependant cette pratique qu'ils accusent de favoriser le relâchement de l'appareil.

Pour appliquer les compresses, on saisit l'extrémité de l'une d'elles que maintient d'autre part un aide et, en exerçant une traction constante sur elle, on l'enroule obliquement autour du membre de façon qu'elle décrive une spirale autour de lui ; cette extrémité est menée aussi loin que possible vers la face postérieure du membre, puis on rabat sur elle l'autre chef de la compresse que l'on mène aussi en spirale et qui croise obliquement le premier sur la face antérieure du membre. En procédant de la même façon pour les suivantes, on enveloppe soit le foyer de la fracture si l'on n'emploie que trois compresses, soit, dans le cas contraire, le membre entier depuis le cou-de-pied jusqu'au genou. On doit agir avec précaution et éviter tout mouvement brusque qui pourrait causer la reproduction du déplacement. Si l'on a bien soin de tendre régulièrement les compresses, il ne se formera ni pli ni godet.

L'application des bandelettes se fait de même et exige les mêmes précautions. Les deux chefs s'entre-croiseront aussi sur la face antérieure du membre et, de même que pour les compresses, chaque nouvelle bandelette recouvrira le 1/3 supérieur de la précédente.

La compression sera ainsi régulière et, grâce à l'application faite de bas en haut, ne gênera pas sensiblement la circulation. Sous le talon, entre les bandelettes et le drap fanon, on glisse un gros tampon d'ouate pour éviter l'apparition de douleurs à ce niveau.

On prend alors une attelle latérale, tandis que l'aide situé vis-à-vis prend la seconde; on les place à plat près de la jambe et on les fait tourner sur elles-mêmes jusqu'au bord du drap fanon; on ramène ce bord sur les attelles qu'on fait alors

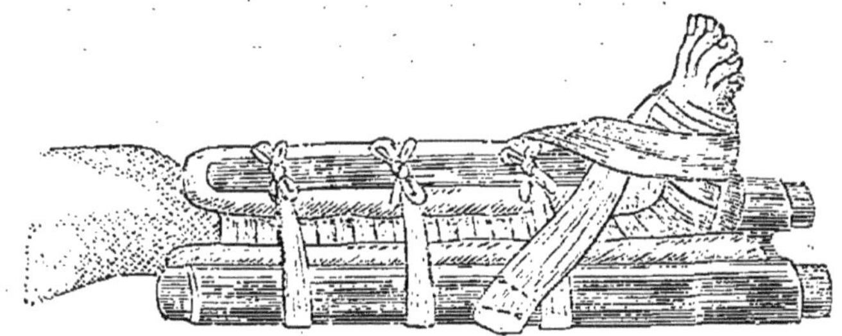

Fig. 4. — Appareil de Scultet pour les fractures transversales de la jambe.

tourner en sens inverse vers la jambe du malade. Arrivé à deux doigts environ de celle-ci, lorsqu'il n'existe plus de chaque côté qu'une étroite gouttière entre le membre et l'attelle placée de champ sur le plan du lit, on place dans ces deux gouttières les deux plus grands coussins où l'on a fait glisser la balle d'avoine, de façon que leur partie inférieure soit la plus épaisse et qu'ils aillent en s'amincissant du côté du mollet. Ces coussins doivent être assez fortement comprimés entre les attelles et le membre. Le troisième coussin est placé à son tour sur la face antérieure du membre et recouvert de l'attelle correspondante. Le tout est fixé au moyen des lacs à boucle modérément serrés (fig. 4).

Pour maintenir le pied à angle droit, on peut employer soit la semelle maintenue par une bande, soit une simple bande embrassant la plante du pied et dont les deux chefs, qui se croisent en avant du cou-de-pied, sont fixés sur les attelles latérales au drap fanon et jamais aux coussins. On peut aussi dans le même but coudre au-dessous du pied les deux coussins latéraux ou le drap fanon.

2° *Appareil de Scultet pour les fractures de cuisse.* — Si l'on veut appliquer le Scultet à une fracture de cuisse, l'appareil sera de dimensions suffisantes pour envelopper le membre entier; l'attelle et le coussin du côté externe doivent remonter jusqu'à la crête iliaque, ceux du côté interne jusqu'au périnée; le coussin antérieur, d'une seule pièce, s'étend jusqu'au pli inguinal et est recouvert de deux attelles, l'une pour la jambe, l'autre pour la cuisse; enfin, deux lacs supplémentaires fixeront l'appareil autour de la cuisse.

Cet appareil est beaucoup plus rarement employé que le précédent, car on ne rencontre plus ici les mêmes indications.]

II. — Attelles en carton.

Les meilleures *attelles de carton* sont celles faites en carton de relieur, de couleur grise, pouvant s'acheter partout. Avant de l'employer, on le plonge dans l'eau chaude ; il peut alors s'appliquer parfaitement aux contours du corps et, après douze ou vingt-quatre heures, ayant séché, il conserve sa forme.

Pour faire des attelles en carton, on découpe celui-ci avec un couteau suivant la largeur et à peu près selon la forme désirées, mais sans traverser complètement le carton, et on déchire en suivant le contour ainsi tracé. On obtient ainsi une attelle dont le bord mince s'applique avec légèreté sur le corps. Au contraire, si l'on a immédiatement coupé toute l'épaisseur du carton, les bords en seront durs, tranchants et produiront facilement des escarres.

Les attelles de carton peuvent s'appliquer à toutes les parties du corps. Elles conviennent par exemple très bien à l'immobilisation d'un bras fracturé à sa partie moyenne. On coupe ou on déchire une large bande de carton ordinaire, large deux fois comme le bras, s'étendant de la base du cou jusqu'à la main en passant par-dessus l'épaule. A la partie supérieure de cette bande, on fait à intervalles égaux quatre entailles longitudinales, et une échancrure arrondie au niveau du coude pour l'épicondyle. On plonge la bande dans l'eau chaude, on l'applique au côté externe du bras fléchi à angle droit, on plie les languettes supérieures en forme de coiffe autour de l'épaule et l'on fixe le carton avec une bande partant du poignet et entourant tout le bras. Un spica autour de l'épaule donne en haut à l'attelle toute la fixité voulue. Enfin on unit tout le bras au thorax.

Le *bandage en carton ouaté de Linharts*, qui jouait autrefois un grand rôle, peut être encore aujourd'hui employé pratiquement. Dans du carton ordinaire, on découpe des modèles répondant aux diverses parties du corps, on les matelasse convenablement avec de l'ouate et on les fixe au membre malade. Nous représentons ceux qui sont employés pour les fractures du bras et de l'extrémité inférieure du radius. Les appendices latéraux du second seront repliés, de façon que l'un vienne s'appliquer à la face palmaire, l'autre à la face dorsale de la main (Pl. CIII).

La modification conseillée et décrite par Urban, pour les appareils en carton destinés aux fractures du bras, est parfaitement justifiée. L'appareil est en attelles de carton renforcées par des lattes de cordonnier. Toutes les pièces de carton seront, avant d'être appliquées, amollies dans l'eau chaude. Le bandage se pose de la façon suivante: un morceau de carton, épais (Pl. CIV *a*), s'étendant du creux de l'aisselle jusqu'à la fosse iliaque environ, et bien matelassé, est solidement uni à la partie latérale du tronc. Sa largeur répond au minimum à l'intervalle séparant les lignes axillaires antérieure et postérieure. Cette pièce doit servir de soutien au bras, qui, après avoir reçu son propre bandage, sera encore fixé au thorax, celui-ci pouvant aussi être considéré comme une attelle. On place les attelles du bras de la façon suivante: on se sert de quatre attelles de carton, une interne, une externe, une antérieure et une postérieure. Celle destinée au côté externe s'étend du tiers externe de la clavicule jusqu'à la main: elle est coudée à angle droit (Pl. CIV *b*). Cet angle droit répond au coude. Cette attelle a pour but, outre l'immobilisation des fragments, de maintenir le coude et l'avant-bras fléchis à angle droit. Les attelles de carton antérieure, interne et postérieure répondent aux

PLANCHE CIII.

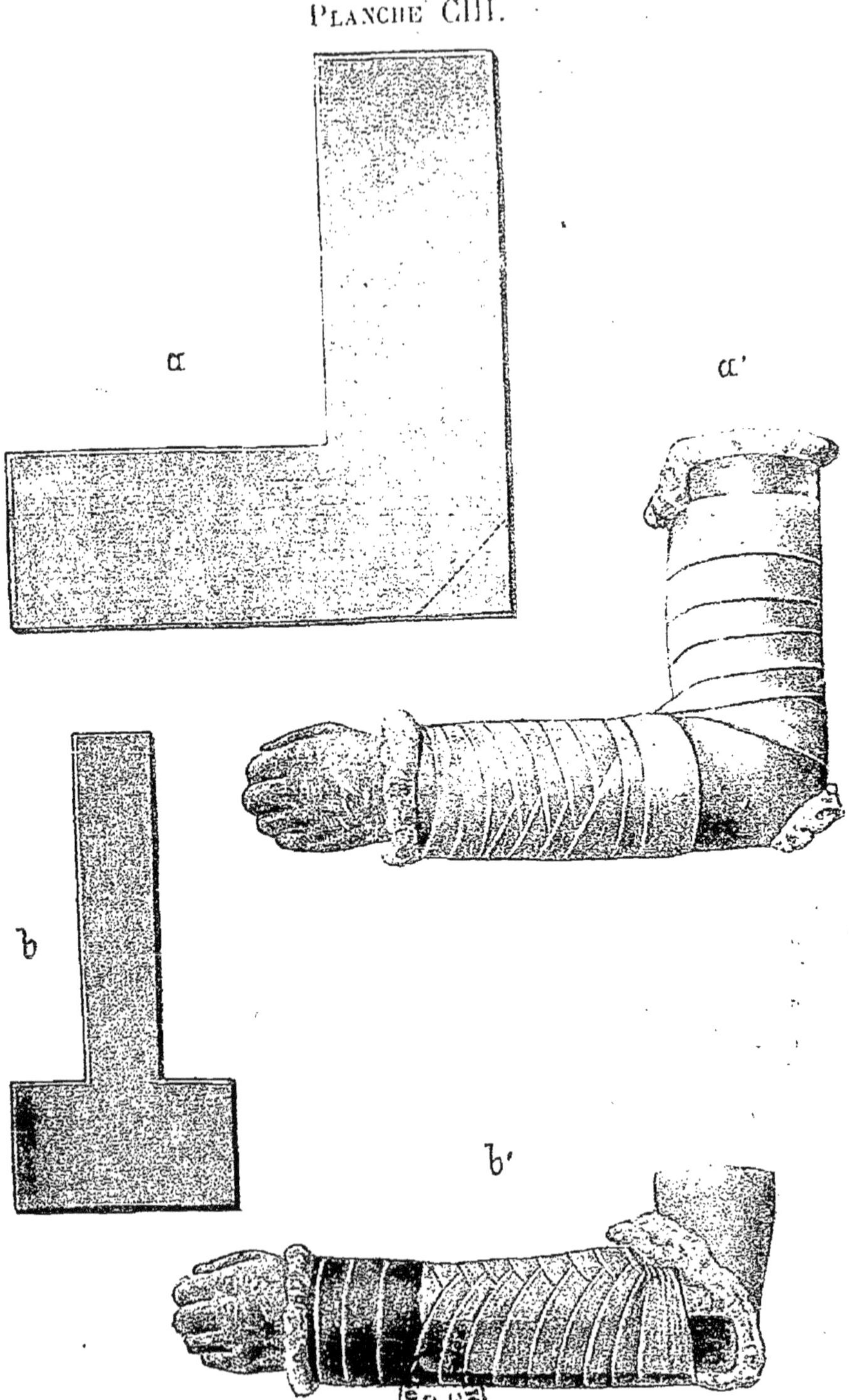

Bandage en carton ouaté de Linhart. — *a*, Bandage pour fracture du bras; *b*, Bandage pour fracture de l'avant-bras.

Planche CIV.

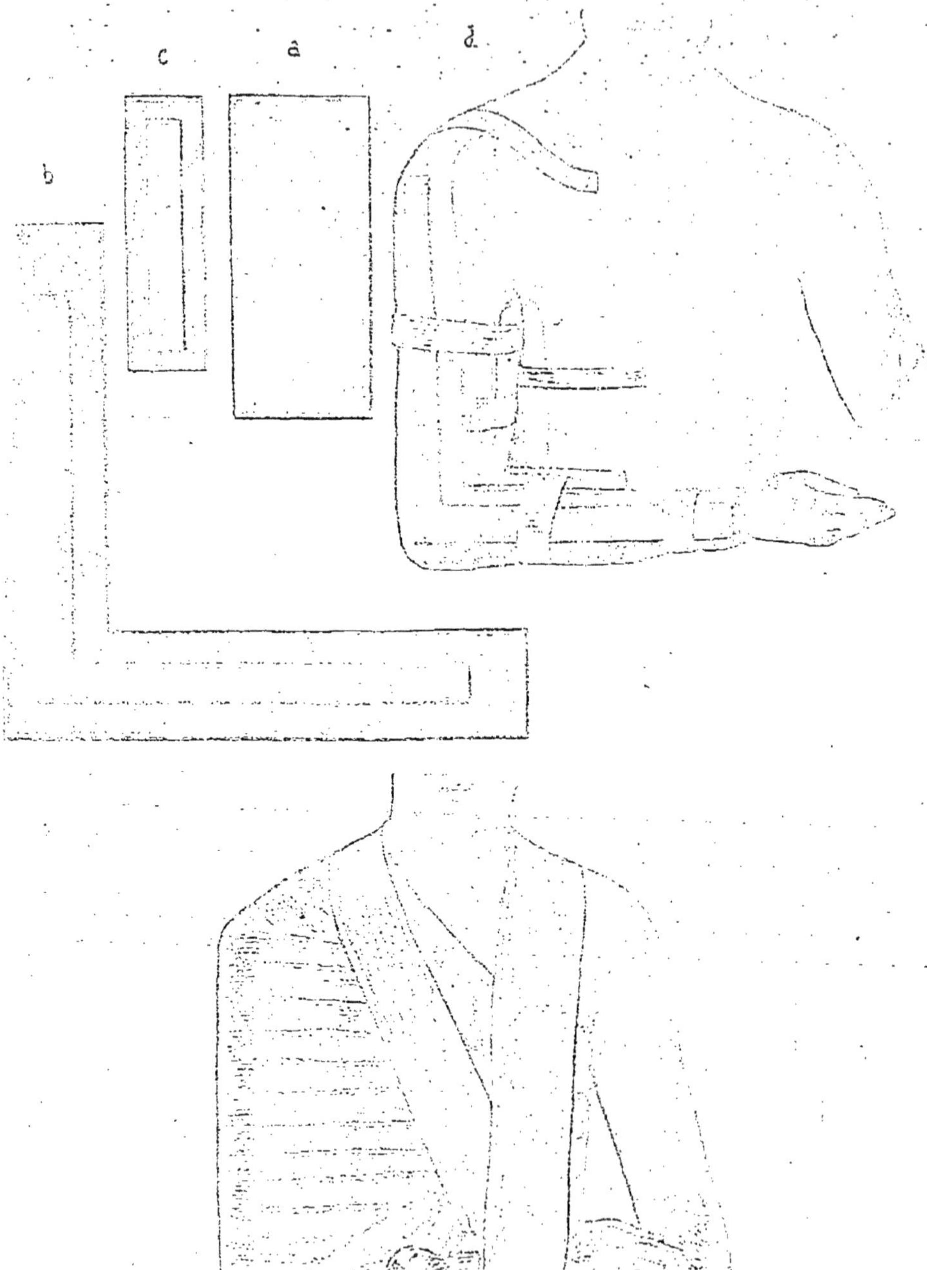

Bandage en carton d'Urban pour fracture du bras.

PLANCHE CV.

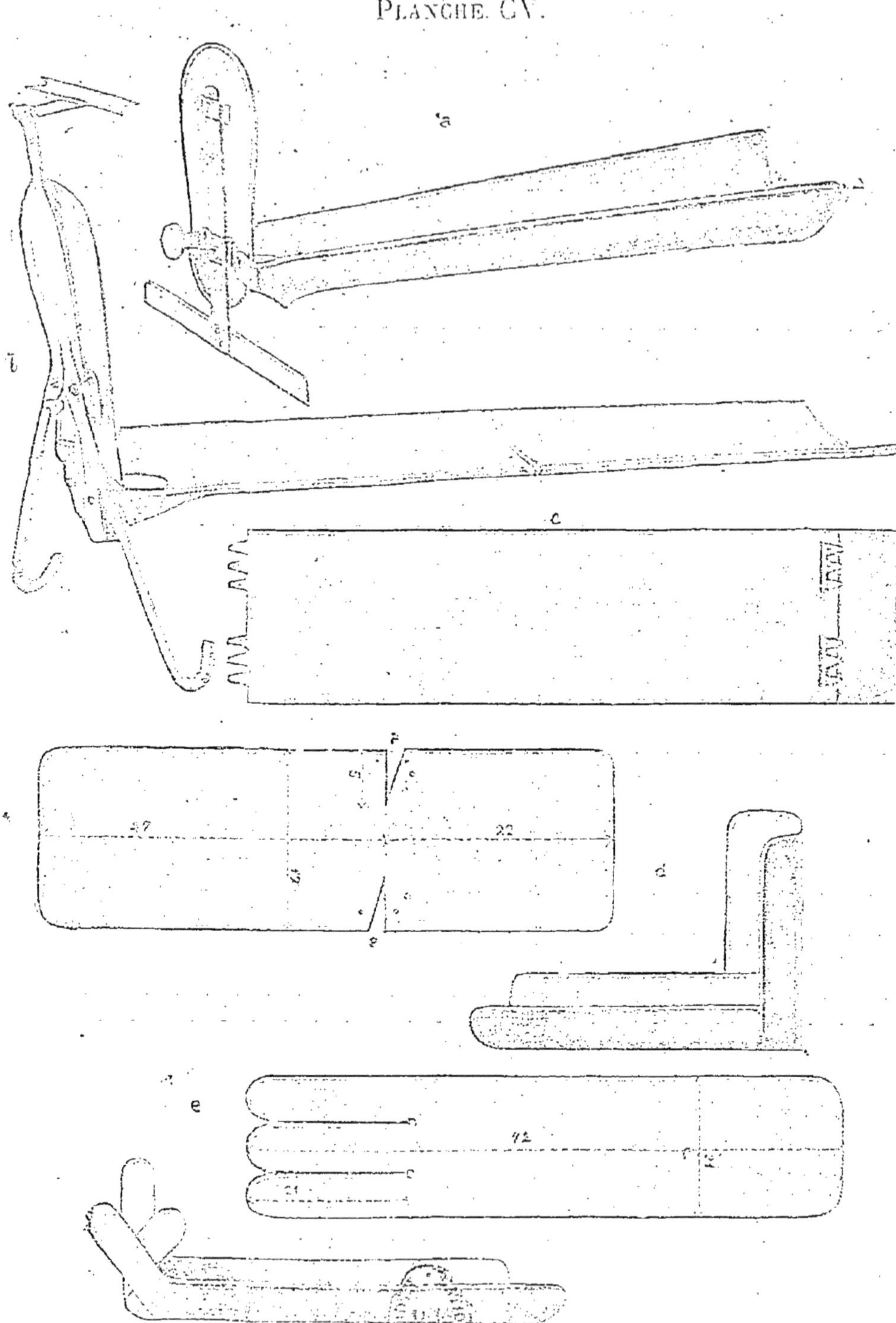

a. Attelle en T de Volkmann ; *b*, Attelle de Bruns ; *c*, Attelles de Salomon ; *d*, Attelle de Schœn pour le bras ; *e*, Attelle de Schœn pour la jambe.

Planche CVI.

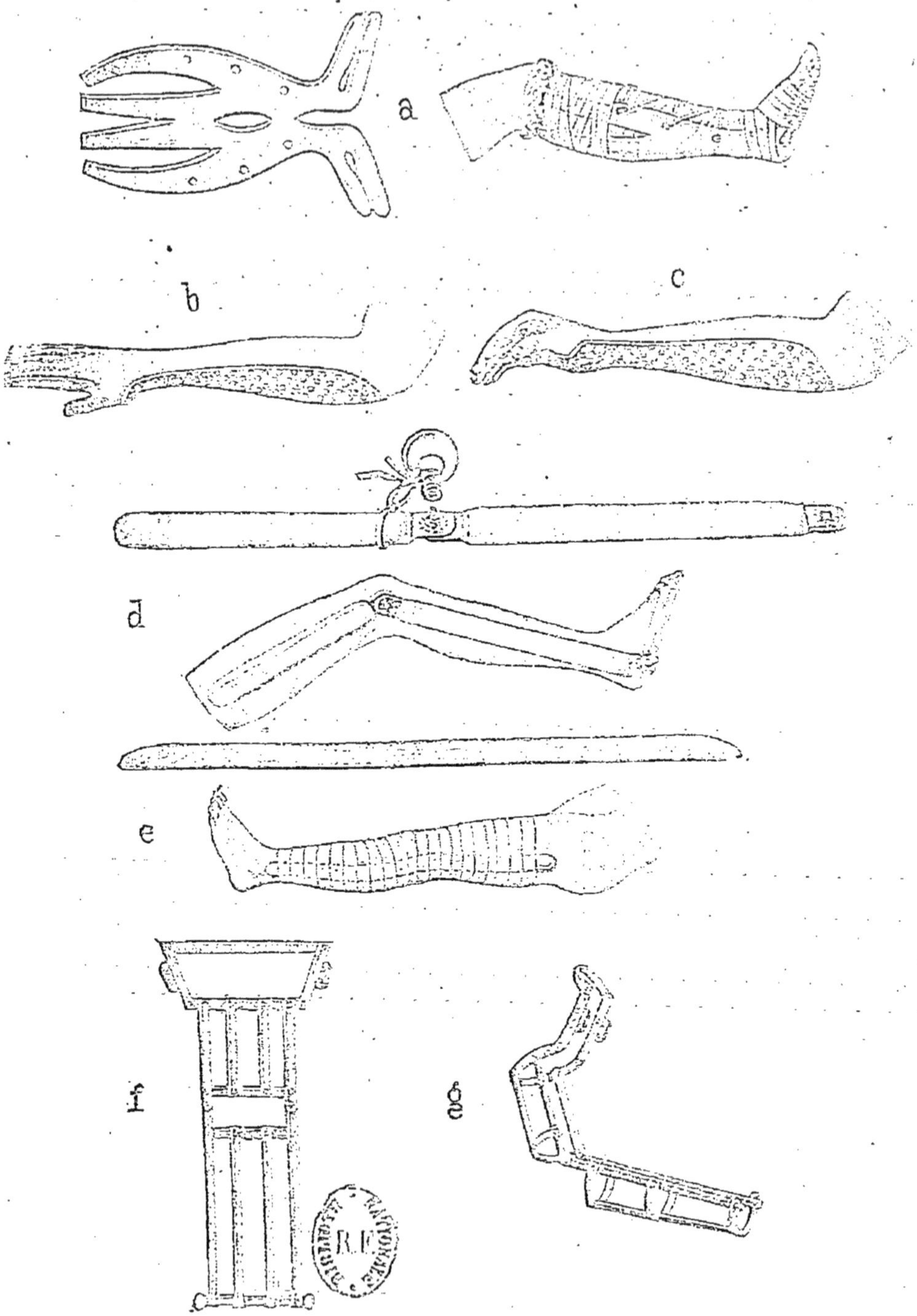

. Attelles de Raoult-Deslongchamps ; *b* et *c*, Attelles en cuivre nickelé de Lee et Wilson ; *d* et *e*, Attelles anglaises en nickel de Koch ; *f* et *g*, Attelles métalliques de Port.

faces antérieure, interne et postérieure du bras (Pl. CIV *c*). Sur ces attelles viennent pour les renforcer des lattes de cordonnier au nombre de quatre à huit suivant leur épaisseur. Les attelles de carton sont naturellement matelassées avec soin. Les fragments sont placés en position normale par l'extension et la contre-extension et tout l'appareil est alors soigneusement fixé au moyen de bandes depuis la main jusqu'au-dessus de l'épaule. Il faut surtout veiller à ce que les attelles de carton s'appliquent bien exactement partout pour obtenir ainsi une sorte d'étui. Cela fait (Pl. CIV *d*), le bras est appliqué au thorax et uni à lui avec une bande que l'on mène comme dans les deuxième et troisième parties du bandage de Desault (Pl. CIV *e*). Pendant l'application des attelles de carton, il faut veiller spécialement à ce qu'elles ne compriment ni le pli du coude ni le creux de l'aisselle : il vaut mieux les faire d'un centimètre trop courtes à ce niveau, car la compression des nerfs et des vaisseaux peut avoir des conséquences assez graves pour nécessiter l'enlèvement et le renouvellement de l'appareil. Si celui-ci a été soigneusement appliqué, il peut rester tel quel pendant quatre semaines ; sinon, il faut après quinze jours l'enlever et le recommencer (Pl. CIV).

III. — Attelles métalliques.

Les *attelles métalliques* peuvent avoir une forme définitive ou bien être flexibles et malléables.

1. — Attelles en fer-blanc ou en plaques de zinc.

Les premières, en fer-blanc ou en plaques de zinc, ont le plus souvent la forme de gouttières ou de capsules pour le membre supérieur et le membre inférieur.

Attelle en T de Volkmann. — Elle sert à l'immobilisation de la jambe et est extrêmement répandue. Elle est formée d'une gouttière pour la jambe, d'une planchette pour le pied et d'un T en fer. Une ouverture dans la gouttière répond au talon. Le T en fer empêche la chute du pied d'un côté ou de l'autre. Pendant qu'on applique l'attelle, il faut veiller à ce que le pied soit bien à angle droit, qu'il repose sur sa planchette et qu'il soit solidement fixé. Le talon doit être protégé contre toute compression, celle-ci pouvant facilement produire une escarre (Pl. CV *a*).

Attelle de P. Bruns. — Une modification parfaitement justifiée de l'attelle de Volkmann a été récemment conseillée par P. Bruns. L'attelle de Bruns est une attelle unie, en forme de gouttière, en fer-blanc étamé qui résiste à la rouille. La gouttière, formée par l'union de deux parties qui peuvent glisser l'une sur l'autre, s'allonge ou se raccourcit à volonté. Pour que le talon n'ait à supporter aucune compression, une petite traverse est adaptée à l'attelle au-dessus des orteils et on peut par là suspendre facilement le pied avec une boucle de diachylon. Au lieu du T de Volkmann sont adaptés à l'attelle deux bras en fil de fer se rabattant ensemble et recourbés en bas en forme de demi-cercle, de façon à ne pas produire sur le lit un frottement si considérable (Pl. CV *b*).

Attelles en fer-blanc. — Les attelles métalliques malléables sont faites surtout en *fer-blanc*. Les plus connues sont celles de Salomon et de Schœn.

Les attelles de Salomon sont faites d'une feuille de fer-blanc, aplatie, longue de 35 centimètres et large de 10, munie à une extrémité de deux appendices à trois branches et à l'autre de deux fentes par lesquelles les appendices peuvent être introduits et fixés par la flexion, si bien qu'on peut facilement et vite donner aux attelles la longueur que l'on veut (Pl. CV *c*).

Schœn découpe dans du zinc peu épais avec des ciseaux des attelles qui peuvent prendre une forme quelconque. Plusieurs attelles de ce genre peuvent être coudées suivant un angle donné, unies par une pièce de zinc, ou se mouvoir l'une sur l'autre au moyen d'une charnière. Les pièces de zinc peuvent être munies de trous pour mieux permettre l'évaporation au niveau de la main. Nous représentons le modèle découpé par Schœn pour une gouttière de bras et une gouttière de jambe. Celle du bras est pliée suivant son axe longitudinal en forme de demi-gouttière et coudée à angle droit suivant son axe transversal au niveau de sa partie entaillée. Par les trous situés au niveau des entailles sont passés des lacets que l'on noue ensemble pour obtenir la coudure voulue (Pl. CV *d*).

Après avoir découpé le modèle destiné à la jambe, on en fait aussi une gouttière dans le sens de la longueur, tandis que la partie inférieure entaillée deux fois est pliée à angle droit pour recevoir le pied (Pl. CV *e*).

Attelles de zinc Raoult-Deslongchamps. — Raoult-Deslongchamps (1) a indiqué des modèles particuliers pour les attelles de zinc. Nous représentons ceux destinés aux fractures de jambe et la façon dont on doit fixer à la jambe les attelles ainsi découpées (Pl. CVI *a*).

Attelles en cuivre nickelé. — Les attelles en cuivre nickelé de Lee et Wilson sont certes très élégantes et très pratiques, mais aussi très chères. La planche CVI *b* et *c* montre les attelles de la main et de l'avant-bras.

Attelles en plaques de zinc. — Elles sont extrêmement pratiques pour les membres. Elles sont formées d'attelles larges d'environ deux doigts, de longueur variable, matelassées d'ouate et ensuite recouvertes de toile. Elles se laissent plier facilement et possèdent pourtant une assez grande solidité. Je les emploie presque journellement ; elles sont aussi très recommandées par Helferich.

2. — Attelles en nickel.

Le Dr Koch, à Neuffen, a récemment conseillé de faire des attelles souples, en nickel.

Il a aussi uni plusieurs attelles par des charnières, de façon qu'on puisse obtenir une flexion des attelles suivant leurs bords (Pl. CVI *d* et *e*).

Par l'union de plusieurs attelles métalliques placées

(1) Raoult-Deslongchamps, *Traitement des fractures des membres, nouvelle méthode dispensant du séjour au lit et permettant le transport immédiat du blessé.* Paris, 1882.

l'une sous l'autre, on peut obtenir, en cas de guerre par exemple, les *attelles métalliques de Port*, qui se transporteront facilement en grande quantité. Trois de ces attelles suffisent pour toutes les fractures de membres, une pour le membre supérieur, une pour la cuisse et une pour la jambe.

Les figures montrent les attelles aplaties pour être transportées et pliées comme elles doivent l'être pour être employées (Pl. CVI *f* et *g*).

3. — Attelles en aluminium.

Les *attelles d'aluminium* recommandées dernièrement par Steudel conviennent tout d'abord aux appareils brisés destinés aux fractures compliquées, surtout quand il existe là de grandes plaies superficielles, ou quand les plaies sont déjà infectées, et au traitement post-opératoire au niveau des articulations. On peut encore les employer avec avantage pour renforcer les appareils durcissants ou pour improviser diverses sortes d'appareils (Pl. CVII).

Au moyen d'une pince universelle, on peut facilement préparer les attelles d'aluminium selon le but souhaité. Le maniement de cette pince ne nécessite pas de grandes aptitudes mécaniques, mais une pratique qui s'acquiert assez rapidement. Avec les parties tranchantes adaptées au-dessous du pivot, on peut couper les attelles suivant la longueur voulue. On y arrive immédiatement pour celles qui sont minces, et, pour les plus épaisses, il suffit de faire de la même façon une entaille; on brise ensuite l'attelle à ce niveau au moyen de quelques légères flexions. Dans la pince proprement dite, se trouvent les mors; ceux-ci enfoncent dans le bord de l'attelle introduite à plat leurs quatre paires de dents. Les pointes supérieures sont pour les attelles larges, les pointes inférieures pour les étroites. Les dents saisissent les bords ainsi placés si solidement qu'un glissement et un échappement sont impossibles; et elles permettent d'appliquer sans plâtre, avec de simples bandes de gaze empesées, les attelles

PLANCHE CVII.

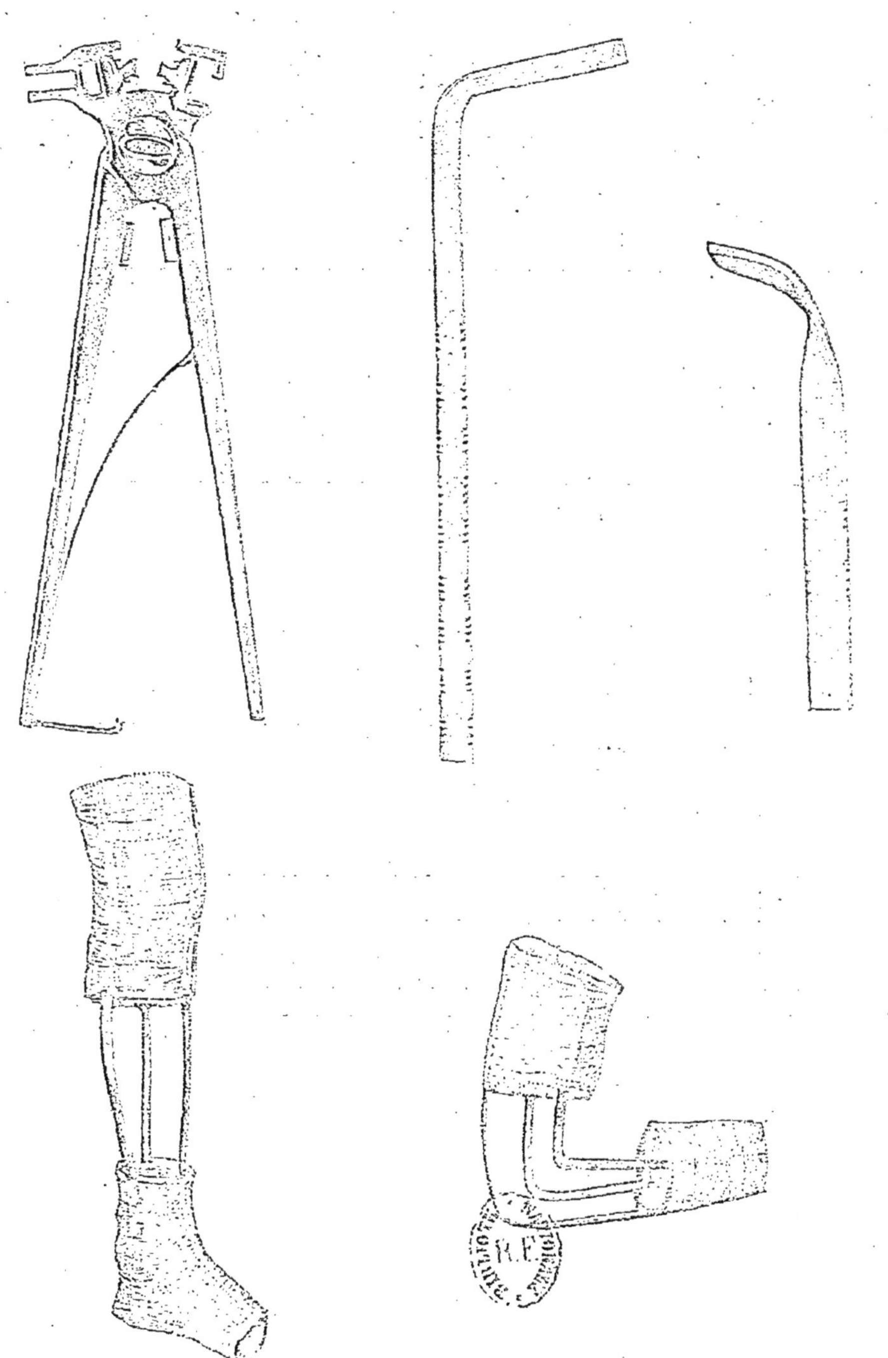

Attelles en aluminium de Steudel.

PLANCHE CVIII.

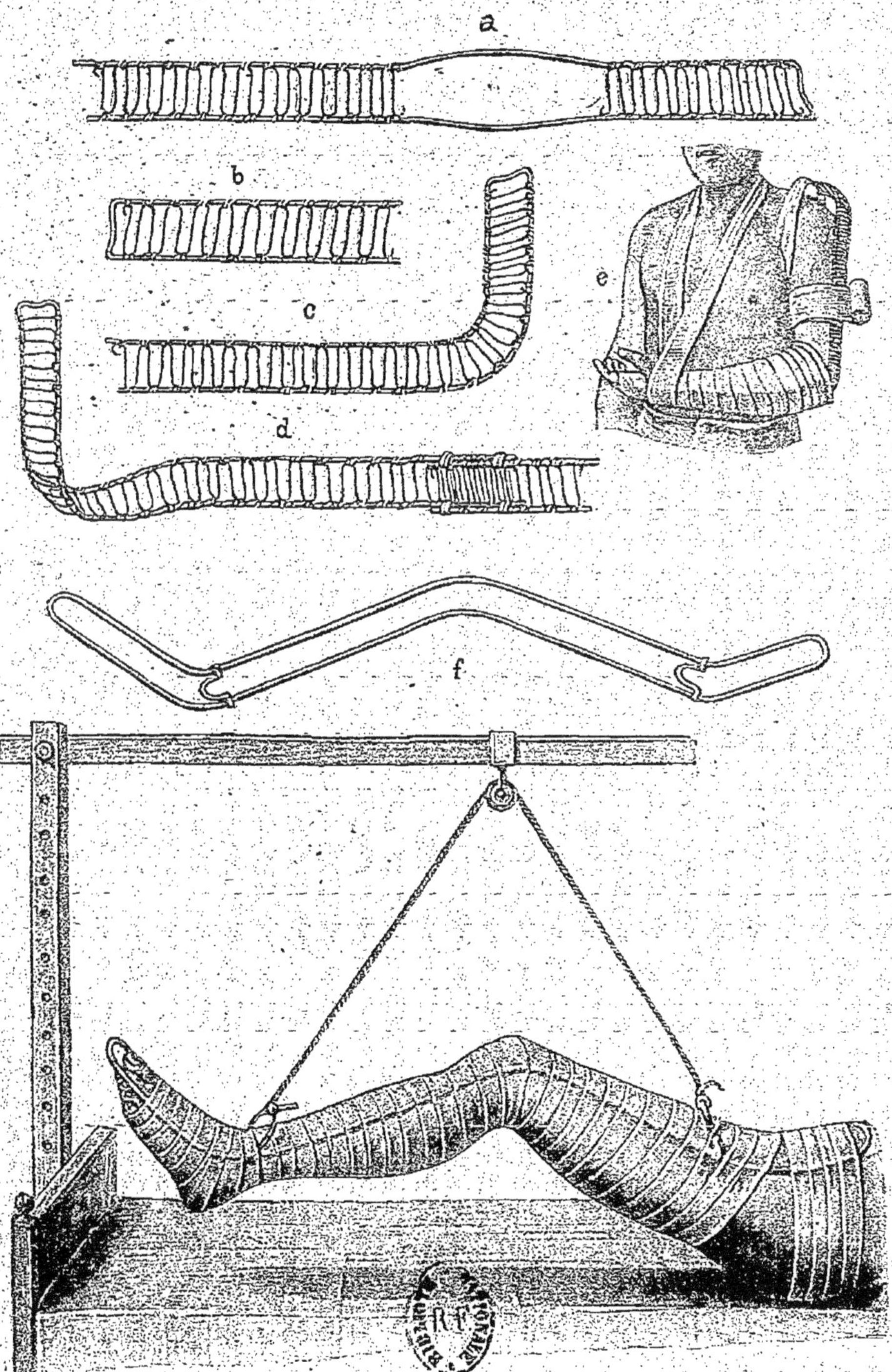

a, b, c, d, Attelles de Cramer ; *e,* Application de l'attelle de Cramer pour une fracture du bras, d'après Helferich ; *f,* Attelle antérieure en fil de fer de Smith.

d'aluminium ainsi préparées pour former un appareil brisé ; ces appareils présentent l'avantage d'une grande légèreté.

Les ouvertures en forme d'entaille ajoutées à la pince servent à plier les attelles, l'ouverture horizontale devant les plier suivant les faces, et l'ouverture dirigée perpendiculairement devant le faire suivant les bords. Cette dernière courbure, qui est importante pour l'application des attelles aux membres fléchis à angle droit, par exemple au niveau du coude et non seulement en avant et en arrière, mais aussi en dehors et en dedans, s'exécutera facilement, avec un peu d'habitude, pour les attelles étroites, jusqu'à l'angle droit et même à un angle aigu ; pour les attelles larges, il faut un peu plus de force et de dextérité. Il est bon, pour ces dernières, de répartir les courbures en plusieurs endroits voisins de façon à ne pas obtenir une coudure brusque à angle droit, mais en quart de cercle. Enfin, avec les deux moitiés de la pince prises séparément, on peut donner aux attelles une forme de spirale ; courbure qui sera nécessaire si l'on veut appliquer les attelles non pas directement suivant l'axe longitudinal d'un membre, mais croisant celui-ci un peu obliquement. Si dans les courbures il s'est produit des flexions suivant les faces, ce qui arrive parfois aux personnes qui ne sont pas habituées à la pince, on les redressera facilement en les frappant avec la pince employée comme marteau.

Il est utile d'employer pour un membre plus de deux attelles, car avec trois ou quatre il en est toujours au moins une qui oppose à la flexion suivant une direction quelconque la résistance de toute sa largeur. De cette façon, malgré la flexibilité des attelles d'aluminium, on obtiendra une grande solidité, et grâce à leur étroitesse les régions situées à découvert dans les fenêtres se laisseront voir parfaitement. Il est inutile de faire décrire des anses aux attelles d'aluminium, car cette substance n'est pas toxique et s'aseptise facilement, si bien qu'on peut sans hésitation l'enfermer dans un pansement.

Les attelles devenues inutilisables et les déchets sont repris en échange des attelles neuves de valeur correspondante à celle de l'aluminium. La valeur de l'aluminium déjà employé représente à peu près le tiers du prix des attelles neuves.

4. — Attelles en fil de fer.

Nous avons déjà étudié (p. 64) les attelles en fil de fer de Mayor, Roser et Amédé Bonnet. Les avantages de légèreté et de propreté qui appartiennent à ces appareils se retrouvent dans toutes les autres attelles en fil de fer.

Attelles de Cramer. — Parmi ces attelles, celles de Cramer sont indubitablement les meilleures et sont extrêmement répandues.

Ces attelles en fil de fer de Cramer sont formées de gouttières aplaties en fil de fer étamé. Entre deux fils plus solides et dirigés longitudinalement sont tendus comme des échelons parallèles des fils moins épais. Les attelles se laissent facilement plier suivant les faces et suivant les bords et s'appliquent ainsi commodément à toutes les parties du corps. En outre, on peut les allonger aisément en unissant simplement deux attelles avec quelques fils transversaux coupés et utilisés comme moyens d'attache. Enfin, en coupant plusieurs fils transversaux, on obtient facilement des attelles fenêtrées de toute espèce (Pl. CVIII *a*, *b*, *c*, *d*).

Appareil d'Helferich pour fractures du bras. — Comme exemple de la grande utilité pratique de ces attelles, nous allons décrire l'appareil d'Helferich pour fractures du bras (1). Helferich obtient une extension permanente de l'axe longitudinal du bras au moyen d'attelles de fil de fer présentant la même courbure que le bras fléchi à angle droit auquel elles sont fixées. La partie supérieure de l'attelle est courbée de façon à ne pas s'appliquer tout à fait sur l'épaule. Si maintenant on place dans le creux de l'aisselle un étrier formé d'une bande bien garnie d'ouate et qu'on le fixe avec une tension modérée à l'extrémité de l'attelle qui le domine, on a ainsi créé une traction perma-

(1) Helferich et Delbet, *Atlas manuel des fractures et des luxations*. 2e édition. Paris, 1900.

nente que l'on peut régulariser facilement en changeant le nœud de la bande de l'aisselle (Pl. CVIII *e*).

Attelles de Smith. — Parmi les autres attelles en fil de fer, celle de Smith a été souvent éprouvée dans les dernières guerres. Elle est faite en fil télégraphique ; on la courbe d'une façon correspondante au cou-de-pied, au genou et à la hanche et on la fixe en place (Pl. CVIII *f*).

Au moyen de deux fils de fer qu'on dispose en demi-cercle, on peut aussi facilement suspendre un membre.

Attelles en toile métallique (Esmarch). — Elles sont aussi très pratiques. Plusieurs pièces de cette toile sont unies par des liens et fixées au membre (Pl. CIX *a*).

Bandes métalliques roulées de Port. — Port a conseillé de découper la toile métallique en bandes étroites et de rouler ensuite celles-ci séparément comme des bandes ordinaires.

On obtient de la sorte les *bandes métalliques roulées* de Port, qui, pour tenir le mieux possible, doivent être enroulées en spirale autour du membre, tandis qu'on enduit chaque tour de bande avec du plâtre gâché (Pl. CIX *c*).

Attelles de fil de fer en spirale. — Heusner a récemment recommandé les attelles *de fil de fer en spirale* pour toute une série de blessures et d'affections articulaires. Dans ces attelles, un fort fil de fer anglais décrit des sinuosités en zigzag à angles arrondis. Le fil de fer est fixé sur une lame de feutre. Les attelles se laissent courber à volonté suivant les faces et les bords et tendent alors fortement à reprendre leur forme première. Elles unissent ainsi le rôle de soutien au rôle de ressort.

Nous représentons les attelles recommandées pour la fracture du radius séparément et après application (Pl. CIX *b*).

IV. — Attelles plastiques.

Les substances employées pour la fabrication des attelles plastiques sont : le carton, le feutre et la gutta-percha.

1. — Attelles en carton.

Elles s'obtiennent, d'après P. Bruns, en trempant du carton ordinaire dans une forte solution de laque. Le carton ainsi traité s'amollit par la chaleur, peut prendre alors la forme du corps et la garder après refroidissement.

Ces attelles plastiques en carton ont été récemment étudiées par le Dr Koch comme une véritable spécialité. Koch a enseigné à faire avec du carton plastique la plupart des attelles employées pratiquement.

En outre, il a rendu les attelles résistantes pour les cas où cela est nécessaire en y rivant des bandes métalliques ; enfin, en y adaptant des charnières et des articulations circulaires, il a construit les attelles dites *universelles*.

La planche CX montre la variété d'emploi de ces attelles (*a*, *b*, *c*, *d*).

Nous représentons : les attelles pour fractures de l'avant-bras de Cooper et Schede, les appareils d'immobilisation pour l'avant-bras et celui pouvant remplacer l'attelle métallique de Volkmann.

Les attelles de Koch ont l'avantage d'être faciles à appliquer, de se nettoyer aisément et convenablement, d'être stérilisables et enfin peu coûteuses.

2. — Attelles en feutre.

Pour faire des attelles de feutre, on emploie, d'après les indications de Bruns, du feutre à semelles ordinaire ou du feutre du commerce, épais de 6 à 8 millimètres, que l'on imprègne d'une solution alcoolique concentrée de laque (660. 0 : 1 litre) en versant celle-ci par petites quantités sur les deux faces de la lame qu'on enduit ensuite avec une brosse jusqu'à ce que tous les pores du feutre en soient également imbibés. Les petits morceaux de feutre sont simplement plongés dans la solution. Si l'on veut donner au feutre une solidité exceptionnelle,

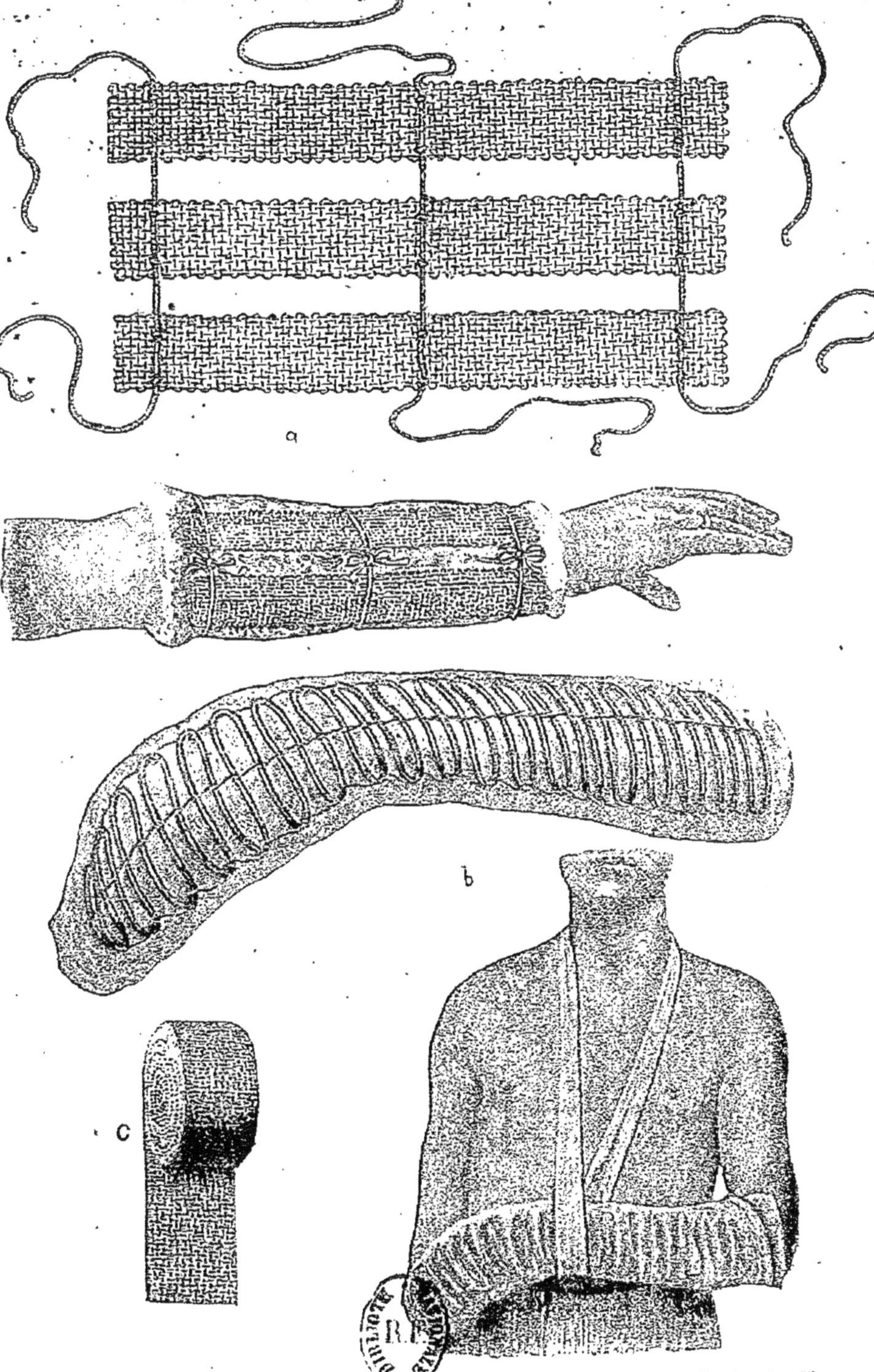

a, Toile métallique d'Esmarch ; *b*, Attelles de fil de fer en spirale de Heusner ; *c*, Bandes métalliques roulées de Port.

PLANCHE CX.

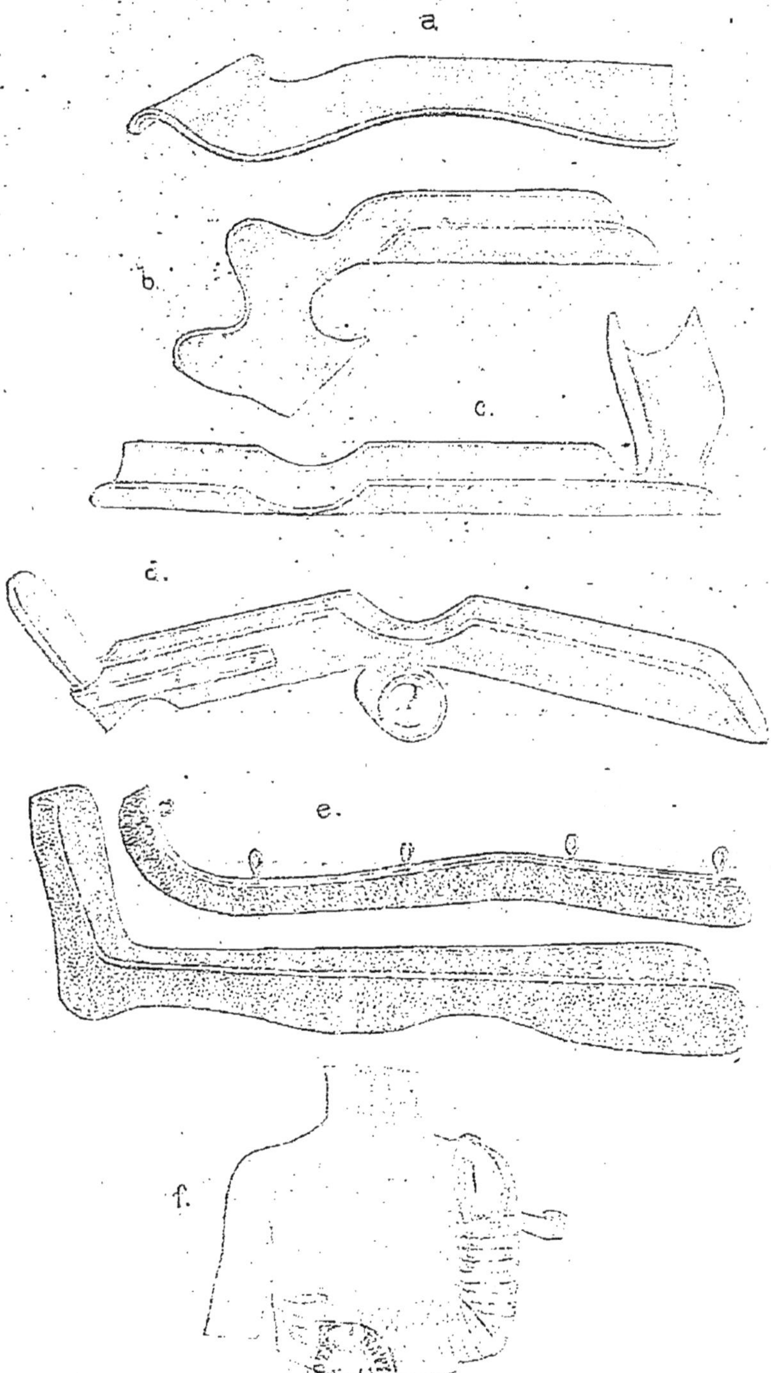

a, *b*, *c*, *d*, Attelles plastiques en carton de Koch ; *e*, Attelles en feutre de P. Bruns et Anders ; *f*, Attelles en carton pour fracture du bras.

il est imprégné une seconde fois après évaporation d'une partie de l'alcool.

Le feutre, ainsi rendu plastique, sèche par la chaleur en quelques heures. Avant que la lame ait complètement durci, on la polit en passant dessus un fer à repasser chaud. La lame solidifiée est dure comme une planche. Mais si on la chauffe à plus de 70° R., elle s'amollit et devient flexible, prend la forme que l'on désire et la garde en reprenant sa solidité. On peut la chauffer par voie sèche ou humide, en la plaçant dans un four, en la repassant avec un fer chaud ou en la plongeant dans l'eau chaude. Pour être utilisée, l'attelle amollie est appliquée sur la peau qu'on a garnie pour la protéger contre l'action de la chaleur; elle est adaptée exactement au membre et fixée par une bande. Elle durcit en quelques minutes; aussi faut-il se hâter de l'appliquer et de lui donner la forme voulue. Ces attelles de feutre ont le désavantage de s'échauffer sur le corps et de se relâcher. Anders a montré récemment que cela tenait simplement à la nature du feutre employé. Il recommande de se servir de celui qu'on fabrique avec des peaux de lièvre en y ajoutant des poils de lapin et de lui donner, par un foulage énergique, une solide contexture. On rend le feutre plastique en l'imprégnant d'une solution sirupeuse de gomme laque en tablettes dans de l'alcool rectifié.

Cette solution est d'abord éclaircie avec un peu d'alcool, puis versée abondamment sur la face interne de la pièce de feutre et étalée avec la main, jusqu'à ce que l'autre face soit également imbibée.

La solution épaisse de laque tenue en réserve doit être chauffée une fois avant d'en imprégner le feutre, celui-ci en sera plus résistant.

Quand le feutre est imbibé à l'excès, on le tend sur un moule en plâtre, auquel il s'applique bien, pourvu qu'on le fixe régulièrement avec des bandes. Il doit sécher à la température normale d'une chambre. Après quarante-huit heures, le feutre ainsi conformé se laisse en général facilement enlever du moule et préparer de la même façon (Pl. CX *e*).

3. — Attelles de gutta-percha.

La gutta-percha est un suc végétal épaissi qui est solide à la température ordinaire, mais devient mou et flexible dans l'eau à 50 ou 60 degrés, si bien qu'on peut à volonté lui donner toute espèce de forme. Elle garde cette forme en se refroidissant.

Pour l'employer dans un appareil, on découpe dans une lame de gutta-percha un morceau de taille suffisante, en tenant compte de ce que dans l'eau chaude cette substance diminue de longueur et de largeur, mais augmente d'épaisseur. Le morceau coupé est donc mis dans l'eau chaude, retiré aussitôt qu'il est suffisamment amolli, appliqué immédiatement sur la peau préalablement enduite d'huile et adapté partout exactement aux formes du corps par des pressions et de légers frottements. On maintient la forme ainsi acquise jusqu'à la solidification de l'attelle; ce qui se produit rapidement si, une fois bien appliquée, on unit l'attelle au membre avec une bande humide.

Il faut une certaine expérience pour savoir ramollir la gutta-percha. Si on la ramollit trop peu, elle ne s'applique pas bien; et si on la ramollit trop, elle se colle partout solidement.

II. — APPAREILS DURCISSANTS.

On divise les appareils durcissants en :

1° Appareils *durcissant vite*;

2° Appareils *durcissant lentement*.

I. — Appareils durcissant vite.

Le meilleur des appareils durcissant vite est celui trouvé en 1852 par Mathysen.

1. — Appareil plâtré.

Le plâtre dont nous nous servons pour les appareils se trouve dans de grands gisements de plâtre et ne peut être employé à l'état de nature. Pour qu'il puisse nous servir, il doit d'abord être chauffé ; il perd ainsi l'eau de cristallisation qu'il contient et acquiert la propriété, lorsqu'on le gâche avec de l'eau, de reprendre son eau de cristallisation et de durcir. *Le plâtre durcit donc en reprenant l'eau de cristallisation qu'il a perdu par la chaleur.*

Si au contraire le plâtre reprend cette eau dans l'air, il devient inutilisable, car il ne peut plus durcir. Il faut donc garder le plâtre dans des endroits absolument secs. Si l'on veut conserver une grosse provision de plâtre, le mieux est de se procurer de grandes cruches de terre que l'on garnit d'une substance imperméable à l'eau, telle que la batiste de Billroth ou la gutta-percha laminée. Le plâtre se conserve aussi très bien dans des caisses métalliques pouvant être convenablement fermées, à condition que ces caisses soient placées dans un endroit sec. Les bandes plâtrées doivent être séparément gardées et vendues dans des étuis métalliques fermant hermétiquement.

Si le plâtre est altéré par l'humidité de l'air, on peut le rendre de nouveau utilisable, en le *chauffant prudemment* jusqu'à ce qu'il ne s'en dégage plus aucune vapeur d'eau. Si on le chauffe trop fort, on le brûle et il perd la propriété de se combiner à l'eau et de durcir.

On ne choisit jamais pour les appareils que le plus fin plâtre d'albâtre, réduit en une fine farine blanche et ne devant être mélangé en aucune façon à du plâtre grossier. S'il est bon, il durcit en quelques minutes. Et on peut encore hâter le durcissement du plâtre en ajoutant à une cuve pleine d'eau environ *une poignée d'alun.*

Nous employons le plâtre pour les appareils de diverses manières.

2. — Appareils en bandes plâtrées.

Dans beaucoup d'endroits, on se sert très souvent aujourd'hui des *appareils en bandes plâtrées* (Pl. CXI).

Les bandes plâtrées qui servent à ces appareils doivent

être préparées avec grand soin, car on dépend absolument de leur qualité.

Pour faire ces bandes plâtrées, on emploie, outre le plâtre, des bandes bleues empesées ou des bandes de gaze ordinaire. Dans chacun de ces cas, la gaze doit être d'un tissu assez fin et la poudre de plâtre doit être introduite dans les mailles par un solide frottement. Pour cela, on emploie soit la main, soit une machine spéciale.

Le plus naturel est de *frotter avec la main*. On verse sur une large table un gros tas de plâtre de bonne qualité; le commencement de la bande à imprégner est placé à gauche de ce tas; on y prend avec la main droite une bonne poignée de plâtre qu'on dépose sur l'extrémité de la bande, on tend un peu celle-ci et on y étend le plâtre avec le bord cubital de la main droite; enfin la partie de la bande ainsi préparée, c'est-à-dire son commencement, est enroulée comme une bande ordinaire, mais très peu serrée. On continue ainsi à étaler le plâtre sur la bande et, en enroulant chaque fois la partie ainsi imprégnée, on obtient enfin une bande plâtrée sur laquelle on peut réellement compter. Si on ne l'emploie pas immédiatement, il est recommandé de l'envelopper de papier et de la conserver dans une boîte métallique fermant bien. La faute commise le plus souvent dans la préparation des bandes plâtrées est de répandre sur la bande une couche trop épaisse de plâtre, si bien qu'elle n'en est pas réellement imprégnée et que plus tard, quand on la trempe dans l'eau, le plâtre tombe simplement.

Les bandes empesées imprégnées de plâtre ne durcissent pas si vite que les bandes de gaze simple. Il faudra donc toujours choisir de préférence les bandes de gaze simple quand on voudra que l'appareil durcisse rapidement.

Parmi les nombreuses machines proposées pour la préparation des bandes plâtrées, la plus simple et la plus pratique est celle de Beely. Le plâtre est mis dans une boîte quadrangulaire présentant deux fentes, l'une large à moitié hauteur d'une des parois transversales, l'autre étroite en bas de la paroi opposée.

Cette dernière fente peut être agrandie ou diminuée à

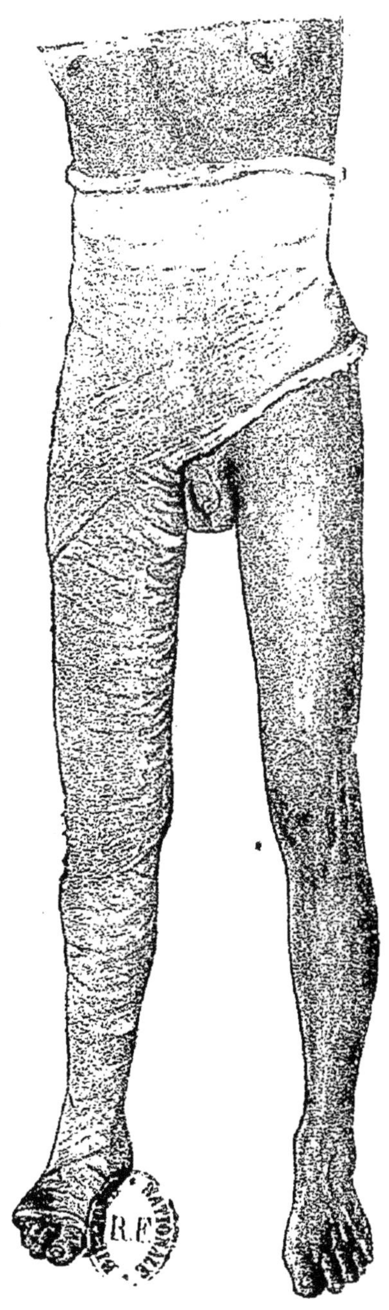

Appareil en bandes plâtrées.

PLANCHE CXII.

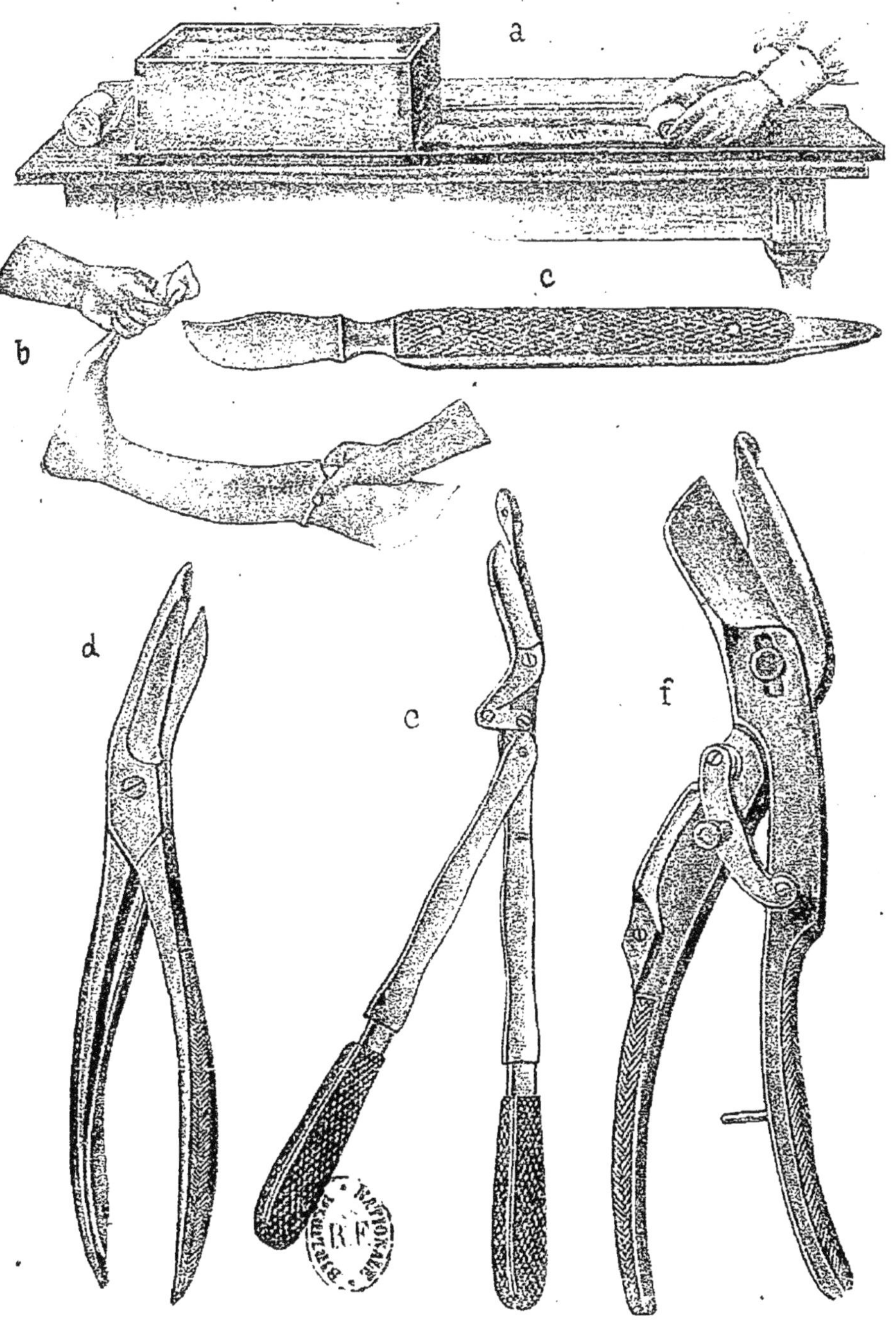

a, Machine à enrouler les bandes plâtrées de Beely ; *b*, Tricot servant au matelassage et donnant prise à la main ; *c*, Couteau à plâtre d'Esmarch ; *d*, Ciseaux à plâtre de Seutin ; *e*, Ciseaux à plâtre de Sczymanowski ; *f*, Ciseaux à plâtre de Bruns.

volonté, grâce à des coulisses, pour régulariser la quantité de plâtre. Le commencement de la bande est passé par la large ouverture dans la caisse, au travers du plâtre, et enfin par l'ouverture étroite. Le plâtre surabondant est enlevé par la planche à coulisses et la bande est roulée peu serrée (Pl. CXII *a*).

Pour appliquer l'appareil plâtré, on emploie, outre ces bandes, un récipient d'eau chaude et aussi un récipient pour pouvoir gâcher du plâtre en cas de besoin. Pour *gâcher le plâtre*, on met dans le récipient une pleine poignée de plâtre et là-dessus on verse environ la même quantité d'eau chaude; puis on mêle intimement plâtre et eau, en écrasant aussitôt avec soin au moyen des doigts tous les amas qui se forment, de façon à obtenir une bouillie absolument régulière, ne contenant plus aucun noyau.

Voici maintenant la *technique de l'appareil plâtré* : on donne d'abord au membre la position qu'il doit garder dans l'appareil. Mais on n'appliquera que rarement l'appareil plâtré sur la peau nue; si on le fait, il faut bien graisser la peau, pour que le plâtre n'adhère pas aux poils et que le malade n'éprouve pas de douleur quand on enlèvera l'appareil.

En règle générale, on doit *matelasser* l'appareil plâtré. On le fait soit en enveloppant préalablement avec soin le membre au moyen d'une bande de flanelle, soit en le garnissant d'un *tricot*, soit en l'entourant d'ouate.

L'*enveloppement au moyen d'un tricot*, fréquemment employé aujourd'hui, est très pratique. On a en réserve des tricots de diverses largeurs pour les diverses tailles. Ces tricots sont passés sur les membres comme des bas, en évitant tout pli. Leur avantage est qu'on peut leur laisser dépasser l'extrémité du membre, la main ou le pied, d'environ la largeur de la main, de façon à obtenir une bonne prise pour tenir le membre dans la position voulue (Pl. CXII *b*).

Pour matelasser avec de l'ouate, on dispose du *coton ordinaire*, purifié, en forme de bandes qu'on enroule autour du membre. Cette ouate ordinaire convient mieux au matelassage que l'ouate hydrophile qui absorbe la sueur et par suite se pelotonne plus facilement.

On matelasse surtout les saillies osseuses, comme les épines iliaques antéro-supérieures, les malléoles, les bords du tibia, et avec un soin tout particulier chez les malades maigres, en appliquant en ces points une couronne d'ouate ou de feutre.

La bande plâtrée est ensuite enroulée sur le membre matelassé. Pour cela, on la trempe d'abord dans de l'eau chaude à laquelle on a ajouté, comme il a été dit plus haut, une pleine poignée d'alun pour obtenir un durcissement plus rapide du plâtre. L'immersion des bandes plâtrées ne consiste pas à les placer simplement dans l'eau. Mais il faut faire attention à ceci. D'abord, le récipient doit contenir assez d'eau pour que la bande y plonge complètement. En second lieu, il faut, avant de la tremper, dérouler un peu le commencement de la bande et le placer sur le bord du récipient; sinon il se colle fréquemment au globe et l'on ne peut le trouver qu'avec peine. La bande plâtrée reste dans l'eau jusqu'à ce qu'il ne s'en dégage plus de bulles d'air; alors on la retire avec précaution et on l'exprime, mais non pas en la prenant dans la main et en fermant celle-ci; il faut placer la bande *entre les deux mains* et serrer doucement et régulièrement celles-ci l'une contre l'autre. On enlève ainsi l'eau en excès et aussi un peu de plâtre superflu. Avant d'appliquer cette bande, on en place toujours une autre de la même façon dans l'eau dont elle s'imbibe complètement et sûrement pendant qu'on enroule la première. Si les bandes plâtrées ont été roulées d'une façon lâche et convenable, tout ce travail en sera d'autant plus facile à exécuter.

Pour appliquer une bande plâtrée, on agit comme avec toute autre bande. Mais on *évite soigneusement de tirer sur elle*, la laissant plutôt se dérouler autour du membre, de façon qu'elle tombe pour ainsi dire d'une main dans l'autre. Quand on a fait plusieurs tours, on les frotte et on les polit circulairement avec une main, pour qu'ils épousent bien les contours du membre et s'appliquent convenablement sur les tours précédents. On n'a pas à faire de renversés avec la bande. Quand il faut, comme dans les appareils permettant la marche, que les bandes plâtrées s'appliquent bien intimement aux formes du corps, il vaut mieux, au lieu de faire des renversés, couper la bande avec des ciseaux et continuer ainsi. Si en enroulant on fait recouvrir chaque tour par le suivant d'environ les deux tiers, il faut en moyenne pour un appareil convenable quatre épaisseurs superposées de bandes plâtrées.

Habituellement, l'appareil est terminé quand on a appliqué les bandes plâtrées; dans certains cas, on peut encore, après cela, l'enduire de plâtre gâché. On en fait ainsi disparaître toutes les inégalités et on lui donne un aspect plus agréable, plus séduisant. Quand on a fini d'enrouler, on doit encore donner un soin particulier aux bords supérieur et inférieur de l'appareil; il faut veiller à ce que ces bords ne coupent pas, et pour cela il faut quelquefois, notamment au pli de l'aine, en enlever un peu avec des ciseaux ou un couteau si l'on a poursuivi l'enroulement trop haut. Quelques incisions longitudinales sur les bords et sur les contours de la portion entaillée protègent bien aussi contre une pression trop forte à ce niveau. Si l'appareil est encore assez mou sur les bords, on peut aussi fort bien introduire au-dessous d'eux les index et les rabattre en dehors sur tout le pourtour, évitant ainsi toute compression. Si l'on a matelassé avec des bandes de flanelle ou de gaze, on peut, lorsque l'appareil est sec, rabattre comme des manchettes les bandes qui dépassent à ses deux extrémités et les fixer avec du diachylon.

Du bon plâtre doit sécher en quelques minutes, si bien que l'appareil est durci aussitôt que l'on a fini. Si l'on veut hâter la dessiccation, on place le membre revêtu du plâtre dans le voisinage d'un poêle, et on laisse l'appareil *à découvert*. De toute façon, les extrémités des orteils et des doigts doivent rester libres; ils servent, comme il a été dit plus haut, à contrôler la bonne position de l'appareil. Pour protéger les appareils plâtrés contre l'humidité, on possède différents moyens. Dieffenbach imprégnait l'appareil, une fois terminé, avec une solution de colophane dans l'alcool (1 : 12); Mitscherlich employait une solution alcoolique de laque (3 : 50) ou une solution de résine dans de l'éther (1 : 4); Hergott enduisait simplement l'appareil de laque à voitures.

Enlever l'appareil plâtré du corps est en général plus difficile que de l'appliquer. En tout cas, on peut se faciliter cette opération en imbibant le plâtre d'une solution *concentrée de chlorure de sodium*. Le meilleur moyen pour cela est de faire d'abord cette solution, d'y tremper une éponge ou un peu d'ouate et d'exprimer ensuite l'éponge ou l'ouate sur le plâtre. Par le contact du chlorure de sodium, le plâtre devient mou et souple et se laisse couper avec une bien plus grande facilité.

Pour couper un appareil plâtré, on emploie le couteau à plâtre, les ciseaux à plâtre et la scie à plâtre.

Le *couteau à plâtre d'Esmarch* est solide, court et à lame cintrée (Pl. CXII *c*).

Des *ciseaux à plâtre* de formes variées ont été recommandés par Seutin, Sczymanowski, Bruns, Empfenzeder et d'autres encore. Les meilleurs sont assurément les nouveaux ciseaux de Still, avec lesquels il est extrêmement facile de couper le plâtre (Pl. CXII *d*, *e*, *f*, et Pl. CXIII *b* et *c*).

Les *scies à plâtre* employées sont ou rondes (Leiter) ou en forme de lame (Bergmann) (Pl. CXIII *d* et *e*). On a encore recommandé récemment les scies à chaîne (Schinzinger) ou d'autres scies minces (scies de Gigli) qu'on introduit sous le plâtre et avec lesquelles on fend l'appareil de dedans en dehors (Schinzinger).

Pour ne pas blesser la peau pendant qu'on coupe l'appareil, il est souvent indiqué d'appliquer directement sur elle une bande étroite de carton mouillé ou de fer-blanc, ou un morceau de sangle, sur la ligne où on se propose de fendre plus tard l'appareil. A ce moment, l'instrument passera sur cette bande et la peau sera sûrement protégée.

Quand on a coupé l'appareil dans sa longueur, on le brise des deux côtés en introduisant de force les doigts de chaque main dans la fente entr'ouverte. Il est encore très

PLANCHE CXIII.

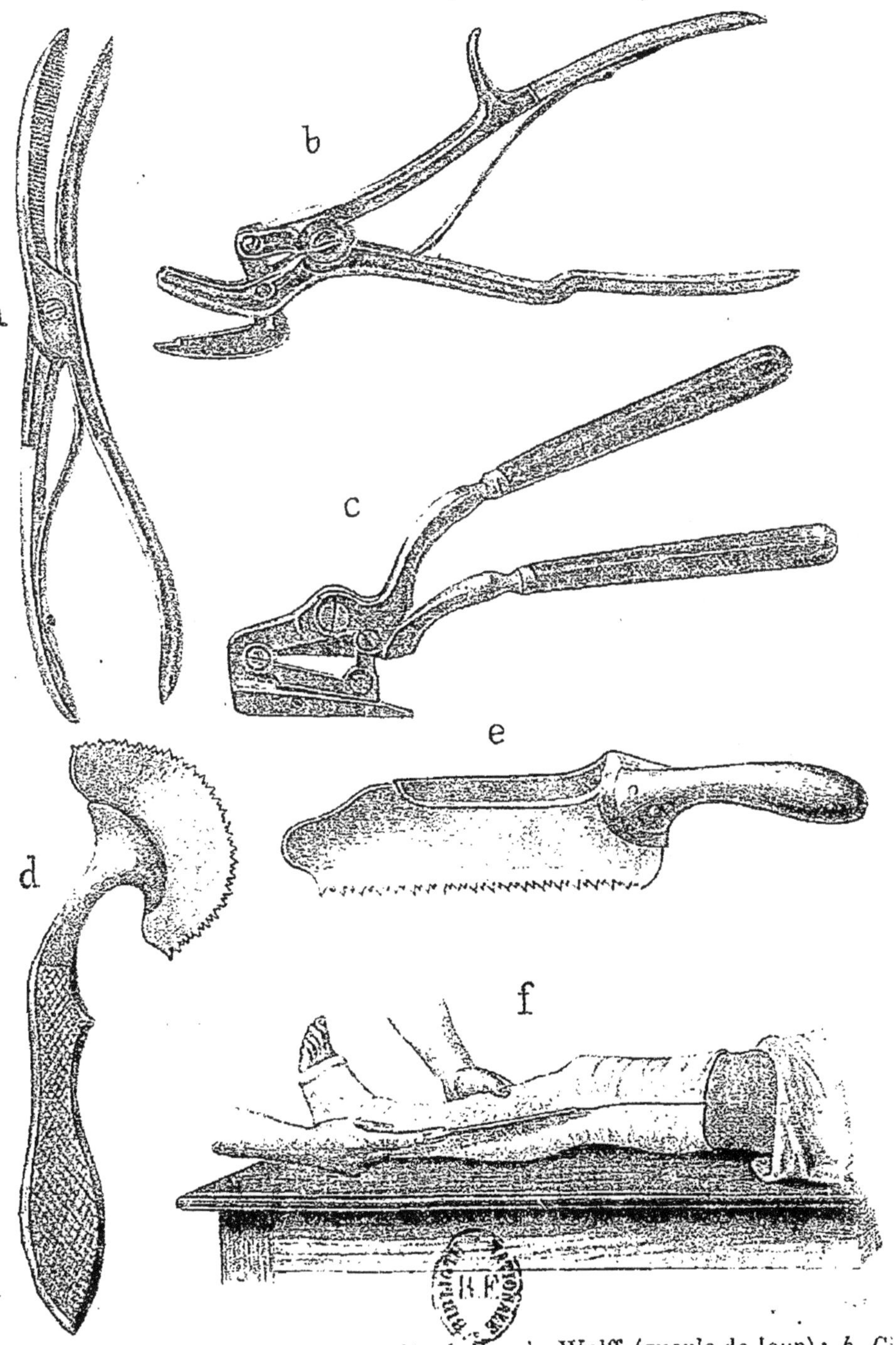

a, Pince pour ouvrir un appareil plâtré d'après Wolff (gueule-de-loup) ; *b*, Ciseaux à plâtre de Still ; *c*, Ciseaux à plâtre d'Empfenzeder ; *d*, Scie à plâtre circulaire ; *e*, Scie à plâtre en forme de lame ; *f*, Sciage d'un appareil plâtré.

Planche CXIV.

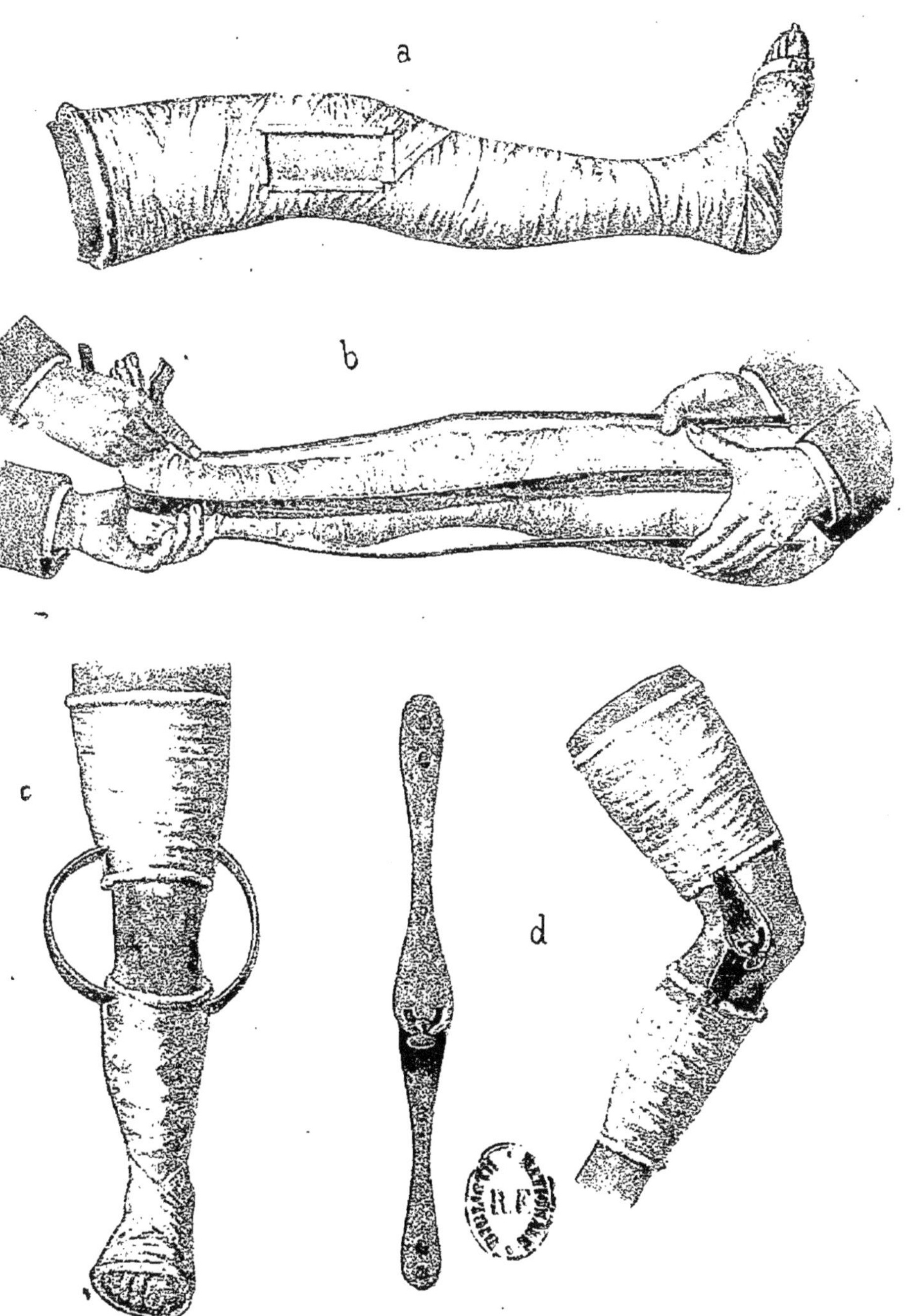

a. Fenêtre dans un appareil plâtré ; *b*, Appareil plâtré à copeaux de bois de Völker ; *c*. Appareil plâtré brisé ; *d*, Appareil plâtré articulé.

PLANCHE CXV.

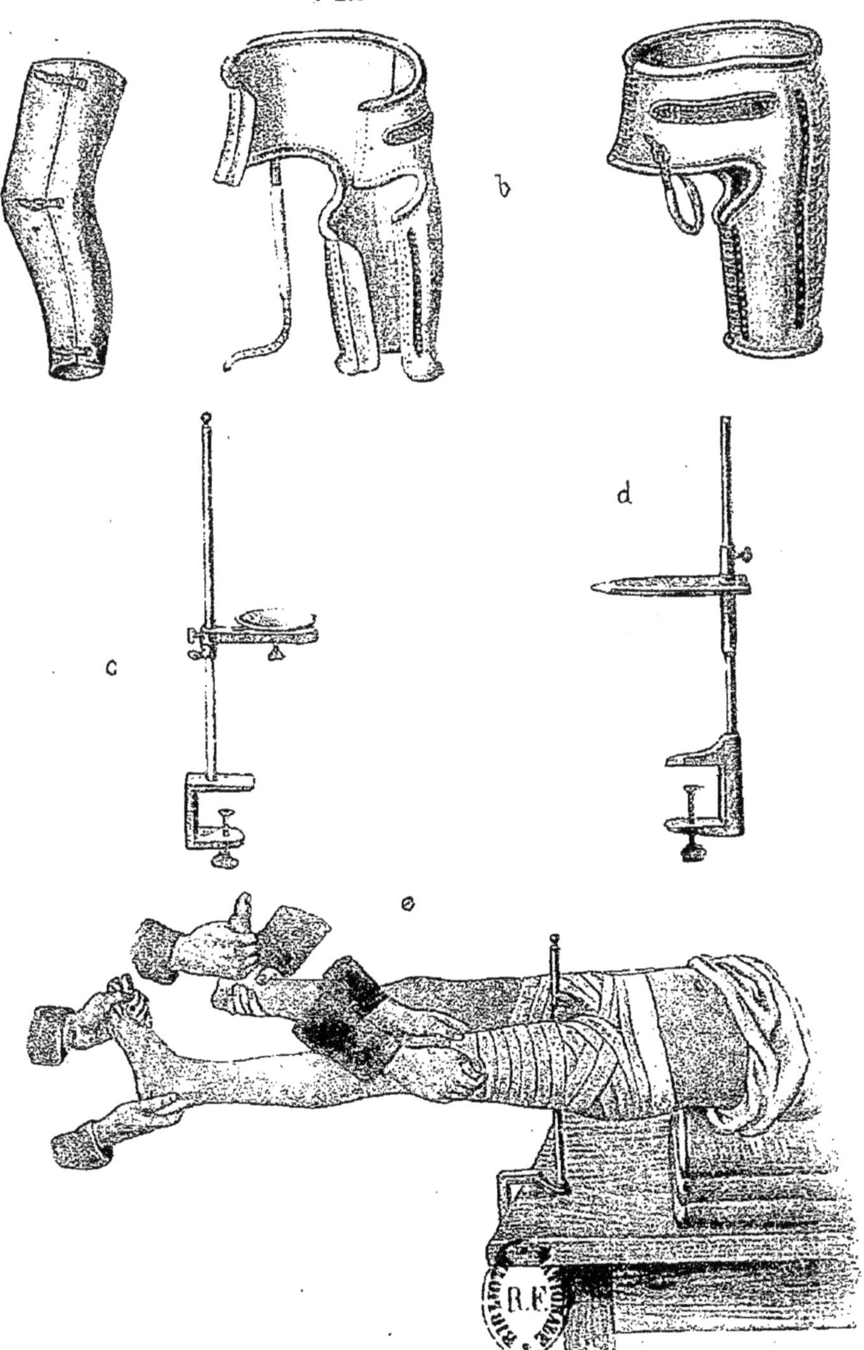

a, Appareil plâtré amovible pour la jambe ; *b*, Appareil plâtré amovible pour la hanche ; *c*, Pelvi-support d'Esmarch ; *d*, Pelvi-support de Bardeleben ; *e*, Position du malade sur le pelvi-support.

PLANCHE CXVI.

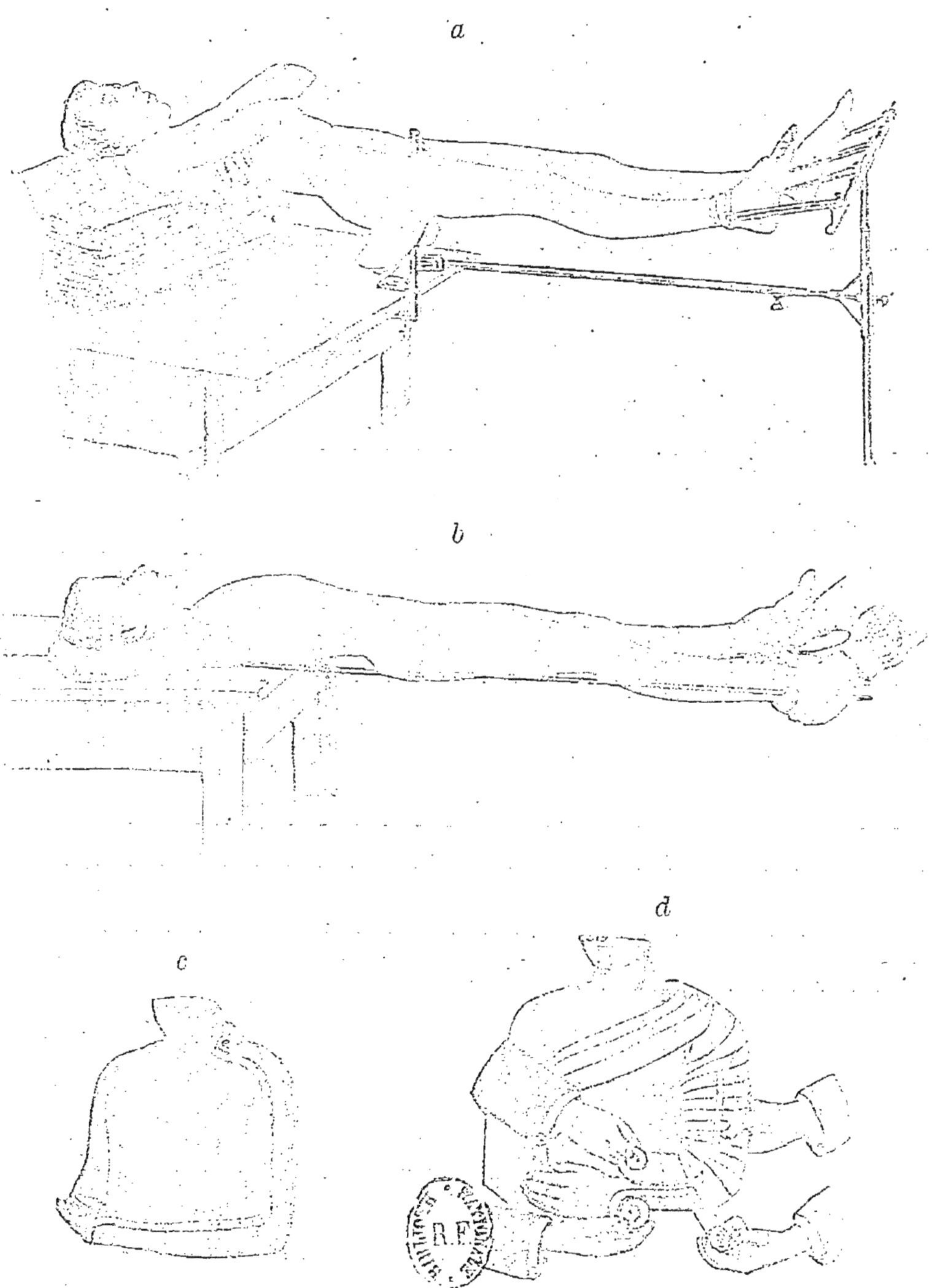

a, Position du malade sur l'appareil de Bruns ; *b*, Position du malade sur les barres de Dittel ; *c*, Attelle à collet d'Albers ; *d*, Attelle d'ouate plâtrée de Breiger.

pratique d'employer dans ce but la pince appelée « gueule-de-loup » recommandée par Julius Wolff, et avec laquelle on peut renverser très commodément les bords sur le côté (Pl. CXIII *a*).

Nous n'avons jusqu'ici parlé que de l'appareil plâtré simple. Mais celui-ci comporte d'innombrables modifications.

Tout d'abord il est très souvent indiqué de découper dans l'appareil ce qu'on appelle une *fenêtre*, par exemple pour pouvoir panser une plaie située au-dessous. On découpe alors à cet endroit, avec un couteau aiguisé, un morceau quadrangulaire de l'appareil et ensuite on colle du collodion américain sur les bords, pour les empêcher de s'émietter ou de se fendre (Pl. CXIV *a*).

En outre, il n'est pas rare que l'on désire donner à l'appareil une *solidité particulière*. Dans ce but, on lui adjoint des soutiens appelés *attelles de renforcement*. C'est ainsi qu'on a intercalé entre les diverses couches de bandes plâtrées des copeaux de tapissiers, des lames de bois, du carton, des feuilles de zinc ou de fer-blanc, du fil télégraphique, de la gutta-percha, du feutre et nombre d'autres substances. Nous en représentons comme exemple l'*appareil plâtré à copeaux de bois* de Völker (Pl. CXIV *b*).

On peut encore appliquer de bons appareils plâtrés brisés, en rétablissant la continuité au moyen d'attelles en fer-blanc ou en fils télégraphiques recourbées suivant le besoin. Ces appareils plâtrés brisés sont employés surtout pour les *articulations* (Pl. CXIV *c*).

Si l'on veut que les articulations puissent *se mouvoir*, on emploie dans l'appareil les *attelles dites articulées*, c'est-à-dire munies d'une charnière ou d'un secteur (Pl. CXIV *d*).

Très souvent on utilise l'*élasticité de l'appareil* plâtré pour l'employer comme *appareil amovible*. Pour cela, il ne doit pas être trop épais. Après l'avoir coupé, il sera si souple et malléable, qu'il ne sera pas nécessaire d'y adapter des articulations pour l'ouvrir. On coupe comme d'ordinaire l'appareil plâtré qu'on veut rendre amovible exactement sur la ligne médiane du corps, d'où on l'enlève prudemment; on coud de solides lacets ou des boucles qui serviront à l'attacher, on l'applique de nouveau et on le fixe en serrant les lacets ou les boucles. On peut faire ainsi non seulement des appareils simples pour les membres (Pl. CXV *a*), mais aussi des appareils plus compliqués, par exemple pour le bassin, en ayant soin pour ce dernier de garnir encore de cuir les bords de l'appareil (Pl. CXV *b*).

Pour appliquer un appareil plâtré au membre inférieur, notamment à la jambe et au bassin, il faut une position particulière du malade. Pour pouvoir soutenir commodément le bassin, on emploie dans ces cas le *pelvi-support* dont les types les plus connus ont été indiqués par Esmarch (Pl. CXV *c*) et Bardeleben (Pl. CXV *d*). Pendant l'application de l'appareil, deux aides doivent tenir les jambes dans la position voulue (Pl. CXV *e*).

Pour pouvoir se passer de ces aides, on a proposé récemment des appareils à extension dont le plus simple et le meilleur est celui qu'a décrit et recommandé Bruns (Pl. CXVI *a*).

Une position particulière pour l'application de l'appareil plâtré du bassin est celle de Dittel. Dittel place son malade sur deux barres de fer rondes, d'environ 1 centimètre 1/3 de diamètre, de façon que la tête et le tronc reposent sur la table d'opération, tandis que les jambes s'appuient sur les deux barres contre lesquelles un aide applique les deux malléoles internes. L'appareil plâtré est alors posé. Quand il est sec, on en retire les barres qui avaient été préalablement bien graissées.

Ce procédé est très pratique et je l'ai très souvent employé (Pl. CXVI *b*).

3. — Corset de Sayre.

Un des principaux appareils faits au moyen de bandes plâtrées est le corset de Sayre.

Cet appareil, que l'on emploie dans les cas de mal de Pott

ou de scoliose, constitue assurément le meilleur moyen d'immobilisation de la colonne vertébrale, car, outre les résultats excellents qu'il donne, son application est d'une grande simplicité. Il est surtout destiné aux ostéo-arthrites de

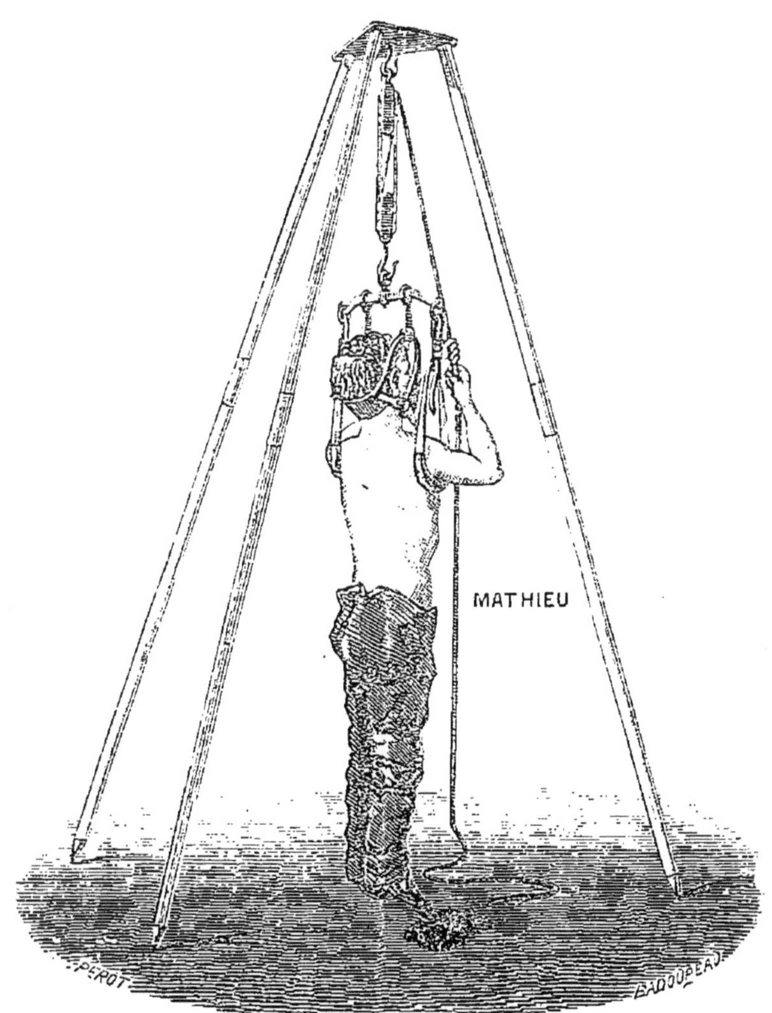

Fig. 5. — Appareil à suspension de Sayre.

la colonne dorsale et de la colonne lombaire, mais peut auss servir pour les lésions de la colonne cervicale grâce à l'adjonction d'une minerve.

L'application du corset nécessite un tricot sans manches s'ajustant bien sur le corps du malade et s'étendant du cou à la partie supérieure des cuisses, des bandes plâtrées larges de 10 à 12 centimètres, enfin un appareil à suspension (fig. 5) : celui-ci se compose d'une double fronde constituée par deux courroies ou plaques métalliques rembourrées destinées à saisir la nuque et le dessous du maxillaire inférieur, et dont les extrémités, réunies pour chaque côté, vont se fixer par une courroie à une petite traverse métallique ; aux bouts de cette dernière traverse aboutissent par leurs chefs deux lanières rembourrées dont le plein passe en anse sous les aisselles. La traverse est suspendue par un anneau médian à un moufle qui va s'accrocher soit à un trépied (fig. 5), soit au plafond.

Pour appliquer l'appareil, on revêt le malade du tricot et on matelasse avec de l'ouate les saillies osseuses, c'est-à-dire les épines iliaques, les parties saillantes des côtes et particulièrement les vertèbres qui font proéminence au niveau de la déformation ; un tampon d'ouate sera aussi placé au niveau de l'estomac et attaché de façon à pouvoir être retiré après l'application du corset, laissant ainsi un espace suffisant pour ne pas gêner la digestion.

Cela fait, on place le malade sous l'appareil à suspension et l'on fixe aux courroies sa tête et ses aisselles ; puis on tire progressivement sur le moufle jusqu'à ce que le malade ne touche plus terre que par les orteils, ce qui correspond à l'allongement maximum pouvant être fourni par la suspension. Quelquefois, chez les jeunes enfants, au lieu de soutenir les aisselles par des courroies, on pourra se contenter de leur faire saisir avec les mains les extrémités de la traverse métallique.

On commence alors l'application des bandes plâtrées ; celles-ci, étant trempées dans l'eau et convenablement exprimées, sont appliquées circulairement d'abord au niveau de la colonne lombaire, puis en descendant recouvrent tout l'hypogastre pour remonter de là jusqu'aux aisselles ; quelques tours de bande seront passés en forme de bretelle pour rejeter les épaules en arrière, mais on les coupera après dessiccation. Les renversés seront évités et on coupera la bande lorsqu'elle ne pourra plus s'appliquer régulièrement. Les tours de bande doivent se recouvrir des deux tiers environ. Un peu de bouillie plâtrée sera appliquée à la fin pour donner à l'appareil une surface lisse et unie. Pour rendre le corset plus solide, on peut y placer des attelles métalliques minces, ou des copeaux de bois que l'on intercale entre les tours de bande. On laisse le plâtre sécher pendant dix minutes, puis on redescend le malade progressivement. Des échancrures doivent être faites sous les aisselles pour éviter des compressions ou la blessure des téguments. Le corset pourra être laissé en place plus de trois mois.

Pour éviter les accidents que l'on a vu parfois se produire pendant la suspension, Petersen a conseillé l'emploi de la position horizontale. Le malade est placé sur deux tables dont l'une supporte les membres inférieurs et l'autre la tête, tandis que le plein d'une cravate soutient le tronc.

Les saillies osseuses sont matelassées et l'appareil appliqué comme précédemment, en recouvrant les parties de la cravate qui touchent le tronc; les chefs sont ensuite coupés au ras de l'appareil.

Le corset de Sayre peut être rendu amovible, en l'incisant longitudinalement sur une attelle métallique préalablement placée sur le tricot. Il pourra aussi servir de moule pour la préparation d'un corset de cellulose ou de feutre plastique.

Lorsqu'il s'agit d'une arthrite cervicale, on peut, suivant le procédé de Sayre, ajouter au corset trois pièces de fer malléables s'adaptant transversalement à la partie supérieure du dos et supportant une tige de fer qui monte verticalement derrière la tête, puis se recourbe en avant vers le front; de là part une courroie qui soutient le menton.

La minerve pourra encore être faite au moyen d'attelles plâtrées prenant point d'appui sur le corset.]

Des méthodes, autrefois très employées, telles que l'appareil en *bandelettes de plâtre* et le *plâtre coulé*, sont aujourd'hui absolument abandonnées. Au contraire, on emploie souvent maintenant les attelles plâtrées.

4. — Attelles plâtrées.

Les attelles plâtrées sont faites et disposées d'une façon variable. Nous avons d'abord les appareils plâtrés de Maisonneuve.

[*Appareils plâtrés de Maisonneuve.* — Ces appareils, qui peuvent s'appliquer à toutes les variétés de fractures des membres, sont formés d'attelles plâtrées. Ils ont pour avantage de pouvoir s'appliquer facilement et rapidement et surtout de laisser à découvert une importante partie du membre fracturé, ce qui permet d'exercer sur celui-ci une surveillance continuelle. On peut toutefois leur reprocher de ne pas assurer une immobilisation aussi absolue que les appareils en bandes plâtrées prédemment décrits. Aussi est-il préférable de ne les employer que dans les fractures où le déplacement est peu important ou nul.

Les attelles plâtrées que l'on emploie généralement sont faites en tarlatane que l'on replie sur elle-même pour lui donner de huit à seize épaisseurs, selon qu'il s'agit du membre supérieur ou du membre inférieur et suivant la force musculaire des individus.

Les attelles sont découpées suivant les dimensions du membre. Il est préférable de prendre ces mesures sur le membre sain pour éviter des douleurs au malade. Pour le membre inférieur par exemple, où cet appareil est très fréquemment appliqué, on taillera une attelle postérieure aussi large que le membre et dont la longueur sera suffisante pour s'étendre de la racine de la cuisse aux orteils en se coudant au-dessous du talon pour former une semelle plantaire. L'attelle découpée à sec doit dépasser un peu ces dimensions en prévision du raccourcissement qu'elle subira lorsqu'on l'imbibera de plâtre. Une seconde attelle, plus étroite et plus longue, revêtira les faces latérales du membre, en formant un étrier sous la voûte plantaire. Les attelles ainsi découpées sont cousues sur leurs bords, puis trempées dans une bouillie plâtrée préparée suivant les proportions ordinaires, c'est-à-dire en mélangeant des quantités sensiblement égales d'eau et de plâtre mesurées au moyen d'un verre. Les attelles prises par une extrémité sont plongées dans la bouillie plâtrée et roulées sur elles-mêmes, de façon à chasser les bulles d'air qu'elles renferment et à les imbiber complètement. Le cylindre ainsi obtenu est comprimé entre les mains pour chasser l'eau en excès, puis déroulé pour que l'on puisse donner à l'attelle une surface parfaitement lisse. Pour cela, on peut soit la faire tenir par une de ses extrémités et la presser entre les mains de haut en bas, soit l'étendre sur une table et la lisser avec la main, tout en la saupoudrant légèrement de plâtre sec successivement sur les deux faces.

Après avoir rasé et lavé le membre, on réduit la fracture et l'on fait exercer par des aides une énergique traction sur les deux extrémités du membre pour empêcher la reproduction du déplacement. L'attelle postérieure est aussitôt appliquée et maintenue par les aides, tandis que la seconde attelle est disposée en forme d'étrier, recouvrant la semelle plantaire formée par la première et revêtant les faces latérales du membre. Les bords de l'attelle postérieure sont recouverts par la seconde attelle. Toutes deux sont alors moulées sur le membre fracturé dont elles laissent la face antérieure à découvert et sont aussitôt fixées par une bande de toile. La dessiccation se fait rapidement lorsque le plâtre employé est de bonne qualité et que les attelles ont été bien exprimées.

Lorsque l'appareil est sec et dur, on peut enlever la bande de toile et la remplacer par quelques anneaux de diachylon ; pour appliquer ceux-ci, on doit recouvrir la partie des téguments restée à découvert de taffetas gommé, puis des bandelettes de diachylon, assez longues pour faire deux ou trois fois le tour du membre, sont enroulées de distance en distance.

Lorsqu'il est temps d'enlever l'appareil, c'est-à-dire lorsqu'on suppose la fracture consolidée, cette opération s'accomplit avec une grande facilité et sans nécessiter un matériel spécial comme l'appareil en bandes plâtrées. Il suffit pour cela de renverser en dehors les bords de la gouttière formée par les attelles jusqu'à ce que le membre puisse en sortir librement. En cas de besoin, le même appareil, que l'on a eu soin de ne pas briser, est remis en place.

Gouttières plâtrées de Herrgott. — Au lieu des attelles de Maisonneuve, on peut aussi employer les *gouttières plâtrées conseillées d'abord par Herrgott* (1) et qui présentent plus de sûreté au point de vue de l'immobilisation du membre. Pour ces gouttières, on emploie aussi la tarlatane que l'on découpe suivant la forme et les dimensions du membre sain, en faisant des entailles transversales sur les bords, au niveau des points où la gouttière doit se replier. La gouttière est cousue largement, trempée dans la bouillie plâtrée, exprimée et lissée comme les attelles pour être enfin appliquée sur le membre. Elle sera fixée comme les attelles par une bande de toile, puis par des bandelettes de diachylon.

Parmi les appareils plâtrés fondés sur le principe des attelles, on emploie parfois l'appareil suivant.

Appareil d'Hennequin pour fractures de l'extrémité inférieure du radius. — Cet appareil se compose d'une très large attelle plâtrée, faite de douze à quinze épaisseurs de tarlatane et taillée de façon à avoir une longueur égale à la distance qui sépare le pli du coude du pli palmaire répondant aux articulations métacarpo-phalangiennes; sa largeur sera égale en haut à la circonférence de l'avant-bras près du coude, tandis

(1) Herrgott (F. J.), *Des gouttières de linge plâtrées*. Paris, 1874.

qu'en bas elle devra dépasser de 3 centimètres la circonférence du poignet. On a ainsi un quadrilatère en forme de trapèze dans lequel on taille, avant de l'imprégner de plâtre, une ouverture ovalaire de 3 centimètres sur 4 devant livrer passage au pouce et située à 2 centimètres du milieu du bord inférieur de l'attelle (fig. 6).

Une fois imprégnée, on applique l'attelle, dont la partie

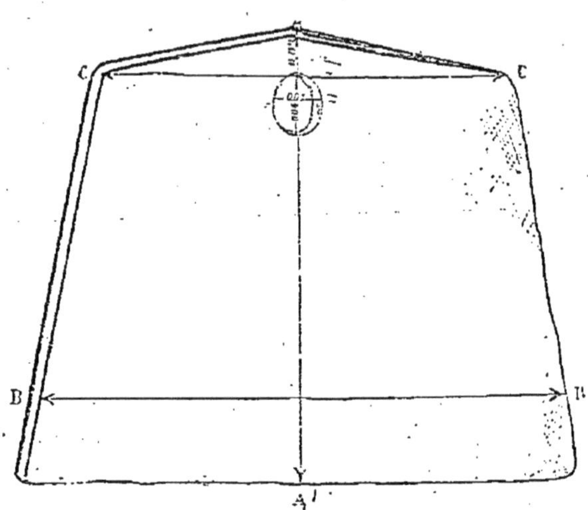

Fig. 6. — Appareil d'Hennequin pour les fractures de l'extrémité inférieure du radius.

moyenne répond au bord radial de l'avant-bras, et l'on fait passer le pouce dans l'ouverture qui lui est ménagée. Les deux bords attirés en dedans se recouvrent au niveau du poignet, mais restent séparés sur le bord cubital de la main et de l'avant-bras, formant deux V opposés par leur sommet. On enroule alors une bande de toile autour de l'appareil et on pratique la réduction pendant qu'un aide tire sur les doigts du malade et qu'un autre maintient le bras par son extrémité inférieure, le coude étant fléchi à angle droit. Pour faire cette réduction, on place sur la face antérieure de l'avant-bras l'index et le médius des deux mains, tandis que le pouce de la main inférieure presse sur le fragment correspondant et qu'avec le talon de cette même main on maintient en flexion et en abduction les métacarpiens. Le pouce de la main supérieure ne doit au contraire que faiblement s'appuyer sur l'avant-bras.

Lorsque le plâtre est sec, on fixe l'attelle avec du diachylon.

L'appareil doit rester en place environ quinze jours pendant lesquels on évitera, par des mouvements réguliers, l'ankylose des doigts du malade.

Parmi les appareils reposant sur l'emploi d'une attelle plâtrée, il faut encore décrire le suivant :

Appareil à claire-voie. — L'appareil à claire-voie est recommandé par le professeur Le Dentu pour les fractures de la clavicule (fig. 7 et 8).

Cet appareil, qui peut aussi servir pour les fractures de l'acromion et du col de l'humérus, se compose des pièces suivantes : un coussin axillaire capitonné, muni à deux de ses angles d'un bout de ruban de fil ; deux bandes d'ouate de faible épaisseur, larges de 16 centimètres environ et longues de $1^m,60$ à 2 mètres ; enfin une bande plâtrée longue de $6^m,50$, large de 10 centimètres et formée de huit épaisseurs de tarlatane.

Le coussin étant placé dans l'aisselle du côté blessé et fixé par les deux rubans qui se nouent sur l'épaule du côté opposé, on rapproche du thorax l'extrémité inférieure du bras, de façon que l'articulation de l'épaule soit reportée en dehors, le coussin formant levier, et l'avant-bras est fléchi à angle droit, si bien que les doigts atteignent le bord antérieur de l'aisselle du côté opposé.

On applique alors les bandes d'ouate en leur faisant décrire soigneusement le trajet suivant. L'extrémité d'une de ces bandes est placée dans l'aisselle du côté sain et de là on se dirige en arrière, puis transversalement sur le dos ; on contourne le bras du côté malade juste au-dessus du coude, on passe en avant sur l'avant-bras replié, sur le bord cubital de la main dont on a soin de laisser les doigts parfaitement libres et, en arrivant dans l'aisselle au point de départ, on achève un circulaire horizontal qui enveloppe le thorax, le bras et l'avant-bras. On traverse l'aisselle d'avant en arrière et de là on monte obliquement sur le dos jusqu'à l'épaule blessée par-dessus laquelle on passe d'arrière en avant ; on descend verticalement devant le bord interne du bras correspondant, on passe au-dessous de l'avant-bras tout près du coude, on remonte en arrière du bras, on passe de nouveau d'arrière en avant sur l'épaule malade et on croise obliquement la poitrine en descendant vers l'aisselle du côté sain ; on a soin ici encore de laisser libres les doigts de la main immobilisée, en passant entre eux et le thorax (fig. 7).

On a donc décrit avec les bandes d'ouate, outre le circulaire du début, un huit de chiffre dont une boucle embrasse obliquement le thorax et l'épaule blessée et dont la seconde entoure le bras dans sa longueur.

Sur cette couche unique d'ouate, on mène alors l'attelle imbibée de bouillie plâtrée en suivant exactement le même trajet ; l'attelle est assez longue pour le parcourir deux fois

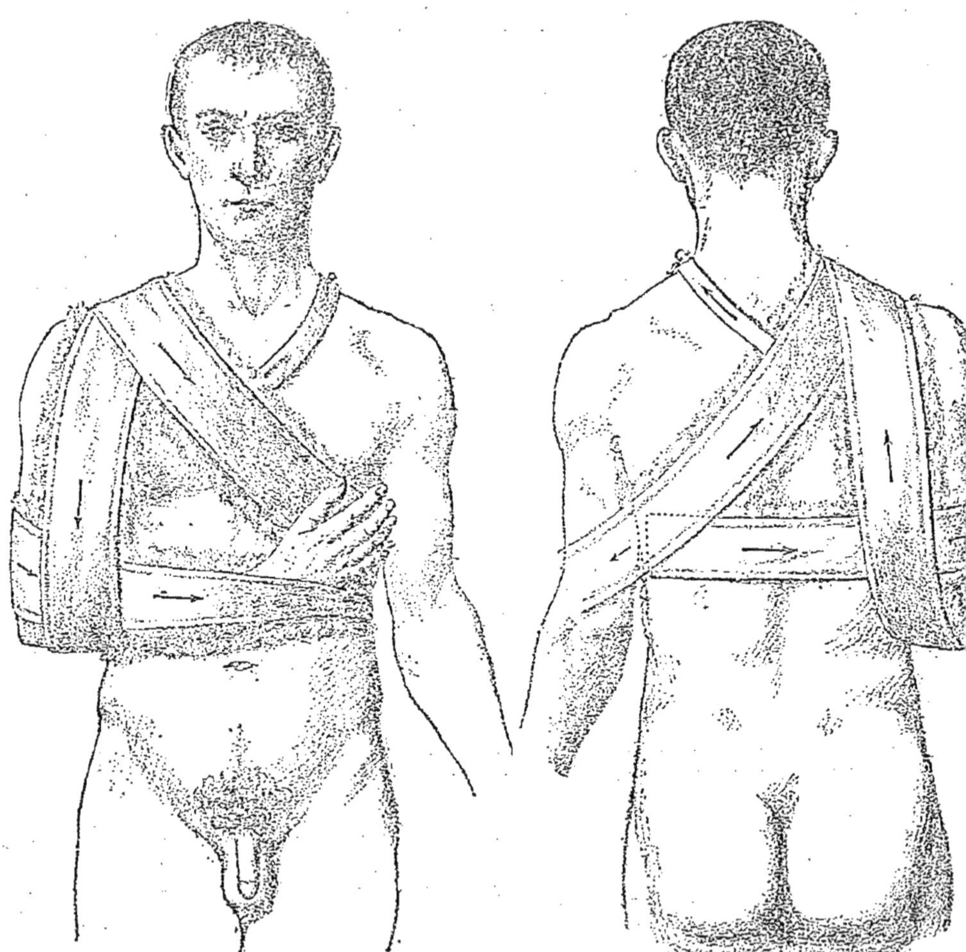

Fig. 7 et 8. — Appareil de Le Dentu pour les fractures de la clavicule.

et assurer ainsi à l'appareil (fig. 7) une solidité suffisante pour pouvoir rester en place plus de quinze jours. Au bout de ce temps, il est du reste préférable d'enlever l'appareil pour le renouveler, s'il y a lieu.

Nicaise n'employait qu'une *simple attelle plâtrée*, sans bandes d'ouate, et ne parcourait qu'une seule fois le trajet précédemment décrit (fig. 9 et 10). L'appareil, tout en restant suffisamment solide, est plus simple et plus léger.

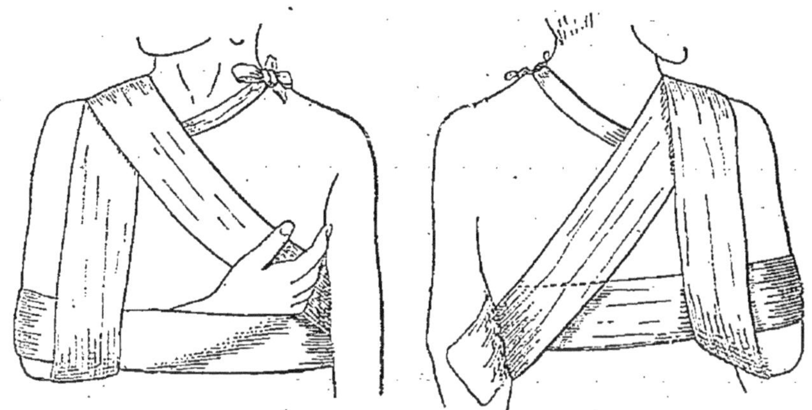

Fig. 9 et 10. — Appareil de Nicaise pour lésions de l'épaule.

Comme autre genre d'attelles plâtrées, on peut encore employer les attelles de chanvre plâtrées de Beely.]

Attelles de chanvre plâtrées de Beely (Pl. CXVII). — Pour appliquer une *attelle de chanvre plâtree*, on emploie de l'eau et du plâtre en poudre que l'on devra gâcher, du chanvre bien broyé d'environ 50 à 80 centimètres de long, un morceau de toile pour recouvrir la peau et quelques bandes roulées. Avec le chanvre, on forme de petits faisceaux qui, sans être serrés, ont une largeur de 3 à 4 centimètres environ sur 1 centimètre d'épaisseur. Pour appliquer les attelles, on donne d'abord au membre la position nécessaire; puis directement sur la peau, pour empêcher le plâtre de se coller aux poils, on met un morceau de toile *bien mouillé*, dont on a préalablement coupé les bords par intervalles d'environ 5 centimètres et qui doit être un peu plus long et plus large que l'attelle employée; on gâche alors le plâtre, on prend un des faisceaux de chanvre précédemment préparés, on le fait passer dans le plâtre en ayant soin que celui-ci pénètre régulièrement entre les divers filaments, on chasse le plâtre en excès, en faisant passer le faisceau entre l'index et le médius de la main gauche, et on applique ce faisceau sur la toile suivant l'axe longitudinal du membre. De même que le premier, les faisceaux suivants sont imbibés et appliqués tout près l'un de l'autre ou se recouvrant en partie mutuellement. On continue ainsi jusqu'à ce qu'on ait constitué une attelle de la longueur et de la largeur voulue, épaisse au milieu de 2 centimètres environ. Sur les bords latéraux, on fait diminuer peu à peu l'épaisseur de l'attelle. En général la largeur des attelles doit atteindre à peu près la moitié ou le tiers du pourtour du membre auquel on les applique. Quand l'attelle est terminée, les parties restées libres de la toile sous-jacente sont rabattues sur les bords de l'attelle et enduites d'un peu de plâtre gâché. Quand le plâtre a durci, on termine l'appareil, en attachant l'attelle au membre avec une bande.

Si l'on veut que l'attelle de chanvre plâtré puisse aussi servir à la *suspension du membre*, on peut très facilement fixer quelques anneaux de fer dans le plâtre. On prend une mince bande de chanvre, on y passe autant d'anneaux qu'il est nécessaire et on l'applique ainsi garnie sur le milieu de l'attelle de chanvre plâtrée déjà posée; on fait glisser les anneaux à la place qu'ils doivent occuper et on imbibe encore cette bande avec du plâtre bien adhérent, mais pas trop épais. Tout près d'elle, et aussi en partie sur elle, on applique encore quelques bandes de chanvre plâtrées (Pl. CXVII *c*, *d*).

Les attelles de chanvre plâtrées de Beely ont l'avantage d'épouser exactement les contours du corps, de pouvoir s'enlever facilement et d'être très résistantes. Leur désavantage est qu'on ne peut les faire si l'on n'a de bon chanvre, de bon plâtre et de bons aides près de soi. Braatz a fait disparaître ces inconvénients, tout en conservant le principe de Beely, et a rendu les attelles plâtrées plus pratiques et plus abordables, en faisant faire des attelles en *tricot de coton* au lieu de chanvre.

Attelles de tricot plâtrées de Braatz. — Les *attelles de tricot plâtrées* doivent être faites de la façon suivante: on découpe dans du tricot des bandes un peu plus larges que ne le sera l'attelle proprement dite, on plonge ces bandes dans du plâtre gâché, on enlève le plâtre en excès

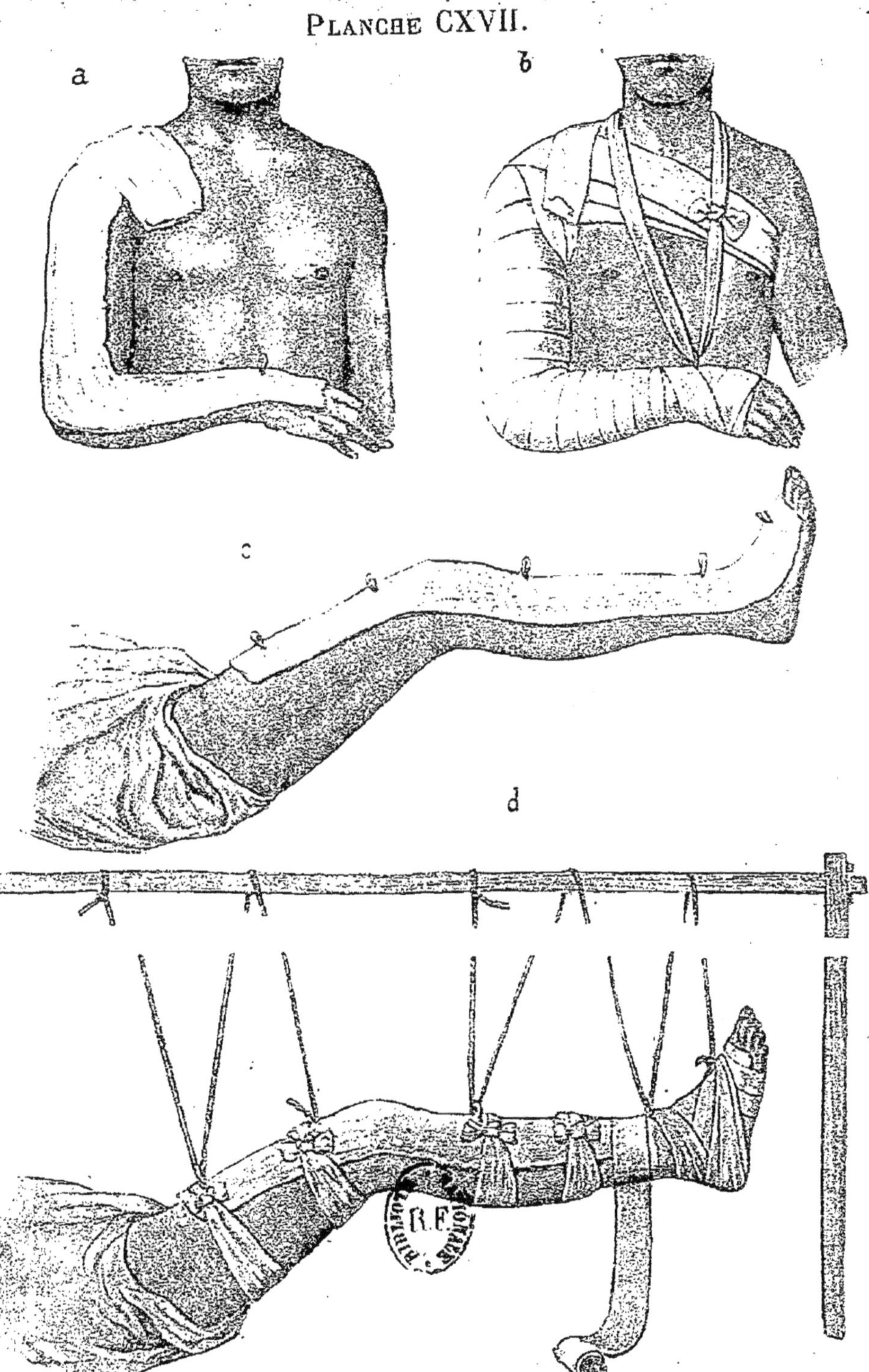

Attelles de chanvre plâtrées de Beely : — *a*, *b*, pour le membre supérieur ; *c*, *d*, pour le membre inférieur, avec un appareil de suspension.

PLANCHE CXVIII.

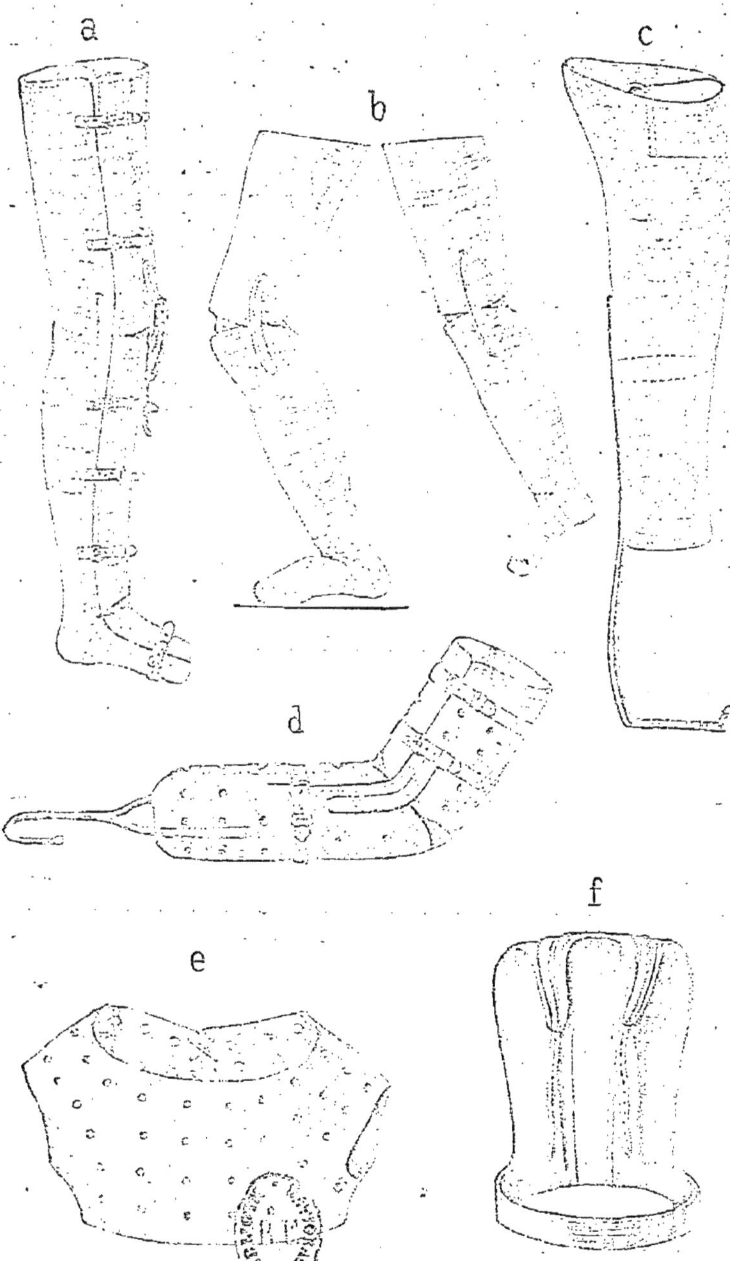

Bandages silicatés articulés, mobiles, de Kappeler et Hafter.

en frottant les deux faces et on applique ces bandes sur le membre maintenu dans la position favorable. Chez les adultes, on les applique sur la peau nue: chez les enfants, on matelasse d'abord avec une bande de toile mouillée et entaillée sur les bords. Puis on met sur le premier un tricot plâtré identique. Si cela ne suffit pas, on en ajoute un troisième.. Par un frottement énergique de la main posée à plat, on réunira sans peine ces diverses couches en une attelle uniforme. On obtient ainsi des attelles d'une beauté et d'une régularité auxquelles on n'arrive que difficilement avec les bandes de chanvre de Beely. Si l'on veut un appareil d'une solidité toute particulière, on intercale après le premier tricot plâtré une étroite bande d'une *mince toile métallique.*

Attelles à collet d'Albers. — Les attelles d'Albers, que l'on pourrait aussi appeler longuettes plâtrées, sont encore bien plus faciles à appliquer que celles qui viennent d'être décrites. Nous en donnons comme exemple l'attelle à collet d'Albers pour le traitement des fractures du bras (Pl. CXVI *c*).

L'attelle est faite en simples bandes de mousseline plâtrées, de la largeur du bras, qu'on trempe dans l'eau chaude avant de les appliquer. Pendant qu'on effectue la réduction de la fracture, les bandes de plâtre mouillées sont appliquées sur la peau légèrement graissée de façon à s'étendre longitudinalement depuis le milieu du cou où un aide en fixe le commencement, par-dessus l'épaule, l'acromion, la face postérieure du bras et de l'avant-bras et le dos de la main, jusqu'aux têtes des métacarpiens. Ici on rabat la bande, on la fixe et on la mène de nouveau en sens inverse jusqu'au milieu du cou. De cette façon, on recouvre la moitié du cou, toute l'épaule, la moitié externe du bras, la face postérieure de l'avant-bras et le dos de la main avec huit ou dix couches de bandes plâtrées, en ayant toujours soin de bien lisser chacune d'entre elles ; quand on a fini de les appliquer, on les comprime avec des tours de bandes de calicot circulaires ou en huit de chiffre, appliqués convenablement, en montant depuis la main jusqu'à l'aisselle. Une fois arrivé au cou, on rabat en dehors en forme de collet la partie de l'attelle qu'on y avait fait monter. En fixant ce collet par quelques tours de bande qui vont passer sous l'aisselle du côté sain, on fournit un bon point d'appui à la partie supérieure de l'attelle. Quand le plâtre est durci, on enlève l'attelle, on recourbe un peu ses bords, on la matelasse avec une mince couche d'ouate et on l'applique de nouveau. Une écharpe reçoit ensuite tout le bras.

Attelles d'ouate plâtrées de Breiger (Pl. CXVI *d*). — Les *attelles d'ouate plâtrées de Breiger*, encore appelées *cataplasmes plâtrés*, sont de longs sacs de coton ordinaire remplis de plâtre et dont la longueur et la largeur sont variables. On plonge ces sacs dans l'eau chaude et on les attache ensuite avec des bandes à la place voulue dans une position convenable. Une fois secs, ils constituent des gouttières creuses s'appliquant exactement et qu'on peut enlever et remettre avec facilité. Si l'on a des sacs préparés d'avance, l'appareil est très vite posé.

II. — Appareils durcissant lentement.

1. — Appareil silicaté (Pl. CXVIII).

Le *silicate de soude* en solution à 30 à 60 p. 100 ou le *silicate de potasse* seront employés pour les appareils contentifs que l'on voudra faire peu chers, légers et solides.

On emploie le silicate de deux façons. Ou bien on verse dans une écuelle le silicate, comme on le reçoit des pharmacies, c'est-à-dire un liquide clair, épais, sirupeux et jaunâtre, et qu'il faut conserver dans des cruches bien bouchées ; on y plonge les bandes de mousseline qu'on veut employer, on les laisse s'imbiber environ dix minutes, on en exprime le liquide surabondant et on les enroule autour du corps comme des bandes plâtrées ; ou bien on enroule d'abord comme d'habitude les bandes de mousseline non imprégnées et on les imbibe seulement ensuite en appliquant le silicate avec un pinceau grossier. Pour cette opération, le mieux est d'aller circulairement;

si l'on frotte dans le sens longitudinal, les bords de la bande se roulent facilement sur eux-mêmes et forment des plis. Quand une couche de bandes est imbibée, on enroule dessus une nouvelle bande de mousseline qu'on traite de même. Quatre couches suffisent généralement pour un appareil solide.

Le silicate a le désavantage de durcir très lentement, souvent au bout de plusieurs jours seulement. Par l'addition de craie, de dextrine, de carbonate de chaux, de chaux, de phosphate de chaux, de dolomite, de magnésie ou de ciment, on peut pourtant en hâter le durcissement.

L'appareil *silicaté à la magnésie* durcit notamment très bien. Pour l'obtenir, on ajoute au silicate, en agitant sans cesse, de la magnésie, jusqu'à ce qu'il en résulte une bouillie uniformément crémeuse dont on imbibe les bandes. Pour éviter que le déplacement ne se reproduise dans une fracture réduite, ou qu'une déformation supprimée reparaisse pendant que l'appareil silicaté durcit, on applique souvent par-dessus lui un *appareil plâtré* qu'on enlève après durcissement du silicate. Une fois dur, l'appareil silicaté possède, même sans attelles de renforcement, une solidité extrême. Il est en outre léger, très élastique et durable; il n'est pas cassant comme le plâtre, ne s'effrite par conséquent pas et se laisse très bien travailler, c'est-à-dire qu'on peut le garnir de courroies, de boucles, de ceintures, d'attelles articulées, etc.

Les appareils silicatés méritent donc d'être très employés en orthopédie. On doit principalement mentionner les appareils dits *articulés mobiles* de Kappeler et Hafter, où la mobilité de l'articulation est due non à des attelles articulées, mais à des *entailles pratiquées dans ce but* de la façon dont le montrent les figures (Pl. CXVIII).

2. — Appareil à la colle (Pl. CXIX *a*).

L'appareil à la colle a retrouvé dans ces temps derniers un emploi fréquent. Théoriquement on doit tout d'abord rendre inodore une colle de la meilleure qualité, dite *colle de Cologne*. Pour cela, on la trempe dans l'eau pendant deux jours jusqu'à ce qu'elle se soit gonflée en une masse gélatineuse. Puis on verse l'eau en excès et la colle est recuite jusqu'à ce qu'elle mousse. Lorsqu'elle est refroidie, on recommence deux fois ces opérations.

Pour appliquer l'appareil, il faut enduire de colle les *bandelettes de toile*. Celles-ci sont étroites et juste assez longues pour s'appliquer au pourtour du membre sans former de plis et sans qu'il soit nécessaire de les rabattre.

La colle dont on enduira ces bandelettes doit d'abord être chauffée. Le mieux pour cela est d'employer une chaudière à double paroi, où la température ne dépasse pas 100 degrés.

Quand la colle est chaude, on l'étale sur les bandes de toile et on applique ensuite celles-ci séparément, en plaçant d'abord la première du côté périphérique, en la recouvrant avec la seconde d'environ un tiers, et en continuant ainsi jusqu'à ce qu'on soit arrivé de la partie périphérique à l'extrémité centrale de l'appareil. Plus la colle est chaude, mieux elle colle et plus elle sèche et durcit vite.

Cette solidification est complète au bout de peu de temps, de trois à cinq heures environ.

L'appareil ainsi obtenu est léger, exerce une bonne compression et peut aussi être rendu amovible.

3. — Appareil en bois collé.

Aux appareils à la colle se rattachent immédiatement les appareils en *bois collé* de Walltuch. Pour ceux-ci, on a besoin de copeaux longs de 6 centimètres environ, et larges de 5 sur une épaisseur de 5 millimètres, qui se roulent sur eux-mêmes, formant des bandes de bois. Celles-ci sont unies entre elles avec de la « colle de Cologne ». Cette colle est de nouveau trempée dans de l'eau froide environ huit ou dix heures, puis recuite dans un bain d'eau chaude. Elle doit être assez épaisse pour qu'on éprouve une résistance en faisant aller le pinceau. En y ajoutant environ 5 p. 100 de glycérine, —

3 à 4 cuillerées à bouche pour un litre de la solution de colle, — la colle une fois sèche sera d'une *élasticité* convenable, et on la rendra *imperméable*, en y joignant 5 à 10 cuillerées à café de bichromate de potasse pour un litre. Les appareils en bois doivent toujours être faits sur un moule en plâtre qu'on a préalablement recouvert d'un tricot dans ce but. Pour pouvoir appliquer les bandes de bois sur une surface aussi irrégulière que celle du corps, on fend chaque bande des deux côtés à courts intervalles avec un couteau. Là encore les bandes se recouvrent d'un tiers et sont posées de façon variée, circulairement, en diagonale et en spirale. Généralement trois couches suffisent. L'appareil enlevé du moule après durcissement est consolidé par un revêtement de toile écrue en dedans et en dehors.

Les appareils en bois sont extraordinairementrésistants et légers; aussi se répandent-ils de plus en plus. Les corsets de bois pour les scolioses sont extrêmement appréciés.

4. — Appareil en cellulose collée.

L'appareil en bois collé de Walltuch peut être remplacé, d'après Hübscher, par la *cellulose collée*.

La cellulose, que l'on trouve dans le commerce en larges rouleaux, est découpée comme il convient et trempée dans l'eau tiède assez longtemps pour que, en frottant les lames de cellulose entre les doigts, on puisse en détacher de petites parcelles superficielles.

La lame humide est ensuite appliquée exactement au moule et séchée sur lui.

La cellulose, qui a maintenant adopté absolument la forme de ce moule, en est enlevée, est enduite abondamment sur ses deux faces d'une colle peu épaisse avec un pinceau grossier et aussitôt replacée comme auparavant sur le moule de plâtre où les bords sont collés l'un sur l'autre.

Une deuxième couche peu épaisse de cellulose est collée alors sur la première soit immédiatement, soit plutôt après dessiccation de celle-ci; l'appareil est ainsi terminé.

Pour être porté, il a encore besoin d'être doublé et garni de moyens d'attache.

Ces appareils sont très légers, élastiques et résistants.

5. — Appareil en paille enduite de colle (Pl. CXIX *b*, *c*, *d*).

Un appareil fait de paille et de colle est employé depuis longtemps déjà à la clinique chirurgicale de Leipzig.

Un réseau de paille à mailles larges ou étroites, et dont les brins sont disposés surtout dans le sens longitudinal, est découpé en bandes plus ou moins larges et assoupli dans l'eau chaude. Le membre est d'abord revêtu d'un bas de tricot. Là-dessus on enroule une bande de mousseline que l'on imbibe de colle avec un pinceau grossier. Puis on applique les nattes de paille après les avoir fait passer aussi dans une solution peu épaisse de colle. On les recouvre encore de deux couches de mousseline imbibée de colle et l'appareil est ainsi terminé.

Après douze heures, il est assez sec pour conserver la forme du membre après qu'on l'en a retiré.

Il est solide, durable, léger et souple.

6. — Appareil à empois d'amidon.

L'appareil à empois d'amidon a été imaginé en 1840 par Seutin.

On agite de la farine d'amidon avec de l'eau froide pour former une pâte et là-dessus on verse, toujours en agitant, assez d'eau *bouillante* pour obtenir une crème modérément épaisse. Pour l'appareil à empois d'amidon, on se sert de *bandes et d'attelles empesées*. On obtient les bandes empesées en faisant passer des bandes de coton ordinaires à travers de l'empois frais et en les roulant ensuite. Pour avoir les attelles empesées, on fait passer rapidement de simples bandes de carton dans de l'eau chaude et on les enduit alors sur leurs deux faces d'une épaisse couche d'empois.

Pour appliquer l'appareil proprement dit, le membre est d'abord soigneusement enveloppé d'une bande de flanelle, après qu'on a matelassé d'ouate les dépressions au niveau des articulations. Là-dessus on enroule les bandes empesées, on applique des attelles empesées encore molles, on enroule de nouveau sur elles des bandes empesées et enfin on entoure le tout d'une bande de gaze.

Il faut deux ou trois jours avant qu'un appareil à empois soit complètement sec et dur. Mais dès qu'il est sec, on peut le rendre amovible comme les autres appareils contentifs.

[Les bandes amidonnées peuvent aussi être employées pour fixer un appareil formé de compresses ou d'attelles, comme dans l'appareil ci-dessous.

Appareil de Nélaton pour les fractures de l'olécrâne (fig. 11). —

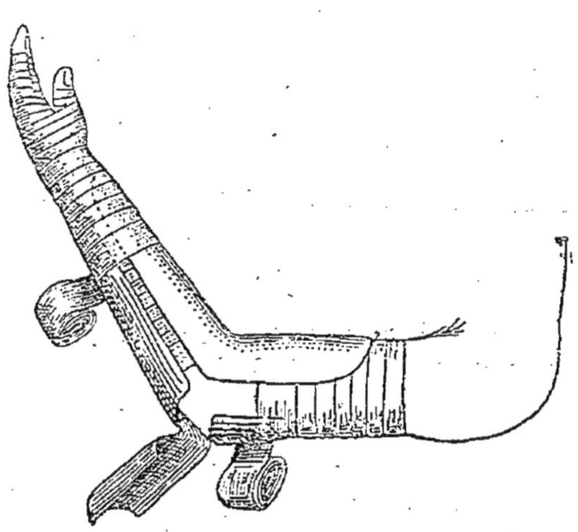

Fig. 11. — Appareil de Nélaton pour les fractures de l'olécrâne.

Lorsque ces fractures sont simples, et que les tissus n'ont été que légèrement contusionnés, Nélaton recommande l'appareil suivant qui exige une demi-extension de l'avant-bras et suppose par conséquent qu'il n'y aura pas perte des mouvements du coude. Plusieurs compresses graduées, disposées en forme de coin, sont appliquées à la partie postérieure du coude, de manière que la base du coin corresponde au sommet de l'olécrâne. Ces compresses sont fixées dans ce point par quelques tours de bande; puis on applique sur l'avant-bras et le bras une bande sèche que l'on recouvre d'une bande silicatée ou d'attelles de carton ramollies dans l'eau et fixées par une bande amidonnée (fig. 11).

On doit laisser cet appareil quarante ou cinquante jours, en ayant soin de temps à autre de l'ouvrir pour imprimer au coude quelques mouvements destinés à prévenir l'ankylose.

On peut, grâce à cet appareil, espérer la formation d'un cal osseux.]

7. — Appareils à la dextrine, à la craie, à la gomme, etc.

Les appareils à la *dextrine*, au *tripolithe*, au *mastic*, à la *craie* et à la *gomme*, à la *stéarine* et à la *paraffine*, au *ciment*, qui étaient autrefois employés de temps à autre comme appareils contentifs, sont à peine utilisés aujourd'hui.

8. — Appareils de gaze et de celluloïd.

Conseillés dernièrement par Landerer et Kirsch.

L'appareil *de gaze et de celluloïd* consiste en bandes de gaze renforcées avec une solution de *celluloïd dans l'acétone*. Avec de forts ciseaux, on coupe des lames de celluloïd en petites rognures que l'on met dans un grand flacon à large embouchure jusqu'au quart environ de la hauteur de celui-ci, et l'on y verse ensuite de l'acétone jusqu'à ce qu'il soit plein. Le flacon doit pouvoir se fermer convenablement et hermétiquement; sinon il y a une trop grande évaporation. De temps en temps, on l'ouvre et on agite avec une baguette.

Pour faire un appareil, on recouvre d'abord le moule en plâtre d'une épaisse pièce de flanelle ou de feutre, ou bien encore on enroule sur lui une simple bande de gaze, dont les tours se recouvrent de moitié environ. Sur cette gaze, on étale la gélatine de celluloïd qui a

Planche CXIX

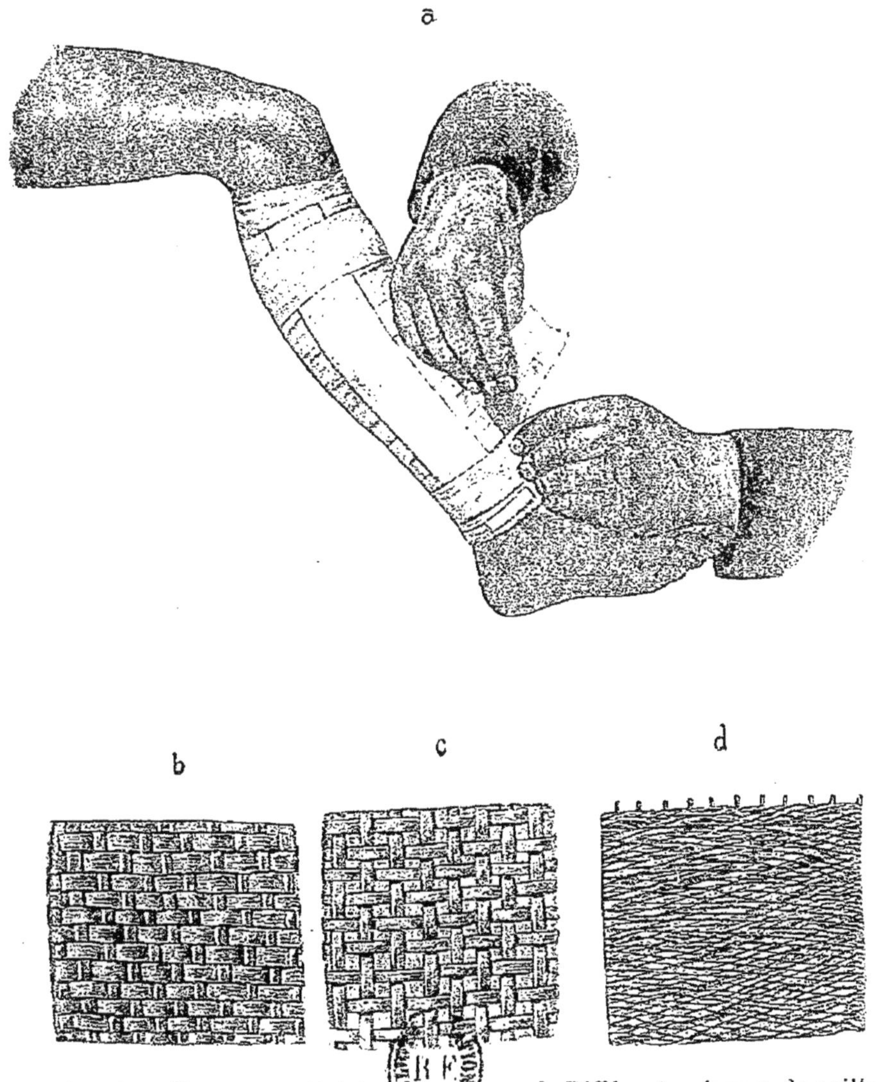

a, Application d'un appareil à la colle ; *b*, *c*, *d*, Différents réseaux de paille.

PLANCHE CXX.

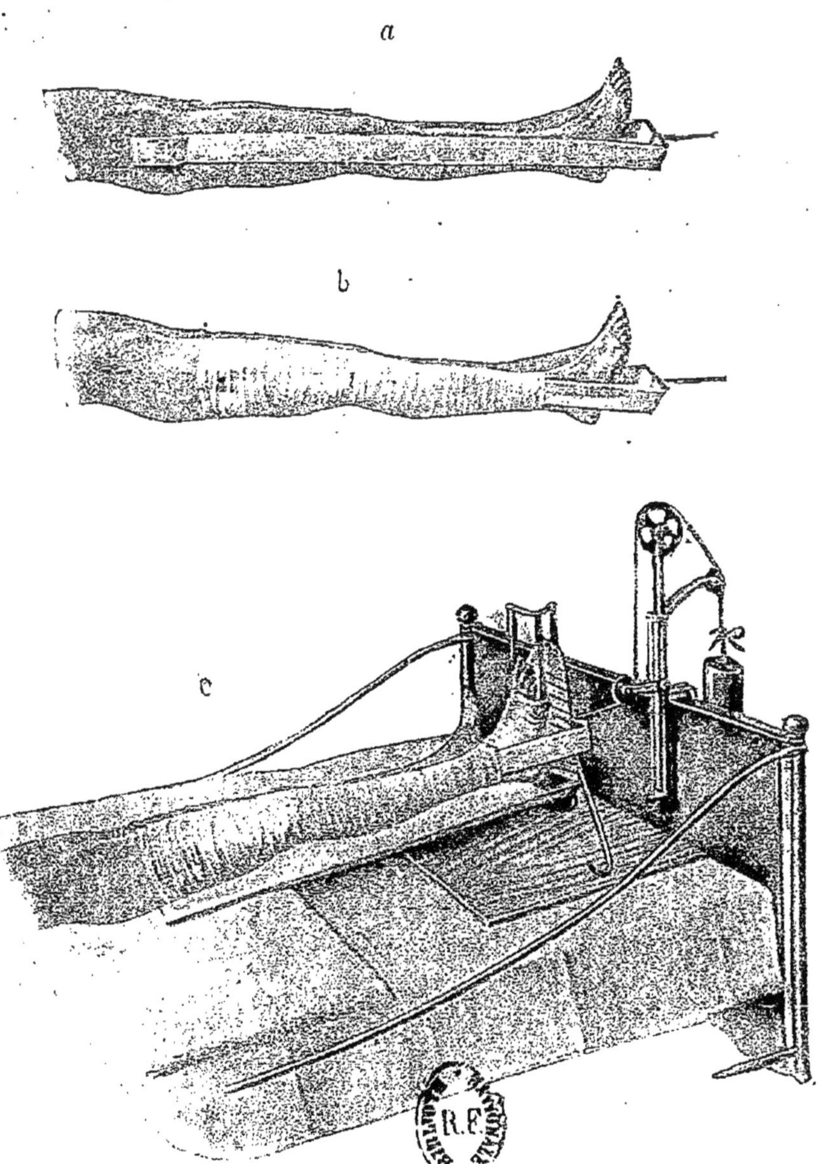

Appareil à extension en diachylon.

achevé de se former pendant ce temps. Comme elle colle fortement aux doigts et ne peut s'enlever qu'avec de l'acétone, il vaut mieux protéger la main avec un gant de cuir. Sur la couche de celluloïd, on enroule encore une bande de gaze, et ces deux plans, solution de celluloïd et bandes de gaze, alternent ainsi jusqu'à ce que l'appareil ait acquis la solidité nécessaire. Pour un petit appareil, quatre à six couches suffisent; pour un corset de soutien, il en faut au moins dix. La couche extérieure ne doit pas être formée par les bandes de gaze, mais par la gélatine de celluloïd; l'appareil aura de cette façon un aspect agréable et brillant.

Les appareils ainsi formés sont très légers, élastiques, très solides et imperméables; ils durcissent en trois ou quatre heures.

CINQUIÈME PARTIE

APPAREILS D'EXTENSION

I. — Extension au moyen de poids.

1. — Appareil au diachylon.

Le meilleur certainement et le plus employé des appareils à extension est *l'appareil au diachylon*, indiqué d'abord par Gordon-Buck, en Amérique, et introduit ensuite en Allemagne par R. Volkmann principalement.

Il consiste à coller une boucle de diachylon au membre sur lequel on veut pratiquer l'extension et à fixer à cette boucle un cordon supportant le poids. La bande de diachylon doit adhérer assez solidement au membre pour résister à une traction forte et continue. Il faut donc employer de bon diachylon, et le meilleur est celui que nous recevons d'Amérique sous le nom de « *Sparadrap of Mead* ».

Dans ce diachylon, on découpe suivant les dimensions du membre une bande large de un doigt et demi à trois doigts et longue de 50 centimètres à $1^{m},50$, et on la colle, dans le sens où sera exercée la traction, sur les *deux faces* du membre, en plaçant les deux extrémités de la bande du côté central, tandis que son milieu dépasse l'extrémité périphérique de ce membre en formant une *boucle ouverte*. Pendant qu'on colle le diachylon, on doit aussi veiller à ne comprimer aucune saillie osseuse. La boucle ouverte est dans le même but étendue sur une étroite planchette, dite *planchette d'extension*, de façon à constituer un étrier. On fixe un cordon à cette planchette et on le fait passer sur des poulies, de façon que le poids pende librement.

Si nous voulons par exemple appliquer chez un adulte un *appareil à extension au membre inférieur*, il faut coller une bande large de 6 à 8 centimètres sur les deux côtés de la jambe aussi haut que possible, depuis la partie supérieure de la cuisse jusqu'à environ une largeur de main au-dessus des malléoles. Là les bandes s'écartent l'une de l'autre, grâce à l'introduction de la planchette dans la boucle qui se transforme en étrier (Pl. CXX *a*). En appliquant la bande en dehors, on doit prendre garde à ne pas comprimer le nerf péronier sur l'extrémité supérieure du péroné. Chez les personnes maigres, on entoure la crête du tibia et les malléoles d'un peu d'ouate et on enveloppe toute la jambe, depuis les malléoles jusqu'à l'aine, d'une bande de calicot ou de flanelle (Pl. CXX *b*). Le pied même sera bien recouvert d'ouate et on le placera sur une attelle de Volkmann également bien capitonnée, ou mieux sur une attelle de Bruns, car avec cette dernière on évitera sûrement toute *compression* sur le talon. Si l'on utilise cette attelle de Bruns, les bras recourbés en demi-cercle glissent facilement sur le lit, si bien que leur frottement est léger et ne nécessite pas l'adjonction d'un autre appareil. Si l'on choisit au contraire l'attelle de Volkmann, la résistance de frottement opposée par le lit est si grande qu'il faut placer une planche spéciale dite *de glissement* sous l'attelle pour faciliter le déplacement de celle-ci (Pl. CXXI *b*). La planche de glissement est mince, longue environ de 25 centimètres et large de 15 à 20 centimètres, et à chacun de ses bords sont collés deux prismes triangulaires. L'attelle glissera sur les arêtes de ces prismes. Pour appliquer l'attelle de Volkmann, il faut tenir le pied exactement à angle droit et bien placer le talon dans l'échancrure qui lui est destinée. Il faut donc appuyer solidement la plante du pied sur la planchette de l'attelle et les attacher ensemble; sinon le talon s'écarte et le malade ressent à ce niveau des douleurs intolérables accompagnant la formation d'une escarre (Pl. CXX *c*).

Quand on a placé l'attelle de Volkmann ou de Bruns, on fixe le cordon à la planchette d'extension au moyen d'un crochet et on le fait passer enfin sur les poulies adaptées au lit. Ces poulies sont vissées dans le bois du lit ou, si celui-ci est en fer, fixées par un *appareil particulier*. Le meilleur et le plus simple de ces appareils est celui indiqué par Koch de Neuffen, sa construction et son mode d'emploi se faisant de suite clairement comprendre par la figure *c* de la planche CXX).

Le poids varie suivant la maladie, l'âge et la force musculaire du malade et oscille entre trois et trente livres. On se sert soit de poids en fer, soit de sacs qu'on remplit de la quantité voulue de sable et qu'on fixe ensuite au cordon.

Ce premier appareil à extension de Volkmann que nous venons de décrire a subi une série de modifications, mais celles-ci ne présentent pas toutes une réelle importance.

Nous mentionnerons seulement un étrier indiqué par Kœnig pour éviter la compression du talon : une attelle dorsale où sont adaptées deux anses latérales en fer maintient la jambe suspendue.

Nous avons déjà dit que l'attelle de Bruns était celle qui convenait le mieux à ce but.

Si l'on veut maintenant coucher le malade dans le lit et si on laisse agir les poids, ceux-ci vont simplement entraîner le malade vers le bas du lit. Il faut donc placer un appareil s'opposant à ce que le corps du malade obéisse à la traction. On a pour cela en général trois moyens différents. On peut tout d'abord placer entre le pied sain et le bas du lit un solide *coussin* ou un *tabouret* contre *lequel le pied puisse s'appuyer*. Ce point d'appui disparaît naturellement si le malade plie le genou du même côté. Il vaut donc bien mieux employer de suite le second procédé. Dans celui-ci, on *élève le bas du lit* en glissant sous les pieds des blocs de bois. On change

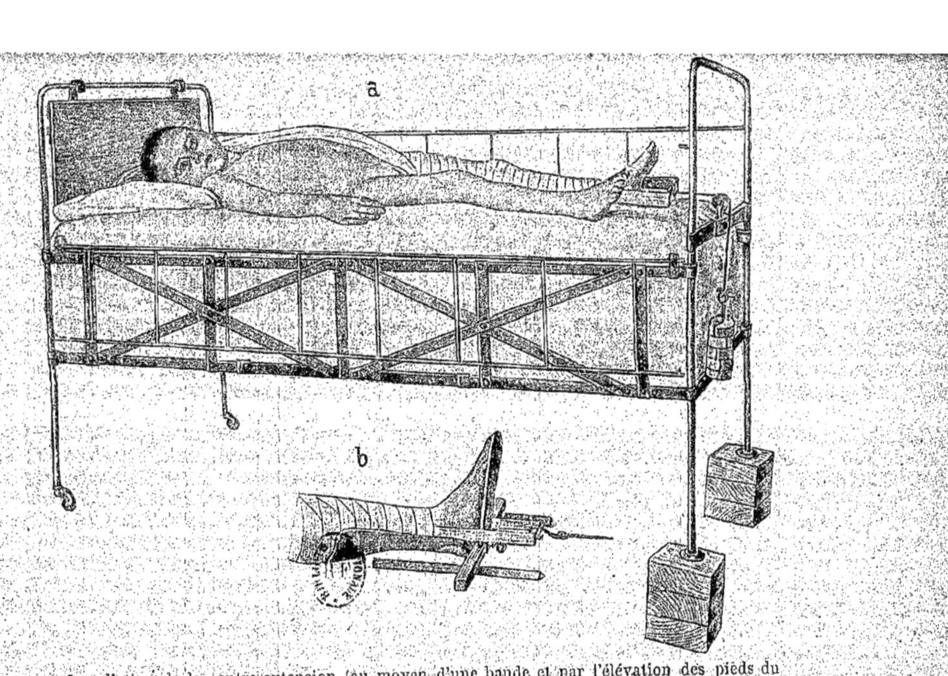

a, Installation de la contre-extension (au moyen d'une bande et par l'élévation des pieds du lit); *b*, Planche de glissement de Volkmann.

Planche CXXII.

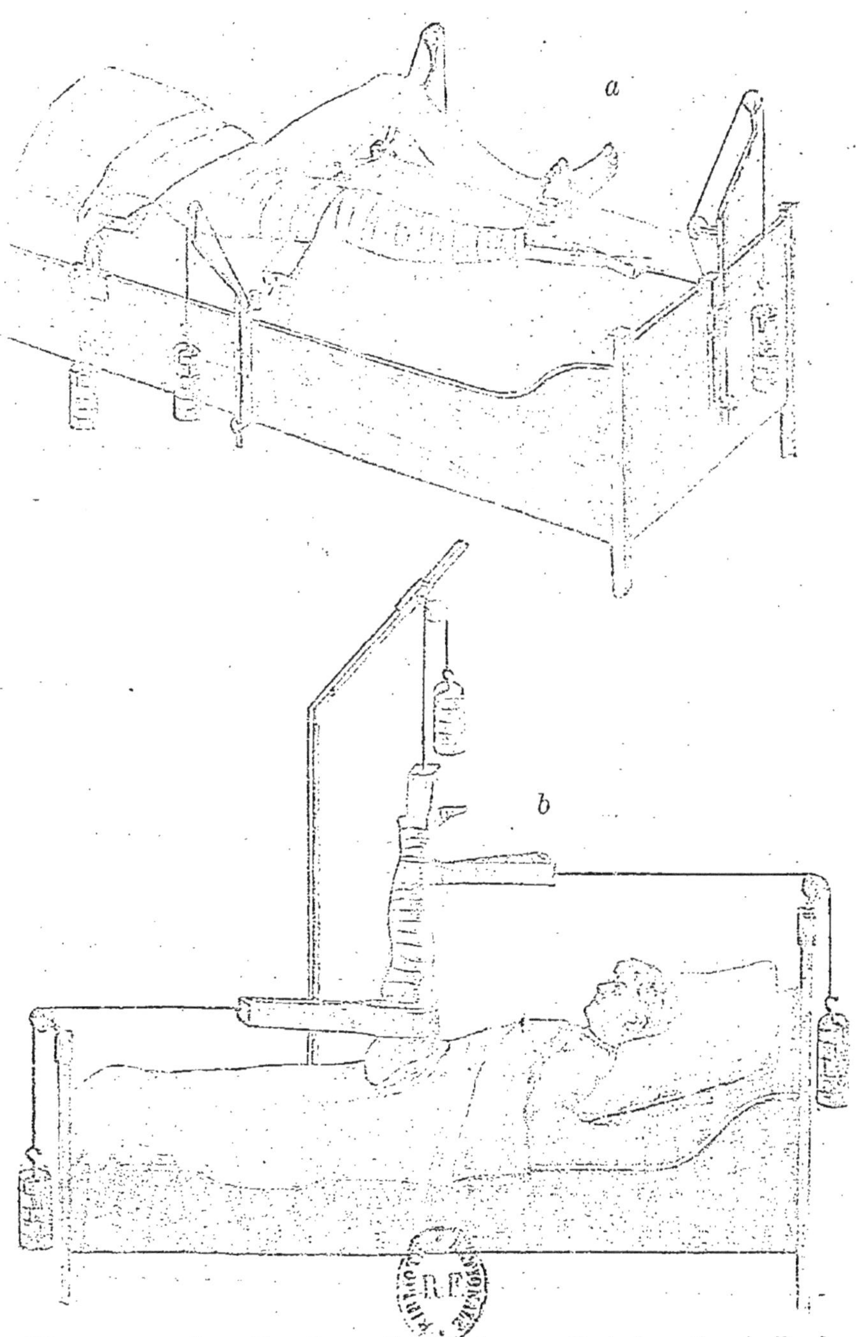

a, Diverses manières d'appliquer l'extension au diachylon d'après Bardenheuer; *b*, Méthode d'extension verticale de Schede pour les enfants.

ainsi le lit en un plan incliné sur lequel le corps a tendance à glisser suivant la pente (Pl. CXXI *a*).

Le moyen le meilleur et le plus sûr d'obtenir une résistance est assurément l'installation d'une traction en sens opposé, dite *contre-extension*.

Pour établir celle-ci, on place entre les jambes du malade un tube de caoutchouc bien capitonné, ou mieux une bande de laine molle, qu'on fixe à la tête du lit ou qu'on fait passer sur une poulie pour y attacher un poids. Le tube de caoutchouc ou la bande prend ainsi point d'appui sur le périnée du malade (Pl. CXXI *a*).

2. — Appareil de Lannelongue.

[La contre-extension peut aussi être pratiquée au moyen d'une ceinture embrassant le thorax comme dans l'appareil du professeur Lannelongue pour la coxalgie.

Cet appareil, qui exige un décubitus horizontal prolongé, est aussi fondé sur l'extension au moyen de poids soutenus par une anse de diachylon ; il est du reste rarement besoin de dépasser un poids de 5 à 6 kilogrammes, le poids variant avec l'âge du malade. La ceinture thoracique a été ici adoptée pour la contre-extension à cause des difficultés que l'on éprouve à fixer le bassin chez les enfants.

Description de l'appareil. — Cet appareil se compose de deux pièces : une ceinture thoracique bouclée en avant, en tissu souple, et un bandage de corps en toile. A la ceinture s'attachent en arrière deux lacs assez longs pour être fixés aux barreaux de la tête du lit; c'est ce qu'on fait après avoir appliqué la ceinture, modérément serrée au moyen des boucles qu'elle possède. Le bandage de corps est une bande de toile ou d'un tissu résistant, longue de 1 mètre à $1^{m},20$, et d'une largeur variable dans son milieu et aux extrémités : de 15 à 18 centimètres au centre, de 10 à 12 centimètres aux extrémités. Ce bandage présente, à une certaine distance du milieu, une fente verticale incomplète ou boutonnière assez grande pour permettre d'y engager une des extrémités du bandage : la boutonnière occupe la partie antérieure et médiane quand l'appareil est placé.

Application de l'appareil. — On applique ce bandage directement sur la ceinture précédente, le plein étant en arrière ; puis on ramène les deux chefs en avant et on engage l'un d'eux dans la boutonnière. Les extrémités de ces chefs sont attachées sur les parties latérales du lit à l'aide de courroies. Ce dernier bandage enserre le corps comme la ceinture précédente autour de laquelle il est placé; on doit le fixer à cette ceinture à l'aide de plusieurs épingles anglaises. La ceinture et le bandage de corps sont alors confondus en une seule pièce. Le but de ces deux ceintures superposées est de former une enveloppe plus complète pour la fixation du thorax. Le bandage de corps porte quatre lacs, tous attachés en arrière sur deux lignes verticales,

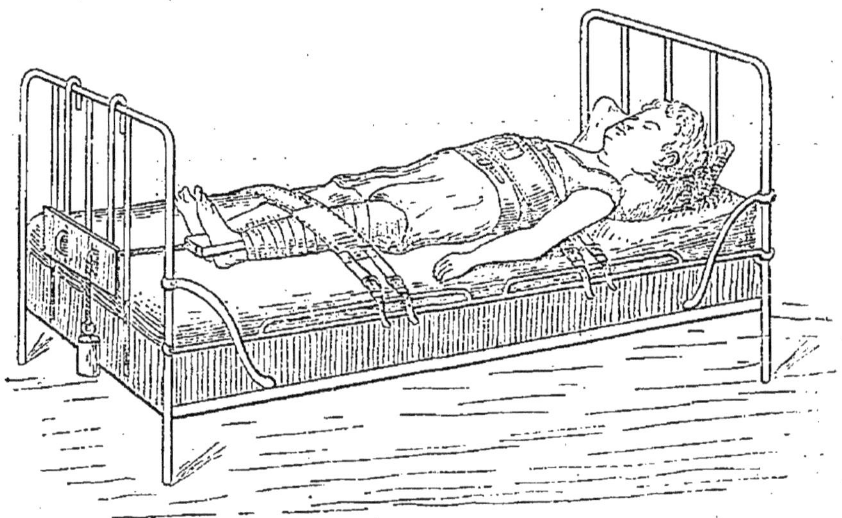

Fig. 12. — Appareil de Lannelongue pour la coxalgie.

deux au bord supérieur, deux au bord inférieur. Les lacs supérieurs sont fixés à la tête du lit, les lacs inférieurs aux barreaux du pied de lit; les deux ceintures sont en définitive tenues par six lacs, deux appartenant à la première ceinture, quatre appartenant à la seconde, c'est-à-dire au bandage de corps. Enfin les deux membres inférieurs sont tenus rapprochés l'un de l'autre par un troisième bandage en toile, moins large, mais confectionné de la même manière que le bandage de corps; seulement il est inutile de le fixer étroitement. Le matelas du lit sera en crin, résistant, placé sur une planche, et l'on enlèvera les oreillers pour ne laisser que le traversin.

L'anse de diachylon et les poids se disposent comme d'habitude (fig. 12).]

Tout appareil à extension doit être soigneusement vérifié plusieurs fois par jour, et l'on doit prendre soin qu'il ne se forme d'escarre en aucun point. Avec le diachylon, on peut ne pas faire seulement l'extension suivant l'axe longitudinal du membre. Mais on peut aussi très facilement exercer des tractions *sur les côtés* et s'opposer ainsi par exemple avec succès au retour du déplacement dans une grave fracture de jambe ou de bras et combattre aisément la contracture qui coude une articulation. Pour le traitement des fractures, Bardenheuer notamment a enseigné un emploi avantageux du diachylon; on s'en convaincra par un regard sur la planche CXXII qui représente la méthode de Bardenheuer pour le traitement d'une fracture de la cuisse avec le déplacement habituel, c'est-à-dire un angle des fragments ouvert en dehors. Nous avons là premièrement l'extension longitudinale, en second lieu une traction transversale sur le sommet de l'angle et enfin une traction transversale sur le bassin pour immobiliser celui-ci et l'empêcher de se déplacer vers le côté sain (Pl. CXXII *a*).

Comme exemple de la fréquente utilité du diachylon pour lutter contre les contractures, nous prendrons la méthode de Schede pour l'extension d'un genou fléchi par contracture, avec subluxation du tibia en arrière et en dehors. Outre l'extension longitudinale de la jambe, nous voyons une traction en bas s'exerçant sur le genou et une autre en haut sur le tibia, dont il est facile de comprendre l'installation (Pl. CXXIII *a*).

Comme les enfants salissent facilement le diachylon, on peut très aisément *combiner l'extension* avec la *suspension*. Ainsi, aujourd'hui on emploie la *suspension verticale*, d'après le procédé de Schede, notamment pour le traitement des fractures de cuisse chez les petits enfants (Pl. CXXII *b*).

Jusqu'ici nous avons toujours envisagé le diachylon comme moyen de traction. Mais beaucoup de malades présentent une grande susceptibilité à l'égard du diachylon : ils sont facilement atteints d'eczémas et il faut aussitôt enlever l'appareil. Chez ces malades, il est bon d'appliquer d'abord deux bandes de l'emplâtre de zinc d'Unna et de placer seulement ensuite le diachylon sur ces bandes.

La solidité de l'appareil est ainsi conservée, et l'on évite presque sûrement l'eczéma.

Une autre méthode pour pouvoir appliquer un appareil à extension même à ces malades susceptibles est le procédé de l'*appareil à épingles* de Volkmann. Celui-ci est très facile à poser. On applique sur la jambe, juste comme les bandes de diachylon tout à l'heure, une simple bande de toile en forme de boucle, on entoure soigneusement cette boucle d'une autre bande en commençant au-dessus des malléoles et en menant régulièrement cette bande jusqu'à l'aine, pour fixer enfin solidement avec une épingle chacun des tours à la bande de toile sous-jacente. Si l'enroulement a été bien exécuté, on peut exercer une très forte traction sans que l'appareil se déplace (Pl. CXXIII *b*).

Dernièrement, Heusner a remplacé le diachylon par des *bandes de feutre* et une *solution de diachylon* :

Cérat flava....................	ãã 10 grammes.
Résine de Dammar..........	
Colophane....................	
Térébenthine..................	1 gramme.
Éther........................	ãã 55 grammes.
Alcool........................	
Huile de térébenthine.........	

Filtrer.

Ce dernier liquide peut se conserver aussi longtemps qu'on veut dans un flacon bouché. Avec l'aide d'un fin tube à pulvériser qu'on y adapte et où l'on souffle avec la bouche, on en recouvre très facilement les jambes ou le bras sur les deux côtés, on applique sur les parties ayant reçu la pulvérisation une bande de feutre, large à peu près comme la main, et dont la face externe est recouverte de toile solide, et l'on enveloppe les deux pièces de feutre d'une bande de gaze ordinaire. Sur celle-ci, on enroule encore bien serrée et régulièrement une bande de gaze empesée. Sitôt l'appareil terminé, on peut pratiquer l'extension avec les poids les plus lourds. Jamais il ne se produit d'eczéma quand on ne met pas trop de collodion. Quand l'appareil est devenu inutile, les bandes de feutre se laissent très facilement enlever du membre ; elles peuvent très bien être encore employées un certain nombre de fois. La légère viscosité de la peau qui persiste après l'enlèvement des bandes de feutre disparaît par le savonnage et le lavage.

II. — Extension au moyen d'appareils contentifs.

Les appareils durcissants peuvent, entre autres détails, être employés pour obtenir une extension durable sur un membre, après avoir été une fois installés. Pour cela, ils doivent s'appliquer exactement à la surface du membre et pouvoir en outre s'appuyer contre les extrémités de celui-ci. Pour cela, l'appareil contentif qui doit supporter l'extension est appliqué de façon à trouver des deux côtés un point d'appui sur les parties proéminentes du membre. C'est ainsi par exemple qu'un appareil plâtré pour extension de la jambe est prolongé en bas jusque sur les malléoles et en haut sur les condyles du tibia, de façon à pouvoir faire d'une part l'extension et de l'autre la contre-extension, en s'appuyant sur ces saillies osseuses.

1. — Appareil d'Hennequin pour les fractures de jambe.

[L'appareil d'Hennequin pour les fractures de jambe est fondé sur ce principe, mais n'emploie pas d'appareil plâtré pour la contre-extension. Le seul point d'appui pouvant être utilisé pour l'extension continue dans les fractures de jambe étant le pied, et celui-ci tolérant difficilement une pression prolongée, il faut s'efforcer de relâcher les muscles de la jambe et de supprimer les frottements pour que la force de la traction employée soit réduite à son minimum.

La jambe devra donc être fléchie sur la cuisse pour relâcher les muscles jumeaux, précaution d'autant plus importante que ces muscles sont tendus par le maintien à angle droit du pied. D'autre part, celui-ci sera revêtu d'une bottine plâtrée servant à répartir la pression sur la plus grande surface possible.

Description de l'appareil. — L'appareil se compose de deux hamacs, l'un jambier, l'autre crural, et d'un cadre d'acier les soutenant. Le hamac crural, qui doit former lacs contre-extenseur, se compose d'un cadre métallique en U sur lequel est tendue une toile de coutil supportant la cuisse fléchie sur le tronc; ce hamac est soutenu, au niveau de la partie inférieure de la cuisse : 1° par une fourche à crémaillère, coudée à angle droit, dont les extrémités s'engagent dans des fenêtres pratiquées dans les branches de l'U; 2° par une longue bandelette perforée, articulée à la convexité de l'U, qui glisse dans un coulisseau soudé à la base de l'appareil et qu'un crochet arrête au point voulu.

Le hamac jambier est formé de trois sangles indépendantes, boutonnées latéralement sur deux attelles suspendues par des chaînettes en échelle qui s'accrochent à des ardillons soudés aux chapes de quatre poulies mobiles roulant sur deux tringles polies inclinées. Ces tringles avaient d'abord été faites horizontales, mais il y a avantage à les incliner selon une pente suffisante pour que le chariot ainsi constitué par le hamac puisse se mettre en mouvement spontanément vers le pied du lit sous l'action de la pesanteur. On peut raccourcir le hamac, en déboutonnant un ou deux œillets de la sangle supérieure. Grâce à l'indépendance des sangles, la plaie d'une fracture de jambe pourra être pansée sans déranger l'appareil.

Le cadre d'acier est formé de chaque côté de deux bandelettes superposées dont l'inférieure est mobile dans le sens vertical et peut ainsi servir à rectifier les inégalités du plan du lit et à assurer l'horizontalité transversale du plan incliné représenté par ces tringles.

Comme la traction doit être dirigée selon l'axe de la jambe, il faut aussi se munir d'une poulie mobile sur deux branches en forme d'U allongé, ce qui permet de la fixer au point voulu sur le pied du lit. Cette disposition, outre qu'elle laisse la face antérieure de la jambe à découvert et en rend l'exploration et la surveillance des plus faciles, permet :

1° D'élever la jambe au moyen de chaînettes au degré voulu;

2° De la faire reposer sur un plan horizontal ou incliné ;

3° D'exercer une pression directe sur un fragment dévié que l'extension serait impuissante à réduire ;

4° De faire une contre-extension efficace au moyen du hamac crural qui est en même temps un plan incliné sur lequel repose sans gêne et sans fatigue la face postérieure de la cuisse qu'il supporte dans presque toute son étendue, en se moulant sur elle et en la suivant dans ses divers degrés de flexion sur le bassin ;

5° De corriger le chevauchement des fragments par une traction continue prenant son point d'appui sur le pied recouvert d'une bottine plâtrée qui le maintient à angle droit ;

6° De ramener le pied dans l'axe de la jambe quand il est dévié en dedans ou en dehors, porté en avant ou en arrière ;

7° De soulager le talon en déboutonnant un ou deux œillets de la sangle inférieure ;

8° De faire la traction dans l'axe de la jambe en plaçant la poulie à la hauteur que l'on veut sur les tiges en U.

Application de l'appareil. — Si l'on fait usage d'une bottine silicatée, il faut, la veille de la pose de l'appareil, envelopper le pied d'ouate, puis d'une bande silicatée jusqu'à deux travers de doigt au-dessus de la pointe des malléoles.

Si l'on emploie le plâtre, qui a l'avantage de sécher immédiatement, il faut tout d'abord préparer deux sachets de tarlatane, longs de 10 à 12 centimètres et larges de 8, remplis aux 3/4 de poudre d'amidon. On place l'un à cheval sur le cou-de-pied, l'autre sur le tendon d'Achille et un peu sur la face postérieure du calcanéum. Puis une bande plâtrée est enroulée tout autour du pied, préalablement revêtu d'une mince couche d'ouate, depuis la racine des orteils que l'on doit toujours laisser à découvert jusqu'à deux travers de doigt au-dessus de la pointe des malléoles. Quand les deux tiers de la bande de Sayre sont épuisés, on dispose en étrier sur le pied une bande de toile de 40 centimètres dont les deux chefs ont été incisés longitudinalement comme pour une fronde. L'extrémité de chacune de ces incisions est placée au niveau de la pointe de la malléole correspondante et les deux chefs antérieurs sont croisés sur le sachet antérieur, les deux chefs postérieurs sur le sachet postérieur. On termine là-dessus l'enroulement de la bande plâtrée. La pression s'exerçant par l'intermédiaire de l'étrier ainsi formé portera donc sur les points matelassés par les sachets.

On taille ensuite dans environ quinze épaisseurs de tarlatane une attelle postérieure pour la jambe, large au moins comme la moitié du pourtour de celle-ci et s'étendant du talon jusqu'au creux poplité; il faut aussi découper une échancrure en U à son extrémité inférieure.

Après avoir revêtu d'un tissu imperméable les faces latérales et postérieures de la bottine plâtrée, on applique l'attelle imprégnée de plâtre sur la face postérieure de la jambe soumise à ce moment à une forte extension. Le bord interne de l'attelle doit s'avancer sur les deux tiers postérieurs de la face interne du tibia ; les deux extrémités inférieures recouvrent les malléoles. On fixe cette attelle par des bandes de toile jusqu'à dessiccation. Il faut s'assurer ensuite que la

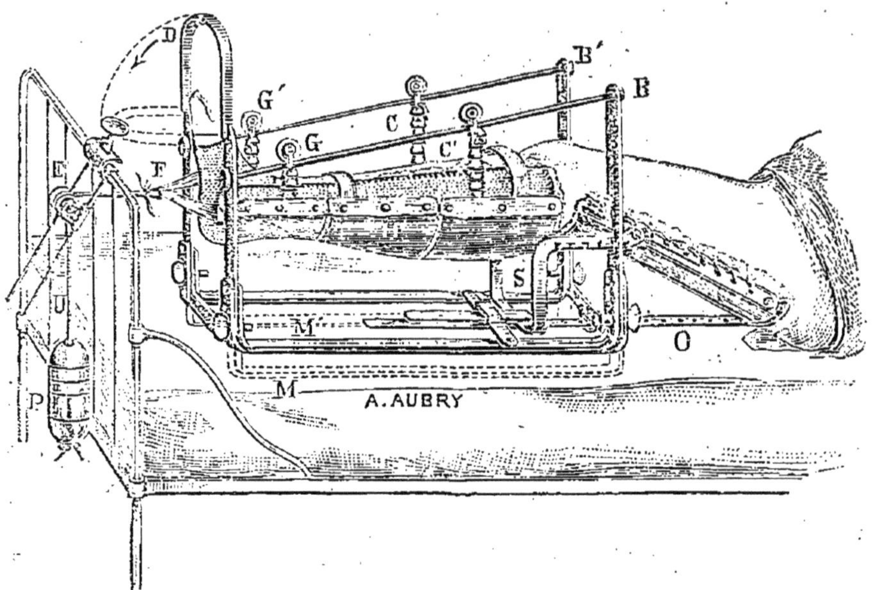

Fig. 13. — Appareil d'Hennequin à extension continue pour la jambe.

bottine et l'attelle sont restées parfaitement indépendantes l'une de l'autre.

On place alors le membre sur l'appareil en fléchissant la cuisse à un degré suffisant pour donner prise à la contre-extension ; le hamac jambier est placé dans l'axe du membre ainsi que la poulie sur laquelle passe la corde fixée à l'étrier ; cette corde sera fixée légèrement en dehors ou en dedans selon qu'elle aura à lutter contre une déviation interne ou externe du membre (fig. 13).

La force de traction, représentée au début par un poids de 2 kilogrammes fixé à la corde, sera progressivement augmentée de 1/2 kilogramme tous les deux jours jusqu'à ce qu'elle atteigne 3 kilos 500 pour une fracture récente, 4 kilos 500 pour une fracture ancienne ou pour les individus très vigoureux.

L'extension continue se recommande en effet dans les fractures anciennes non réduites où il n'y a pas eu de soudure osseuse, si bien que l'on peut ainsi corriger la déformation et activer la consolidation.

Au cas où le malade éprouverait des douleurs au niveau des parties sur lesquelles s'exerce principalement la traction, le cou-de-pied ou le talon, on pourra le soulager en diminuant momentanément le poids. Cette précaution doit presque toujours être prise le soir, pour empêcher que le sommeil ne soit troublé.

L'appareil sera laissé en général six à sept semaines au bout desquelles la consolidation doit être complète.]

Là où les saillies osseuses font défaut ou ne présentent pas une prise suffisante, on donne à l'appareil à extension un point d'appui convenable par la *flexion du segment suivant du membre* que l'on renfermera ensuite dans l'appareil. On pourrait aussi, à l'inverse de l'exemple précédent, et, suivant l'expression de Heineck, auquel nous sommes redevables de ce procédé, pour ne pas employer les saillies articulaires du genou comme points d'appui pour la contre-extension, prolonger l'appareil sur la cuisse, le genou étant fléchi à angle droit, et faire appuyer sur la face postérieure de la cuisse bien *matelassée* le bord postérieur de l'appareil qui enveloppe la jambe.

2. — Appareil d'Hennequin pour les fractures de cuisse.

[Nous décrirons ici l'appareil imaginé par Hennequin pour les fractures de cuisse. Cet appareil, qui peut également être employé dans le traitement de la coxalgie, est aussi fondé sur le principe de l'extension continue. Celle-ci est en effet, d'après Hennequin, le seul moyen de corriger le déplacement des fragments suivant la longueur lorsque leur chevauchement est dû à l'action musculaire. Mais il faut, tout en appliquant l'appareil, se conformer aux exigences physiologiques du membre, c'est-à-dire éviter autant que possible la production de l'ankylose et la compression des vaisseaux et des nerfs. Pour cela, la meilleure position est la flexion du pied à angle droit sur la jambe et de la jambe à 40 ou 45 degrés sur la cuisse, celle-ci étant elle-même en légère abduction. De cette façon, les muscles sont relâchés, ainsi que les ligaments, et les articulations ont peu de tendance à se raidir. Un autre avantage très important de cette position est de donner comme point d'appui à la traction la région de la jambe où les parties molles atteignent leur plus grande épaisseur, c'est-à-dire la face postérieure du mollet, et d'éviter toute compression au niveau des saillies osseuses telles que les malléoles.

Lois de l'application de l'extension continue. — Les lois énoncées par Hennequin au sujet de l'application de l'extension continue au membre inférieur sont :

L'emploi exclusif des corps pesants qui seuls peuvent exercer une traction régulière ;

Le choix du point d'appui sur le squelette du segment mobile ;

L'innocuité des moyens de fixation de la traction à ce segment dont elle ne doit pas dépasser la limite supérieure ;

La continuité et l'augmentation progressive de la traction ;

La suppression des résistances accidentelles ;

L'utilisation du poids du tronc pour la contre-extension ;

L'immobilisation de la cuisse toutes les fois qu'on le peut dans une petite gouttière ;

La connaissance de la force de traction exercée et de la résistance à vaincre ;

La traction dans l'axe du membre.

Description de l'appareil. — L'appareil remplissant ces conditions se compose de :

1° Une petite gouttière crurale ;

2° Deux serviettes quand on emploie la gouttière, une seule dans les cas rares où la cuisse est laissée libre ;

3° Deux bandes de toile longues de 10 à 12 mètres ;

4° Une livre et demie d'ouate ;

5° Une cordelette de $1^{m},50$ de longueur ;

6° Des corps pesants de poids connu.

La gouttière crurale, dont il existe des modèles de tailles diverses, présente à sa partie inférieure une échancrure destinée à loger la face postérieure de la jambe. Elle est maintenue en équilibre par des attelles situées au-dessous d'elle.

Au cas où l'on n'aurait pas de gouttière en fil de fer, il est toujours possible d'en improviser une, soit avec une feuille de zinc ou de fer-blanc, soit avec des lattes unies entre elles par des fils de fer ou par deux pièces de toiles cousues l'une à l'autre dans les intervalles des lattes.

Enfin, si l'on manque d'ouate, on peut la remplacer par plusieurs bas superposés.

Précautions préliminaires. — Avant de commencer l'application de l'appareil, l'une des serviettes, qui doit servir de lacs extenseur, est pliée en forme de cravate ; l'autre, dont on revêt la gouttière, est pliée en deux et matelassée d'ouate dans la partie qui répond au fond de la gouttière.

Le matelas sur lequel reposera le malade doit aussi subir une préparation particulière. Du côté du membre malade et à partir du point qui répond au creux du jarret, on vide le matelas de la bourre qui le remplit ou bien on refoule celle-ci du côté répondant à la cuisse. Puis les deux plans de toile du matelas sont cousus l'un à l'autre ou unis par des épingles, de façon à laisser un espace vide où se logera la jambe fléchie à 40 degrés sur la cuisse. Cette dernière peut ainsi être placée horizontalement sur le lit, ce qui permet au malade de prendre facilement la position assise.

Enfin on procédera à une soigneuse mensuration du membre. Pour cette opération, il est nécessaire de prendre certaines précautions. Le malade est tout d'abord placé dans le décubitus dorsal horizontal et les membres inférieurs sont disposés suivant la direction du tronc, en position symétrique. Il faut aussi s'assurer, par la situation des épines iliaques antéro-supérieures, que le bassin est bien orienté suivant un plan perpendiculaire à l'axe du corps. Cela fait, on mesure exactement, au moyen d'un ruban, la distance séparant le sommet de chaque épine de la pointe de la rotule du membre correspondant.

Il est bon de marquer sur la peau du malade, au moyen d'un crayon dermographique, la place correspondante à ces deux points de repère, pour ne pas être obligé de presser sur la peau qui glisse facilement sur les saillies osseuses ; cela pourrait aussi faire décrire des sinuosités au ruban mensurateur. Il serait plus aisé de prendre comme point de repère inférieur la pointe de la malléole externe, car on ne serait plus gêné par la saillie du quadriceps fémoral, mais on serait soumis aux causes d'erreur résultant d'une légère flexion de la jambe sur la cuisse ou du développement moindre de l'une des jambes.

Application de l'appareil. — L'application proprement dite de l'appareil comprend six temps quand on fait usage d'une gouttière crurale, quatre dans le cas contraire.

Premier temps : Bandage ouaté compressif. Un aide saisit le pied du membre blessé au niveau du calcanéum et de la tête des métatarsiens et exerce ainsi une légère traction sur la jambe qu'il soulève au-dessus de l'espace préparé dans le matelas. Un autre aide ou le malade immobilise autant que possible les fragments de la cuisse. Le chirurgien applique alors autour du pied, de la jambe et du quart inférieur de la cuisse, une couche d'ouate d'un travers de main d'épaisseur qui est ensuite fixée par deux bandes de toile appliquées en sens inverse l'une de l'autre. La compression doit être légère, pour éviter de blesser la peau au niveau des saillies osseuses, et il est même recommandé chez les sujets maigres de disposer en fer à cheval autour de la tête du péroné un petit rouleau d'ouate de 10 centimètres de longueur et de 1 centimètre et demi d'épaisseur.

Deuxième temps : Fixation du lacs extensif. Pour ce second temps, le milieu de la serviette pliée en cravate est appliqué sur l'ouate qui recouvre la partie inférieure de la face antérieure de la cuisse. Les deux chefs, dirigés l'un en dedans, l'autre en dehors du membre, se croisent obliquement au niveau du creux poplité et de la face supérieure du mollet, puis, changeant de côté après leur entre-croisement, ils embrassent obliquement la partie supérieure de la jambe et sont noués ensemble en avant, à l'union du tiers supérieur avec le tiers moyen de l'épine du tibia.

On a ainsi formé un huit de chiffre embrassant la partie inférieure de la cuisse dans son premier anneau, la partie supérieure du mollet dans le second. La traction, représentée par la cordelette fixée à ce second anneau, se fait donc principalement sur la face postérieure du mollet, la première partie du lacs servant seulement à l'empêcher de glisser.

Troisième temps : Glissement de la gouttière sous la cuisse. On soulève alors doucement le membre et on glisse, entre le matelas et la cuisse, la gouttière que la serviette ouatée qui la garnit débordera en haut d'au moins deux travers de doigt. Les ailettes de la gouttière sont disposées de façon que la cuisse repose horizontalement, quelles que soient les inégalités du plan du lit.

Quatrième temps : Flexion de la jambe. La gouttière en place, le membre tout entier est porté en abduction légère, ou bien le malade se rapproche du bord du lit, ou encore il se couche un peu obliquement. La jambe maintenue au-dessus de l'espace vide est abandonnée progressivement à elle-même. Par son propre poids, elle fléchit jusqu'à ce que le talon repose sur le sommier recouvert du drap et des deux toiles du matelas débourré à ce niveau. La face supérieure du mollet s'engage dans l'échancrure de la gouttière dont les oreilles se prolongent sur les condyles du fémur.

Pour empêcher le talon de reposer sur le sommier, on place entre les deux toiles du matelas un rouleau d'ouate serrée, épais de 8 à 10 centimètres, que l'on fixe par des épingles unissant les deux toiles.

La jambe est fléchie à 40 ou 45°, position intermédiaire à la rectitude et à la flexion à angle droit et moins favorable que toute autre à la production de raideurs articulaires.

Cinquième temps : Fixation de la cordelette qui supporte le poids. La jambe fléchie et en rotation légère, on attache la cordelette à l'anneau inférieur du lacs, sur le nœud même si la jambe n'a pas tendance à se déplacer en dehors de lui, si elle se met en rotation externe exagérée, en dedans de lui dans le cas contraire, moins fréquent du reste. De là la cordelette, tendue horizontalement et dans l'axe de la cuisse, va se réfléchir sur une poulie fixée au pied du lit. Le poids qu'on attache à l'extrémité de la corde doit se trouver à distance égale, autant que possible, du parquet et du fond du lit, pour éviter qu'il ne repose à terre ou qu'il n'imprime au membre des secousses douloureuses.

Le poids, de 2 kilogrammes environ au début, sera augmenté tous les deux jours de 1 kilogramme jusqu'à atteindre 4 à 6 kilogrammes suivant les individus. Le poids doit être un peu plus fort si l'appareil a été appliqué tardivement.

Sixième temps : Fermeture de la gouttière. On place tout d'abord : 1° entre les bords de la gouttière et les téguments des faces externe et interne de la cuisse, un rouleau d'ouate serrée allant du genou au bord supérieur de la gouttière qu'il dépassera de deux travers de doigt ; 2° au niveau de la fracture, un petit tampon d'ouate de la largeur de la main perpendiculairement à l'axe du membre ; 3° une autre couche d'ouate assez épaisse sur toute la longueur de la face antérieure de la cuisse. Cela fait, on ramène par-dessus cette dernière couche un des côtés pendants de la serviette, on enfonce son bord libre entre le rouleau et le bord opposé de la gouttière, on place dessus une attelle de 30 à 35 centimètres de longueur et on ramène l'autre côté de la serviette sur le tout. Enfin les lacs sont bouclés ou noués, ne pouvant exercer de compression circulaire grâce à l'attelle antérieure. Les mouvements du tronc pourront s'effectuer alors sans retentissement douloureux au niveau de la fracture (fig. 14).

Contre-extension. — La contre-extension est inutile, étant naturellement faite par le poids et les frottements du tronc sur le plan du lit. Hennequin rejette l'élévation des pieds du lit, pénible et dangereuse. Pour les sujets très indociles ou très bornés, on devra employer parfois un lacs contre-extensif formé d'une serviette pliée en cravate que l'on passe entre les cuisses et qui, fixée au dossier du lit, exerce

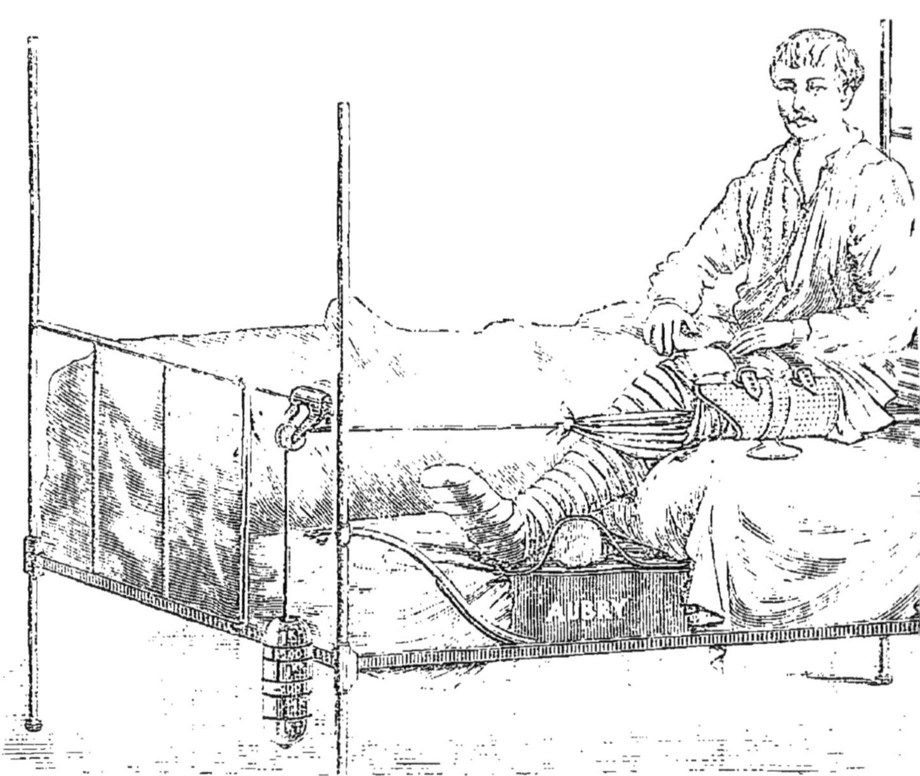

Fig. 14. — Appareil d'Hennequin pour fracture de cuisse.

une traction sur tout le bassin. On pourra aussi faire la contre-extension bilatérale à pression intermittente d'Hennequin. Pour cela, on place sur la symphyse pubienne la partie moyenne d'une alèze pliée en cravate ; les deux extrémités sont menées autour de la racine de chaque cuisse, passant en dehors, en arrière, puis en dedans, et sont enfin menées en avant des pubis vers les côtés du tronc pour gagner la tête du lit.

Considérations générales. — L'appareil d'Hennequin nécessite moins de surveillance que tout autre mode d'extension, puisqu'il ne blesse pas les parties molles, qu'il immobilise les fragments dans l'attitude voulue et transmet intégralement la traction au squelette du segment inférieur.

On devra seulement veiller à augmenter le poids jusqu'au maximum indiqué, grâce à quoi Hennequin affirme que le raccourcissement n'existera jamais à la levée de l'appareil régulièrement appliqué.

Il faudra aussi vérifier l'attitude du membre et empêcher une trop grande rotation de la jambe par le déplacement de la cordelette. Il n'y a aucune manœuvre particulière relative à la réduction de la fracture, elle est faite progressivement par l'extension. Si l'on observe la déviation de l'un des fragments, un tampon d'ouate sera placé sur la partie proéminente et maintenu par l'attelle ou par la gouttière.

La radiographie permettra du reste de s'assurer toujours de l'état de la réduction sans ouvrir l'appareil.

L'appareil doit être appliqué en général dans les huit premiers jours qui suivent la fracture; mais, même plus tard, et tant que les fragments ont conservé de la mobilité, il pourra lutter contre le raccourcissement.

L'appareil sera laissé en général deux mois; mais on ne peut fixer de date pour son enlèvement, la formation du cal se faisant avec une rapidité très variable suivant les sujets. Il faudra du reste, même après la guérison apparente, continuer à surveiller le membre pendant deux ou trois semaines pour le soumettre de nouveau à l'extension si le raccourcissement s'est reproduit ou si une déformation est apparue par affaissement du cal.]

Pour combiner mieux encore l'extension avec les appareils contentifs, on a imaginé toute une série d'*attelles à extension* fort ingénieuses que l'on intercale dans l'appareil plâtré brisé. Nous citerons ici comme exemple les *attelles à vis* de Heine. Les figures *a* et *b* (Pl. CXXIII) montrent clairement comment on allonge ces attelles, ce qui permet d'éloigner progressivement l'une de l'autre les deux moitiés du plâtre (Pl. CXXIII *c*).

3. — Appareil d'Hennequin pour les fractures de l'humérus.

[L'extension et la contre-extension mécanique peuvent enfin être employées pour la réduction d'une fracture pendant l'application d'un appareil plâtré. C'est le procédé mis en usage dans l'appareil d'Hennequin pour le traitement des fractures de l'humérus.

L'appareil, qu'il décrit de la façon suivante, ne doit être appliqué qu'après la disparition du gonflement.

On place d'abord un bandage roulé ouaté sur la main, l'avant-bras et le cinquième inférieur du bras; sur les côtés interne et externe du coude, on dispose deux épais rouleaux d'ouate qu'on maintient par quelques tours d'un spiral descendant et qui ont pour but d'empêcher la compression des vaisseaux. Dans le creux de l'aisselle, on place en anse la partie moyenne d'une compresse bien garnie d'ouate, dont les deux chefs sont ramenés en avant et en arrière sur le moignon de l'épaule où on les fixe par une épingle.

L'avant-bras, fléchi à angle presque droit (100°), est soutenu par une bande de 2 mètres dont le milieu, embrassant le poignet, est transformé en boucle par la réunion de ses deux chefs au moyen d'un nœud.

Les chefs passent ensuite l'un sur l'épaule gauche, l'autre sur l'épaule droite, s'entre-croisent derrière la nuque et reviennent en avant par-dessous les aisselles pour être noués sur la poitrine, l'un des chefs passant à travers la boucle du poignet.

On établit alors l'extension et la contre-extension. Cette dernière s'obtient au moyen d'une bande dont le plein embrasse le creux axillaire par-dessus le matelas ouaté et dont les chefs vont se fixer, suivant que le blessé est assis ou couché, à la tête ou au ciel de lit ou bien encore au plafond. Pour l'extension, on applique le plein d'une bande de 1 mètre sur la face postéro-inférieure du bras, on en ramène de chaque côté les chefs en avant pour les croiser sur le pli du coude d'où ils vont pendre de chaque côté de l'avant-bras (sorte de huit antérieur du coude); à chaque chef, on attache un poids de 2 à 5 kilogrammes (fig. 15).

Pendant que l'extension ainsi pratiquée produit son effet, on prépare de la manière suivante l'appareil plâtré avec une pièce de tarlatane longue de 1 mètre, large comme la circonférence du bras et composée de quatorze à seize feuilles superposées : sur un des bords étroits, qui sera le bord supérieur, on taille une échancrure en fer à cheval, profonde de 15 à 20 centimètres, en ayant soin de laisser à la tarlatane, de chaque côté, une largeur de 5 centimètres; sur le bord opposé, on pratique une échancrure semblable, mais beaucoup plus profonde, dont

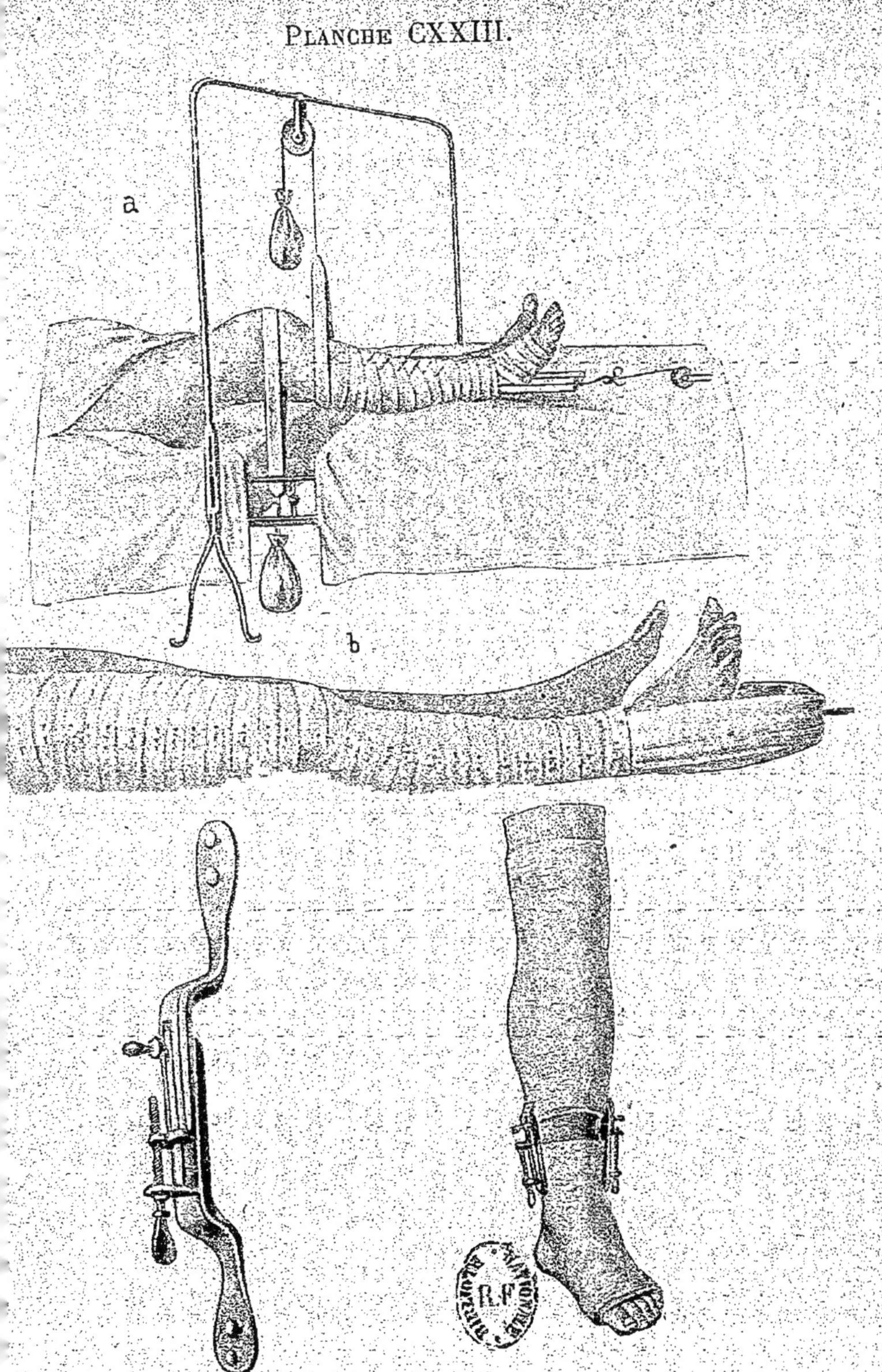

Méthode de Schede pour étendre un genou ankylosé en flexion par des tractions xercées en plusieurs sens au moyen de diachylon; *b*, Appareil à épingles de 'olkmann; *c*, Extension au moyen d'un appareil d'immobilisation.

PLANCHE CXXIV.

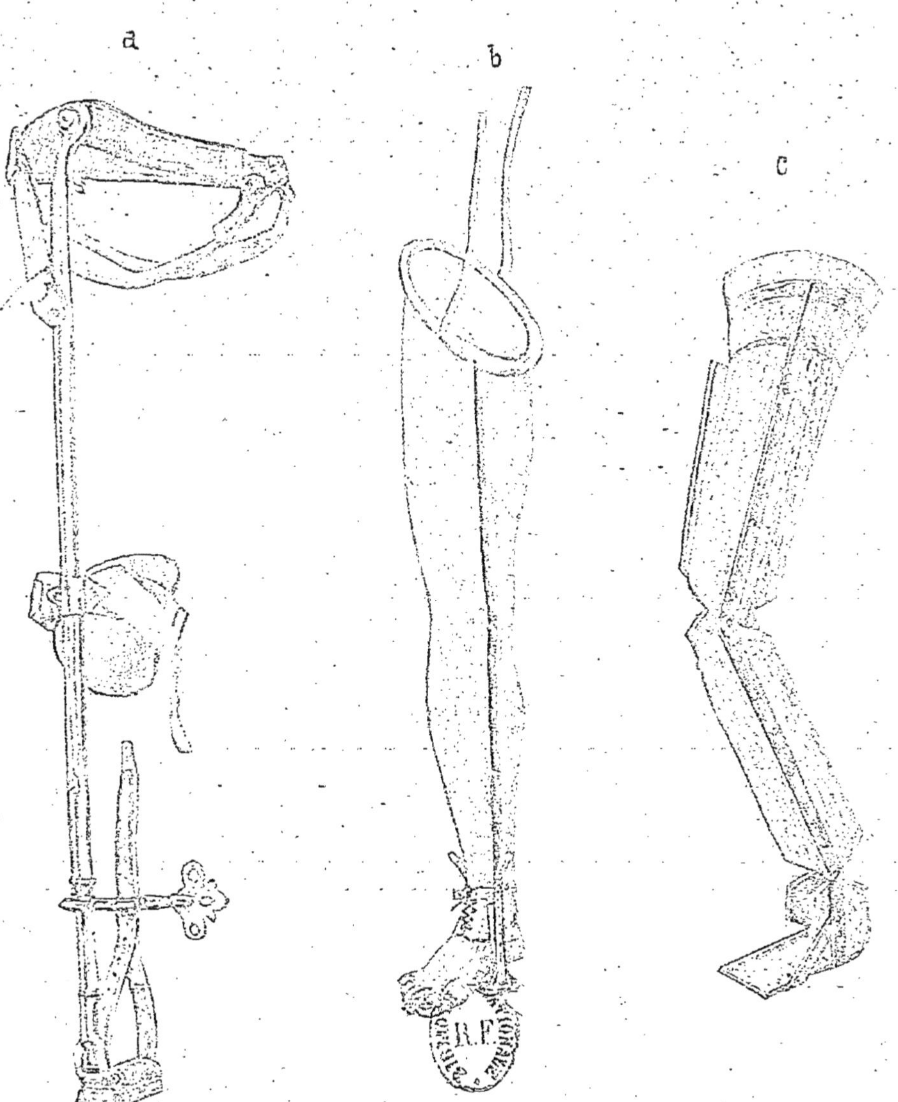

a, Attelle à extension de Taylor; *b*, Attelle de Thomas; *c*, Attelle d'Heusner.

le point culminant doit arriver à 22 ou 26 centimètres de celui de la première, suivant la longueur du bras.

On a ainsi donné à la tarlatane la forme d'un H dont la branche transversale, plus rapprochée du bord supérieur que

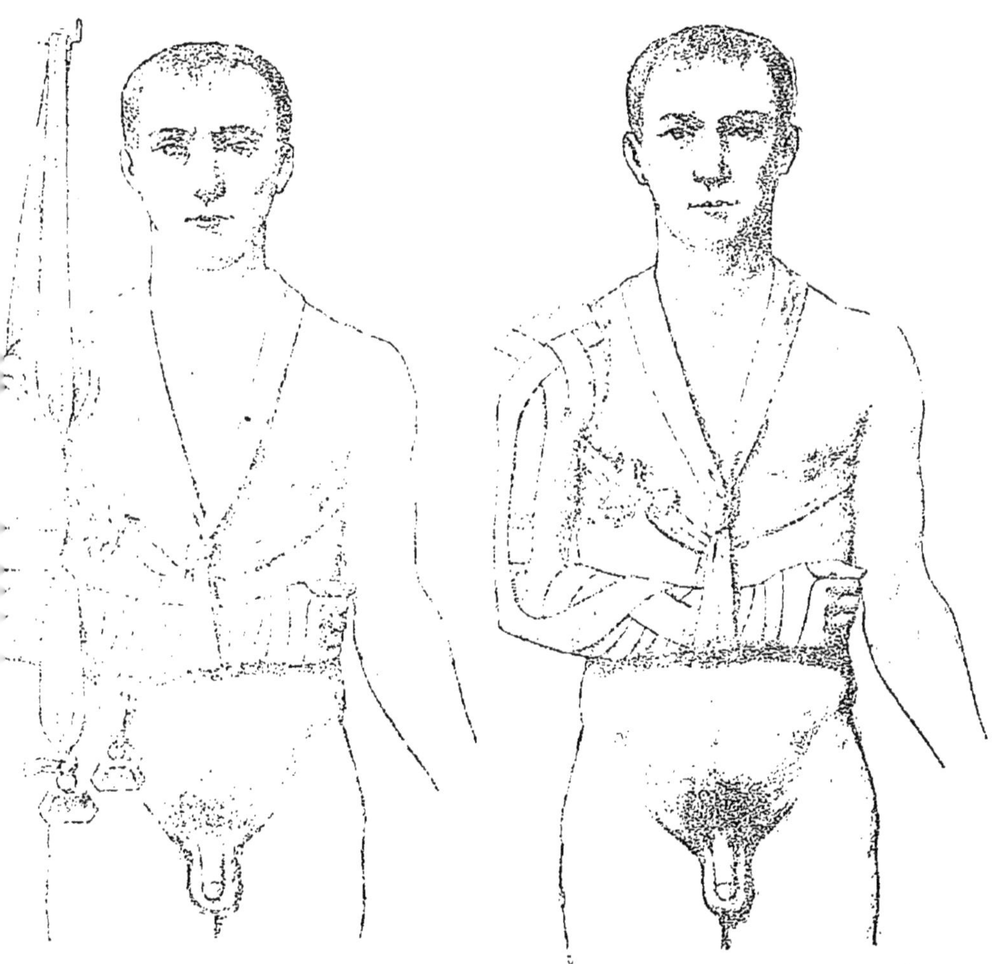

Fig. 15 et 16. — Appareil d'Hennequin pour fracture de l'humérus.

de l'inférieur, a une largeur égale à la ligne qui sépare le bord inférieur du grand pectoral de la face inférieure de l'avant-bras fléchi, plus 4 centimètres, et dont les branches ont chacune 5 centimètres de largeur; pour faciliter l'application de l'appareil, on rend chacune des branches supérieures bifides au moyen d'une incision longitudinale.

Le bandage, imprégné de bouillie plâtrée, est alors appliqué de telle sorte que le centre de l'échancrure supérieure porte dans l'aisselle sur le milieu de la bande contre-extensive et que les deux chefs supérieurs bifides viennent former un double entre-croisement sur le sommet du moignon de l'épaule. Puis l'échancrure inférieure est amenée au pli du coude, sur la face antérieure de l'avant-bras fléchi ; les deux chefs, tombant l'un en dehors, l'autre en dedans de ce dernier, sont dirigés obliquement sur sa face postérieure où ils s'entre-croisent, à l'union du tiers supérieur et du tiers moyen, pour gagner la face antérieure et s'y entre-croiser de nouveau à l'union du tiers moyen et du tiers inférieur ; continuant encore leur trajet en spirale, ils vont enfin se réunir un peu au-dessous de l'apophyse styloïde du cubitus (fig. 15 et 16).

L'appareil est ensuite maintenu moulé par une bande sèche.

Après solidification, on retire avec précaution la bande contre-extensive, et l'on coupe, au ras du bandage, les chefs de la bande qui a servi à l'extension.]

4. — Appareils permettant la marche.

Les *appareils permettant la marche* sont indiqués pour les cas où l'on veut rendre la marche immédiatement possible au malade après une fracture. Nous décrivons cette méthode d'après les principes de F. Krause qui l'a beaucoup perfectionnée.

Si le malade doit pouvoir peu de jours après la blessure s'appuyer sur son membre fracturé, il faut que l'appareil plâtré s'applique assez exactement à tous les contours du membre pour en donner un véritable moule. En outre, il ne doit naturellement comprimer nulle part ; aussi l'application de cet appareil exige-t-elle une grande expérience.

On applique tout d'abord sur la peau, sans couche d'ouate, une bande de gaze en deux plans successifs et on enroule là-dessus les bandes plâtrées. Pendant qu'on déroule la bande plâtrée mouillée, il faut éviter tout tiraillement ; aussi fait-on bien, si l'on n'a pas une expérience suffisante, de ne faire aucun renversé avec les premières bandes, mais plutôt de les couper. En frottant

Enfin, pour les consolider, on fait encore un circulaire à la racine du testicule au-dessus du premier. Si le testicule se dégonfle et que le bandage se relâche, on pose un nouveau.

Un autre bandage compressif pratique que l'on peut faire avec des bandelettes de diachylon (Pl. CXXVII *b*) est le *bandage au diachylon de Baynton*, que l'on emploie pour hâter la cicatrisation des surfaces bourgeonnantes, notamment des ulcères. On applique le milieu d'une bandelette de diachylon, large comme le doigt environ, sur le côté du membre opposé à l'ulcère, on prend chaque extrémité de la bandelette dans une main et on les croise, en les tirant fortement, sur la surface bourgeonnante. Les bandelettes doivent être à peu près une fois et demie aussi longues que le pourtour du membre. On commence sur le bord périphérique de la surface à recouvrir et on applique les bandelettes en s'élevant, de façon qu'elles se recouvrent, comme les tuiles d'un toit, d'environ les deux tiers. Le bandage doit recouvrir toute la surface ulcérée; sur le diachylon, on applique une épaisse couche d'ouate et on enveloppe bien le tout avec une bande. L'appareil reste en place de deux à cinq jours, après quoi on le renouvelle; il possède une efficacité remarquable.

Nous voulons décrire encore pour terminer le *bandage au diachylon*, tout aussi pratique, conseillé par *Gibney* pour le traitement des entorses du cou-de-pied (Pl. CXXVIII).

S'il s'agit par exemple d'une grave entorse du cou-de-pied, avec rupture des ligaments externes de l'articulation, et si le malade vient se faire traiter aussitôt après sa blessure, le bandage doit être immédiatement appliqué. S'il s'est, au contraire, écoulé déjà beaucoup de temps depuis l'accident, et s'il existe, comme d'ordinaire, un fort gonflement, on enveloppe le pied d'une bande de flanelle, on met sur celle-ci une bande élastique et on place le membre pendant vingt-quatre heures en position élevée. Pendant ce temps, on combine donc à l'élévation la *compression élastique du pied*. Ce délai écoulé, on applique l'appareil au diachylon, après avoir, en cas de nécessité, fait disparaître le plus possible par le massage le gonflement qui persisterait encore.

Pour l'application du bandage, on emploie le diachylon américain, connu sous le nom de *diachylon adhésif de Mead* et qui adhère fort bien. On y découpe deux sortes de bandelettes, des *longues* et des *courtes*, suivant les dimensions voulues, et on les pend, pour les empêcher de se coller, sur le dossier d'une chaise.

Vouloir couper les bandelettes seulement pendant qu'on applique le bandage n'est pas un bon procédé, car on aura alors besoin d'un aide de plus. On détermine les dimensions des plus longues bandelettes, en menant un cordon depuis l'union du tiers supérieur avec le tiers moyen de la jambe sur la face externe de celle-ci, sur la plante et le dos du pied, jusqu'à la malléole du côté opposé. On prend également la mesure des bandelettes les plus courtes avec un cordon que l'on fait partir de la racine du petit orteil et que l'on mène par le bord externe, le talon et le bord interne du pied jusqu'à la racine du gros orteil. La largeur des bandelettes est à peu près celle d'un pouce d'adulte. On en utilise en moyenne 10 longues et 10 courtes.

Aussi bien pendant qu'on prend les mesures que lorsqu'on applique l'appareil, il est *absolument nécessaire de faire tenir le pied exactement à angle droit sur la jambe*; c'est seulement dans cette position que le malade peut marcher convenablement; car la position à angle aigu du pied, si légère qu'elle soit, empêche celui-ci de se soulever du sol et cause des douleurs au malade.

Les bandelettes s'appliquent de la façon suivante: pendant qu'un aide tient le pied exactement fléchi à angle droit, comme il a été dit, on colle la *première des longues bandelettes* au niveau de la crête du tibia à l'union du tiers supérieur et du tiers moyen de la jambe. Le malade presse lui-même fortement avec ses doigts sur la bandelette.

De son côté, le médecin la tend, la mène directement en bas le long de la crête du tibia, la fait passer en étrier autour de la plante du pied et colle son extrémité du avec précaution les bandes pendant qu'on les applique, chaque couche sera amenée en contact intime avec le membre dont elle adoptera exactement la forme. La semelle sera renforcée par des longuettes. L'appareil s'étend depuis la tête des métatarsiens jusque sur le milieu de la cuisse. Dans les fractures de jambe au tiers inférieur, on peut rendre le genou mobile au moyen d'une charnière. Cet appareil doit supporter le poids du corps et par conséquent être assez solide. Mais malgré cela il reproduit exactement les contours de la jambe, si l'on a soin d'appliquer partout à peu près la même quantité de tours de bandes les uns sur les autres. On peut aussi de cette façon se rendre très bien compte de la situation des fragments dans l'appareil.

Le genou sera placé en flexion très légère, le pied doit se trouver exactement à angle droit sur la jambe, ou mieux en légère flexion, et aussi en position intermédiaire à la supination et à la pronation ou mieux un peu plus en supination.

Après l'application de l'appareil plâtré, le blessé reste encore au lit une ou deux fois vingt-quatre heures. Si au bout de ce temps on trouve tout en ordre, le malade peut marcher en *utilisant le membre blessé*. A cet égard, on dépend un peu de la force de volonté des personnes. Beaucoup marchent immédiatement avec deux bâtons, ou avec le support de Volkmann, d'autres doivent être d'abord soutenues jusqu'à ce qu'elles aient surmonté la crainte de se faire du mal. Mais avec de la patience on amène aussi ces courages timides à s'appuyer solidement sur le membre fracturé. On ne doit jamais les forcer : les malades se convainquent très vite d'eux-mêmes des avantages du traitement ambulant.

En général, si des douleurs se font sentir au niveau de la fracture, elles ne sont pas très vives et disparaissent à la longue. Les orteils gonflent aussi quelquefois pendant la marche, ce qui peut encore se produire lorsqu'on laisse pendre la jambe blessée ; mais l'œdème disparaît dans le décubitus dorsal si l'appareil n'exerce nulle part une compression nuisible. Le malade sera donc prévenu qu'il doit, chaque fois qu'il s'assoit, tenir le membre blessé en position élevée. On peut aussi très bien laisser les malades marcher avec une chaussure appropriée.

Pour les fractures simples, l'appareil pourrait rester en place jusqu'à consolidation complète. Il est cependant préférable de le changer au bout de quinze jours environ pour voir si le déplacement est réellement réduit d'une façon complète.

III. — Extension au moyen d'attelles et d'appareils.

L'extension au moyen d'attelles était faite par les anciens auteurs en appliquant sur la face externe du membre des attelles généralement en bois et en cherchant à l'aide de boucles à attirer les extrémités centrale et périphérique du membre contre l'attelle, qui le dépassait de ces deux côtés. Mais en général ces attelles à extension incommodaient plus le malade par leur pression douloureuse qu'elles n'étaient utiles. Tout dernièrement seulement, on a construit des attelles pratiques, et celles-ci sont maintenant employées fréquemment surtout pour le traitement des fractures et des déformations du membre inférieur.

Les attelles à extension les plus connues sont les suivantes :

Attelle de Taylor. — Elle est formée d'une ceinture pelvienne, de deux ceintures périnéales et d'une attelle à extension située en dehors et qu'on peut allonger à volonté grâce à une roue dentée et une clef de mouvement. L'attelle à extension se fléchit en bas à angle droit et forme ainsi une surface de marche, doublée de caoutchouc et distante de la plante du pied de 2 à 3 centimètres. A cette surface de marche sont adaptées deux courroies. On colle alors de chaque côté de la jambe qu'on veut traiter une bande de diachylon de la largeur de la main, munie en bas d'une boucle. On attache la ceinture pelvienne et les ceintures périnéales et enfin on fixe les courroies de la surface de marche de l'appareil aux boucles du diachy-

Planche CXXV.

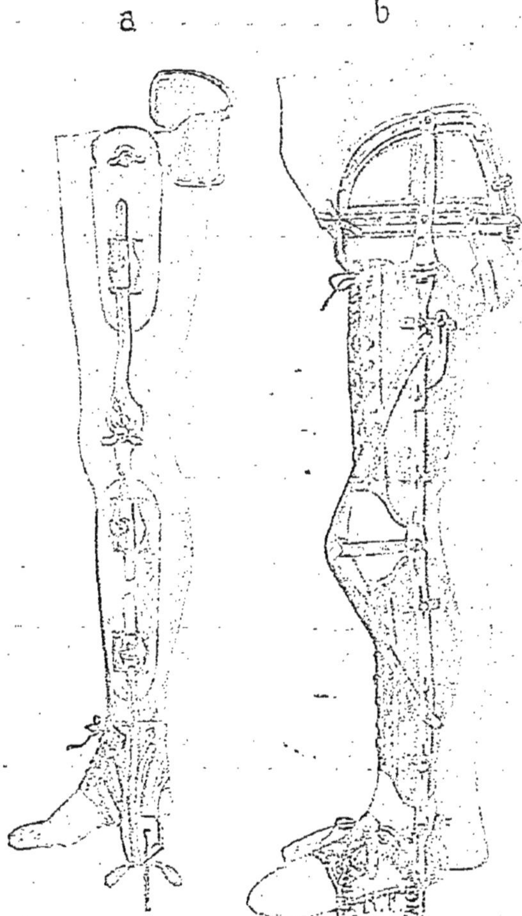

a, Attelle de Liermann ; *b*, Appareil à attelles et à gaines de Hessing.

PLANCHE CXXVI.

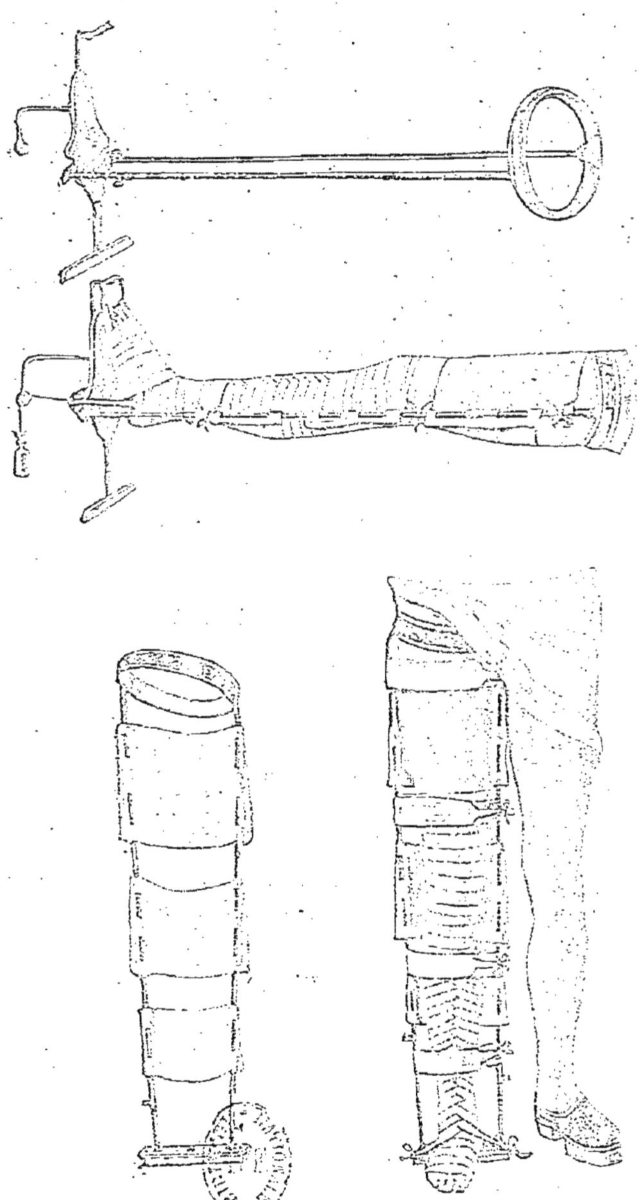

Attelle à extension et appareil de soutien de Bruns.

fon. La cuisse est revêtue de cuir. Comme l'appareil surélève le pied, la semelle du côté sain doit être élevée d'une hauteur correspondante (Pl. CXXIV *a*).

Attelle de Thomas. — Elle est formée d'un siège annulaire sur lequel le malade est à cheval, et de deux attelles latérales qui, en bas, se plient à angle droit et par leur union forment un étrier. Au moyen d'une courroie à extension, le pied est appliqué contre l'étrier (Pl. CXXIV *b*).

Attelle d'Heusner. — Elle est formée de deux attelles latérales munies de charnières au niveau du genou et des malléoles, supportant en haut un siège annulaire et fixées en bas à une semelle de fer.

La planchette du pied et les branches latérales sont capitonnées de feutre. Le siège annulaire, garni aussi de feutre, est en outre recouvert de cuir souple (Pl. CXXIV *c*).

Attelle de Liermann. — Elle est une modification de celle qu'avait imaginée auparavant Harbordt. On l'applique à la face interne de la jambe. L'extension se fait, comme le montre la figure, au moyen de vis latérales que l'on peut facilement enlever une fois qu'on a produit la traction nécessaire (Pl. CXXV *a*).

Attelle de Bruns. — C'est celle qui pourra rendre les meilleurs services au praticien. Elle sert en même temps pour la marche et pour l'immobilisation et se compose essentiellement de deux barres latérales, d'un siège annulaire et d'un étrier. La jambe repose en arrière sur quelques larges pièces de toiles tendues entre les deux barres auxquelles on peut donner une longueur variable. Dans une fracture oblique du tiers supérieur de la cuisse, par exemple, l'attelle sera d'abord utilisée comme *appareil d'immobilisation* pour pouvoir exercer pendant les deux premières semaines une traction énergique. Des deux côtés, on colle à la jambe des bandes de diachylon qui sont tirées vers l'étrier au moyen de liens. A l'étrier est fixée une planchette pour le pied servant à suspendre les poids (Pl. CXXVI).

Comme dans les extensions ordinaires, on suspend alors les poids. Après deux semaines environ, on supprime l'extension, on applique un léger appareil plâtré depuis les orteils jusqu'à l'aine et on remet l'attelle par-dessus. On ôte alors la planchette du pied ; l'étrier est disposé de façon à rester quelque peu éloigné de la plante du pied, la jambe est tirée par les bandes vers l'étrier, tandis que la contre-extension est produite par le siège annulaire qui s'appuie contre la tubérosité ischiatique. Le malade peut maintenant se promener dans son appareil et n'est plus cloué sur son lit (Pl. CXXVI).

Appareil à attelles et à gaines de Hessing. — Le meilleur assurément de tous les appareils à extension. Comme son nom l'indique, cet appareil est formé de gaines faites d'après la forme du membre et d'attelles solidement vissées aux gaines, mais faciles à déplacer. Pour pratiquer l'extension, les attelles sont d'abord vissées, tandis que la cuisse, la jambe et le pied, étendus autant que possible, sont introduits dans les gaines. Pour maintenir ensuite cette extension, la gaine de la cuisse, bien matelassée, s'appuie contre la tubérosité ischiatique, tandis que le pied, au moyen d'une traction sur le talon, est appliqué contre une lame métallique de la gaine du pied formant semelle. D'ordinaire, on fixe encore l'appareil au moyen d'une ceinture pelvienne solidement placée (Pl. CXXV *b*).

SIXIÈME PARTIE

BANDAGES COMPRESSIFS

Les bandages compressifs sont fréquemment employés, soit pour supprimer les produits d'une inflammation chronique, soit pour faire disparaître l'œdème d'un membre, soit encore pour lutter contre le développement de varices, contre les épanchements articulaires, etc.

Dans tout bandage compressif, on doit commencer par l'enveloppement de la partie périphérique du membre et appliquer les bandes en allant vers sa racine avec une pression régulière et de façon que chaque circonvolution recouvre la précédente d'au moins les deux tiers.

Bandes élastiques. — Au membre inférieur, on obtient souvent une compression régulière par l'emploi de *bandes élastiques.* Celles-ci ne doivent pas être appliquées sur la peau nue, mais on doit toujours placer d'abord dessous une bande de mousseline. Il ne faut pas trop serrer les bandes, il en résulterait des troubles de la circulation.

Bas élastiques. — On peut encore obtenir une compression régulière du membre inférieur par l'emploi des *bas élastiques*, parmi lesquels on doit surtout recommander les bas élastiques sans couture, car ils n'empêchent pas l'évaporation à la surface de la peau et peuvent se laver à volonté.

Bandages compressifs. — Pour appliquer les *bandages compressifs* articulaires destinés à hâter la résorption des hydarthroses, on doit d'abord envelopper tout le membre, de la périphérie vers le centre, puis enrouler sur l'articulation même une bande de flanelle suivie d'une bande élastique. Il faut éviter une forte compression. *Une pression modérée, mais continue*, est ce qui vaut le mieux.

Pour la *compression forcée du genou d'après Volkmann* en cas d'hydarthrose ou d'hygroma prérotulien, on applique d'abord dans le creux du jarret l'attelle de bois déjà décrite pour protéger les nerfs et les vaisseaux de la région poplitée et on enveloppe ensuite le genou de bandes bien serrées. L'appareil peut rester deux ou trois jours, même s'il se produit de l'œdème ou de légères douleurs.

[La compression sera encore très avantageusement exercée sur un membre ou une articulation au moyen de l'*appareil ouaté de Guérin*. Cet appareil fut primitivement destiné par son auteur à protéger les plaies opératoires contre l'arrivée de l'air et des miasmes qu'il était supposé contenir. Appliqué pour la première fois en 1870, ce pansement donna de bons résultats à Guérin, et son emploi s'étendit au traitement des fractures compliquées, jusqu'à l'apparition des pansements antiseptiques et aseptiques. Bien qu'il ait aujourd'hui beaucoup perdu de son utilité première, le pansement ouaté de Guérin n'en reste pas moins le type des appareils de compression et il trouve encore de nombreuses indications.

Pour appliquer cet appareil, il faut une grande quantité d'ouate ordinaire. Celle-ci étant préparée en larges rouleaux, on en enveloppe le membre d'une couche partout égale, de façon à tripler le volume primitif de ce membre.

Des bandes de toile ou de tarlatane servent ensuite à fixer l'ouate; leur enroulement doit se faire en les serrant d'une façon régulièrement progressive, et en les appliquant de bas en haut. La tension exercée sur la bande doit être très forte à la fin de l'opération, à cause de la grande résistance opposée par l'ouate; une fois l'appareil terminé, le malade ne doit plus sentir les pressions extérieures.]

Un autre mode de *compression élastique* est celle pratiquée au moyen d'*éponges*. Des éponges à bain de la forme voulue, bien nettoyées, plongées dans l'eau chaude et de nouveau bien pressées sont appliquées sur la région à comprimer et solidement maintenues par des bandes.

Pour faire une compression *locale*, on peut encore appliquer un appareil plâtré, y découper une fenêtre à la place voulue, remplir celle-ci d'épais morceaux d'éponges en forme de coin et enrouler là-dessus une bande élastique bien serrée.

On emploie souvent le *diachylon* pour la compression. C'est ainsi par exemple que les *enveloppements au diachylon de Fricke* (Pl. CXXVII *a*) pour l'orchite aiguë et la périorchite sont très appréciés. On isole le testicule malade, en le prenant dans la main gauche et en l'éloignant de l'autre, de façon qu'il se présente en forme d'œuf. On enroule d'abord circulairement autour de la racine du testicule isolé une bandelette de diachylon, large à peu près comme le doigt, en la tendant légèrement. Partant de ce premier tour, on applique alors en long sur le testicule des bandelettes de diachylon à peu près de la largeur du doigt imbriquées comme les *tuiles* d'un toit, de façon que ces bandelettes, partant d'un point du premier tour, suivent le bord du testicule pour arriver au point correspondant du côté opposé. On applique de cette manière assez de bandelettes pour que le testicule soit complètement enfermé.

Enfin, pour les consolider, on fait encore un circulaire à la racine du testicule au-dessus du premier. Si le testicule se dégonfle et que le bandage se relâche, on en pose un nouveau.

Un autre bandage compressif pratique que l'on peut faire avec des bandelettes de diachylon (Pl. CXXVII *b*) est le *bandage au diachylon de Baynton*, que l'on emploie pour hâter la cicatrisation des surfaces bourgeonnantes, notamment des ulcères. On applique le milieu d'une bandelette de diachylon, large comme le doigt environ, sur le côté du membre opposé à l'ulcère, on prend chaque extrémité de la bandelette dans une main et on les croise, en les tirant fortement, sur la surface bourgeonnante. Les bandelettes doivent être à peu près une fois et demie aussi longues que le pourtour du membre. On commence sur le bord périphérique de la surface à recouvrir et on applique les bandelettes en s'élevant, de façon qu'elles se recouvrent, comme les tuiles d'un toit, d'environ les deux tiers. Le bandage doit recouvrir toute la surface ulcérée ; sur le diachylon, on applique une épaisse couche d'ouate et on enveloppe bien le tout avec une bande. L'appareil reste en place de deux à cinq jours, après quoi on le renouvelle ; il possède une efficacité remarquable.

Nous voulons décrire encore pour terminer le *bandage au diachylon*, tout aussi pratique, conseillé par *Gibney* pour le traitement des entorses du cou-de-pied (Pl. CXXVIII).

S'il s'agit par exemple d'une grave entorse du cou-de-pied, avec rupture des ligaments externes de l'articulation, et si le malade vient se faire traiter aussitôt après sa blessure, le bandage doit être immédiatement appliqué. S'il s'est, au contraire, écoulé déjà beaucoup de temps depuis l'accident, et s'il existe, comme d'ordinaire, un fort gonflement, on enveloppe le pied d'une bande de flanelle, on met sur celle-ci une bande élastique et on place le membre pendant vingt-quatre heures en position élevée. Pendant ce temps, on combine donc à l'élévation la *compression élastique du pied*. Ce délai écoulé, on applique l'appareil au diachylon, après avoir, en cas de nécessité, fait disparaître le plus possible par le massage le gonflement qui persisterait encore.

Pour l'application du bandage, on emploie le diachylon américain, connu sous le nom de *diachylon adhésif de Mead* et qui adhère fort bien. On y découpe deux sortes de bandelettes, des *longues* et des *courtes*, suivant les dimensions voulues, et on les pend, pour les empêcher de se coller, sur le dossier d'une chaise.

Vouloir couper les bandelettes seulement pendant qu'on applique le bandage n'est pas un bon procédé, car on aura alors besoin d'un aide de plus. On détermine les dimensions des plus longues bandelettes, en menant un cordon depuis l'union du tiers supérieur avec le tiers moyen de la jambe sur la face externe de celle-ci, sur la plante et le dos du pied, jusqu'à la malléole du côté opposé. On prend également la mesure des bandelettes les plus courtes avec un cordon que l'on fait partir de la racine du petit orteil et que l'on mène par le bord externe, le talon et le bord interne du pied jusqu'à la racine du gros orteil. La largeur des bandelettes est à peu près celle d'un pouce d'adulte. On en utilise en moyenne 10 longues et 10 courtes.

Aussi bien pendant qu'on prend les mesures que lorsqu'on applique l'appareil, il est *absolument nécessaire de faire tenir le pied exactement à angle droit sur la jambe*; c'est seulement dans cette position que le malade peut marcher convenablement; car la position à angle aigu du pied, si légère qu'elle soit, empêche celui-ci de se soulever du sol et cause des douleurs au malade.

Les bandelettes s'appliquent de la façon suivante: pendant qu'un aide tient le pied exactement fléchi à angle droit, comme il a été dit, on colle la *première des longues bandelettes* au niveau de la crête du tibia à l'union du tiers supérieur et du tiers moyen de la jambe. Le malade presse lui-même fortement avec ses doigts sur la bandelette.

De son côté, le médecin la tend, la mène directement en bas le long de la crête du tibia, la fait passer en étrier autour de la plante du pied et colle son extrémité du côté interne du dos du pied, au niveau de la malléole interne, à un doigt en avant de celle-ci, à peu près sur le tendon du long extenseur du gros orteil. La bandelette *doit être fortement tendue* si elle a été correctement appliquée.

Cette première longue bandelette est alors fixée au pied par la *première des courtes bandelettes*. Celle-ci est collée sur le bord externe en partant de la racine du petit orteil, puis menée en passant autour du talon jusqu'à la racine du gros orteil où on la fixe solidement. Ces deux premières bandelettes posées, les autres, longues et courtes, leur sont parallèlement appliquées, de façon à toujours se recouvrir les unes les autres de moitié comme les tuiles d'un toit, jusqu'à ce que toute la région de la *malléole externe jusqu'au bord du tendon d'Achille soit recouverte de diachylon.*

On peut ensuite, si l'on veut, consolider encore le bandage par l'application de quelques bandelettes en diagonale. Mais ce n'est assurément pas nécessaire.

S'il s'agit d'une entorse où surtout les ligaments *internes* du cou-de-pied ont été touchés, les bandelettes de diachylon seront appliquées du côté *interne* au lieu du côté externe, jusqu'à ce que la région de la malléole interne soit complètement recouverte. Si c'est surtout la partie *moyenne du cou-de-pied* qui est lésée, on applique les bandelettes comme dans l'étrier que nous avons précédemment décrit. On commence, par exemple, avec la première en dedans du talon, on la mène autour de celui-ci, puis obliquement sur le dos du pied jusqu'à la racine du gros orteil, sur la face plantaire duquel on s'arrête.

La deuxième bandelette va de même de la malléole externe, en contournant le talon, vers le petit orteil, et se termine sous la face plantaire de celui-ci. On continue ensuite à coller les bandelettes, se recouvrant aussi de moitié comme les tuiles d'un toit, jusqu'à ce que tout le pied soit recouvert, depuis les articulations des orteils jusqu'à la limite supérieure du tiers inférieur de la jambe.

En tout cas, il faut éviter de comprimer le dos du pied en l'entourant d'un cercle complet, pour ne pas provoquer de troubles de la circulation. Quand toutes les bandelettes sont posées, on les recouvre d'une bande de gaze empesée et le malade peut mettre immédiatement son bas et son soulier. Les malades peuvent dès lors marcher un peu, même avec de graves entorses, en se servant d'abord d'une canne. Mais ils arrivent vite à reprendre leurs occupations sans aucune espèce de soutien.

Pour les entorses légères, un seul bandage suffit. On le laisse à peu près huit jours, puis pendant une semaine encore on masse la jambe une fois par jour.

Pour les entorses graves, avec un fort gonflement et formation d'ecchymoses, on fait un second bandage au bout de six à huit jours, on laisse celui-ci encore huit ou dix jours et ensuite on masse aussi pendant à peu près une semaine.

On n'est jamais obligé d'appliquer un troisième bandage.

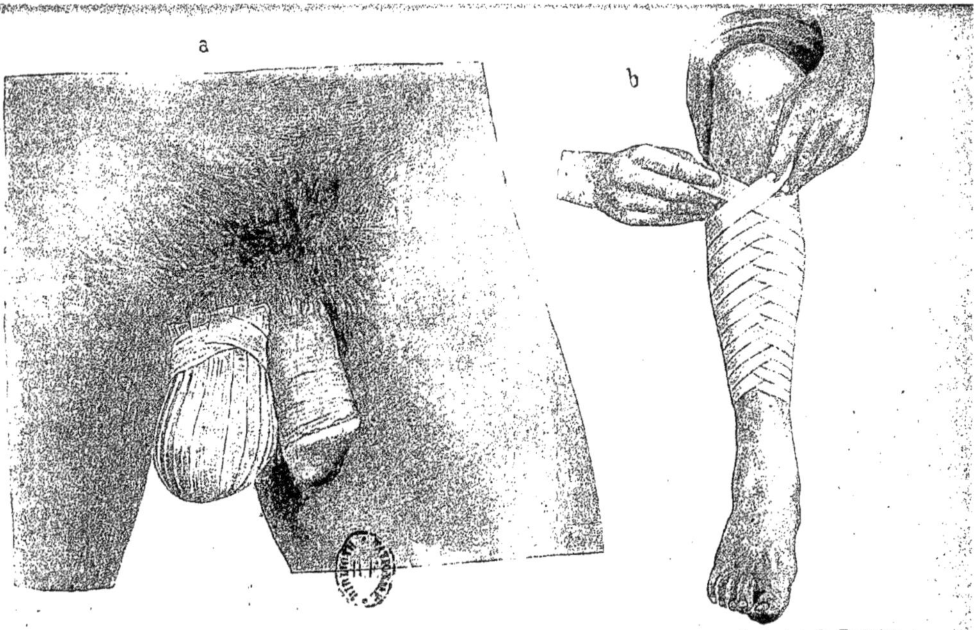

a

b

a, Bandage en diachylon de Fricke pour l'orchite et la périorchite; *b*, Enveloppement au diachylon de Baynton pour un ulcère de jambe.

PLANCHE CXXVIII.

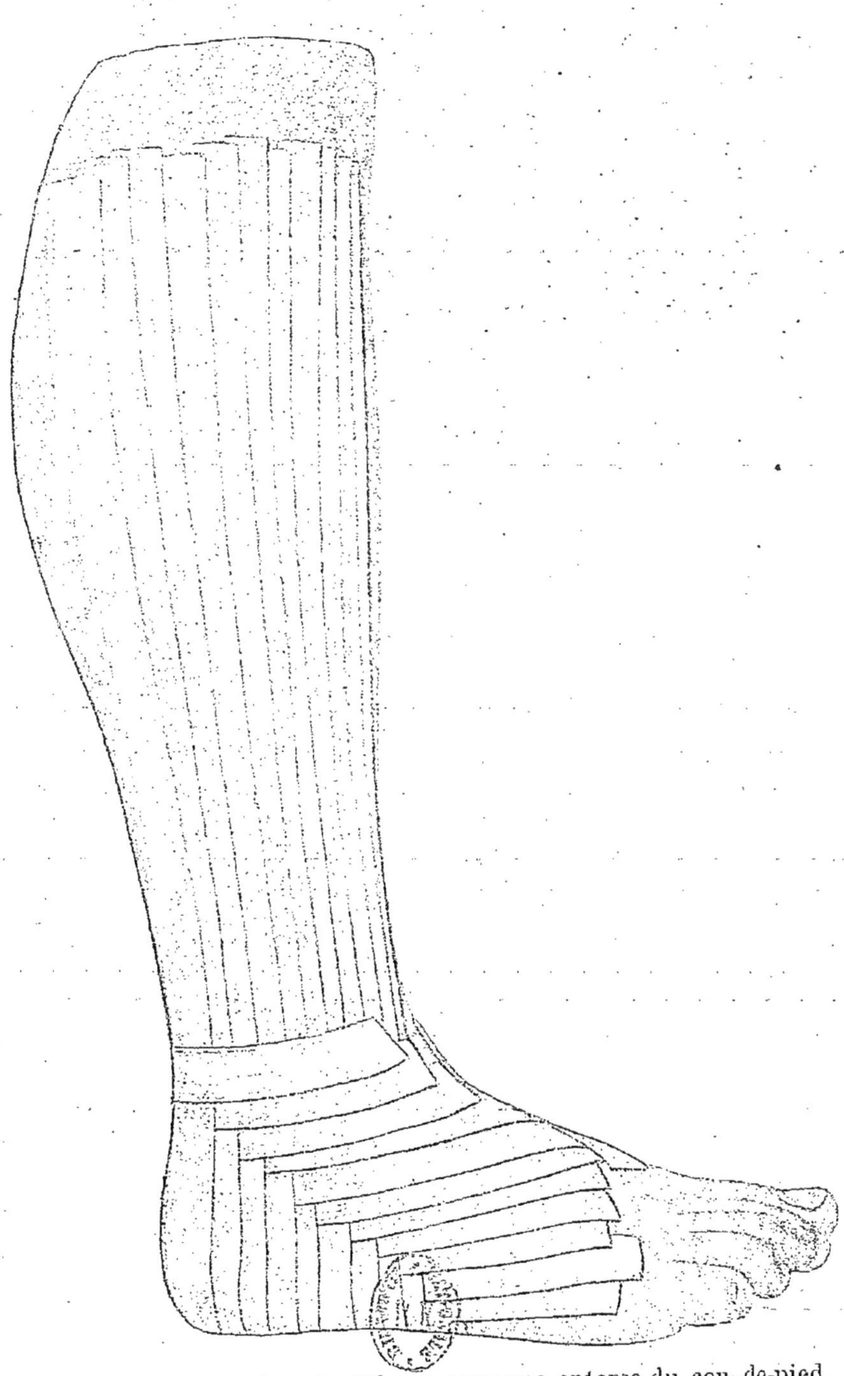

Bandage au diachylon de Gibney pour une entorse du cou-de-pied.

Bandages unissants. — On peut rapprocher des bandages compressifs, les appareils unissants employés pour maintenir en contact deux fragments osseux, particulièrement pour les fractures de la rotule. Bien que le traitement rationnel de celles-ci soit aujourd'hui la suture aux fils d'argent, ou le cerclage des fragments, ces appareils sont encore employés dans certains cas, principalement lorsque des circonstances particulières font craindre l'infection de la plaie opératoire.

Parmi les appareils ayant conservé une certaine valeur, il faut citer, outre les *griffes de Malgaigne*, qui, grâce à l'antisepsie, ne font plus courir de risques d'infection, les appareils de Trélat, de Le Fort, de Hamilton, de Laugier et de Richet.

Les *appareils de Trélat et de Le Fort* sont des appareils à pression parallèle, composés de deux plaques de gutta-percha moulées sur la face antérieure du membre, au-dessus et au-dessous de la rotule, et fixées par des bandelettes de diachylon à une attelle postérieure ; ces plaques sont rapprochées l'une de l'autre par les griffes de Malgaigne dans l'appareil de Trélat ; dans l'appareil de Le Fort, un fil de caoutchouc est lacé sur des agrafes fixées dans le bord central des plaques et exerce ainsi une pression constante sur les fragments.

L'*appareil de Hamilton* se compose d'un plan incliné soutenant le membre, d'une épaisse compresse recouvrant la face antérieure du genou et de bandelettes de diachylon appliquées alternativement, au-dessus et au-dessous des fragments de la rotule maintenus en contact, en se croisant par leur extrémité sur les faces latérales du genou. Il s'agit donc ici d'un appareil à pression concentrique, pressant directement sur le contour des fragments.

L'*appareil de Laugier* est fondé sur le même principe. Il se compose : d'une planche soutenant le membre en position inclinée et à laquelle sont fixées deux traverses, l'une à quatre travers de doigt au-dessus de la rotule, l'autre à la même distance au-dessous ; de deux plaques de gutta-percha appliquées l'une au-dessus du fragment supérieur, l'autre au-dessous du fragment inférieur ;

enfin de deux anneaux de caoutchouc en forme de ruban aplati ; l'un de ces anneaux, introduit autour du membre et de la planche, vient s'appuyer sur la traverse inférieure en arrière et sur la plaque de gutta-percha sus-rotulienne, s'entre-croisant sur les côtés avec le premier anneau.

Dans l'*appareil de Gosselin*, les traverses étaient remplacées par des clous et les plaques de gutta-percha par des boudins d'ouate. Il fixait aux clous des tubes de caoutchouc jouant le même rôle que les anneaux de l'appareil précédent. Il y ajoutait deux tubes élastiques verticaux, passant devant la rotule pour empêcher la bascule des fragments.

Enfin, pour l'*appareil de Richet*, on emploie un appareil en stuc fenêtré au niveau du genou ; des compresses graduées rapprochant les fragments étaient fixées par une bande de caoutchouc décrivant un huit de chiffre autour de la rotule et se croisant dans le creux poplité.

TABLE DES PLANCHES

TABLE DES MATIÈRES

FIN DE LA TABLE DES MATIÈRES.

TABLE ALPHABÉTIQUE DES MATIÈRES

B

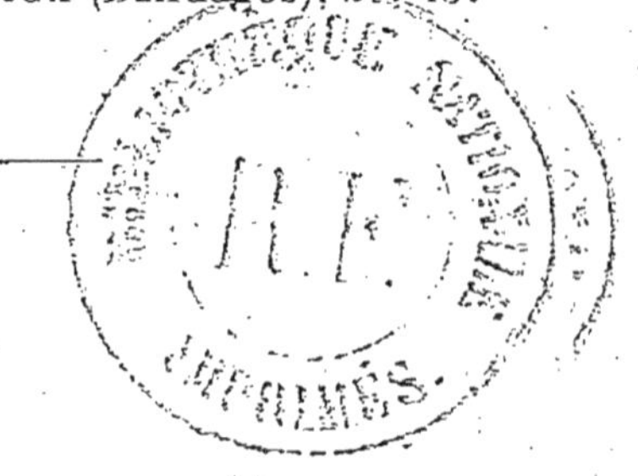

6234-99. — Corbeil. Imprimerie Éd. Crété.

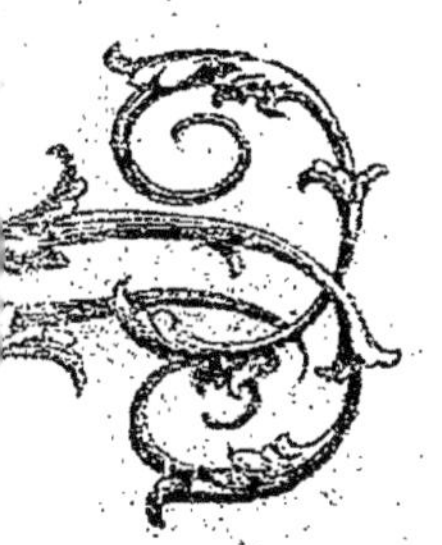

www.ingramcontent.com/pod-product-compliance
Ingram Content Group UK Ltd.
Pitfield, Milton Keynes, MK11 3LW, UK
UKHW020257230726
13925UKWH00001B/101

9 782013 565622